皮膚科トラブル
対応テキスト

出光俊郎
自治医科大学附属さいたま医療センター皮膚科 教授

文光堂

■ 執筆者一覧（執筆順）

梅本　尚可	指扇病院皮膚科　部長	
神谷　浩二	自治医科大学医学部皮膚科　准教授	
河井　正晶	順天堂大学医学部附属順天堂越谷病院皮膚科　准教授	
齋藤万寿吉	東京医科大学皮膚科学分野　講師	
川瀬　正昭	自治医科大学附属さいたま医療センター皮膚科　准教授	
山本　有紀	和歌山県立医科大学皮膚科　准教授	
角田　孝彦	山形市立病院済生館皮膚科　科長	
宮田　聡子	さいたま市民医療センター皮膚科　科長	
古谷　良輔	国立病院機構横浜医療センター救急科　救命救急センター長	
末木　博彦	昭和大学医学部皮膚科学講座　主任教授	
出光　俊郎	自治医科大学附属さいたま医療センター皮膚科　教授	
岡田　裕子	岡田医院　副院長	
日置　智之	木沢記念病院皮膚科・皮膚がんセンター	
神谷　秀喜	木沢記念病院皮膚科・皮膚がんセンター　部長	
黒川　一郎	明和病院皮膚科　部長	
福田　知雄	埼玉医科大学総合医療センター皮膚科　教授	
八代　　浩	福井県済生会病院皮膚科　医長	
須山　孝雪	獨協医科大学埼玉医療センター皮膚科　准教授	
山本　直人	自治医科大学附属さいたま医療センター形成外科　教授	
吉田　龍一	新東京病院形成外科・美容外科　部長	
中村　泰大	埼玉医科大学国際医療センター皮膚腫瘍科・皮膚科　教授	
古田　淳一	筑波大学附属病院医療情報経営戦略部　病院教授	
江川　清文	天草皮ふ科・内科	
梅林　芳弘	東京医科大学八王子医療センター皮膚科　教授	
片桐　一元	獨協医科大学埼玉医療センター皮膚科　主任教授	
宮野　恭平	埼玉医科大学皮膚科　講師	
幸野　　健	日本医科大学千葉北総病院皮膚科　前教授・嘱託	
丸山　英里	自治医科大学附属さいたま医療センター形成外科	
瀧川　恵美	新東京病院形成外科・美容外科　部長	
長野　寿人	防衛医科大学校形成外科	
高見　佳宏	湘南鎌倉総合病院形成外科・美容外科　部長	
杉本　貴子	日本医科大学形成外科・再建外科・美容外科	

伏間江貴之	東京医療センター皮膚科
岩田　洋平	藤田医科大学医学部皮膚科学講座　准教授
塚原理恵子	指扇病院皮膚科
井上　多恵	さいたま赤十字病院皮膚科　部長
西部　明子	金沢医科大学皮膚科学　准教授
松尾　光馬	中野皮膚科クリニック　院長
石井　文人	久留米大学医学部皮膚科学教室　准教授
田中　暁生	広島大学医学部皮膚科　准教授
矢上　晶子	藤田医科大学ばんたね病院総合アレルギー科　教授
東　隆一	防衛医科大学校形成外科　准教授
平原　和久	埼玉医科大学総合医療センター皮膚科　非常勤講師／平原皮ふ科　院長
氏家　英之	北海道大学病院皮膚科　講師
永島　和貴	JCHO さいたま北部医療センター皮膚科　医長
山田　朋子	JCHO さいたま北部医療センター皮膚科　医長
山田　裕道	国際親善総合病院皮膚科　部長
清水　晶	群馬大学大学院医学系研究科皮膚科学　講師
寺本由紀子	埼玉医科大学国際医療センター皮膚腫瘍科・皮膚科　講師
菊地　克子	東北大学病院皮膚科　講師
神部　芳則	自治医科大学医学部歯科口腔外科学講座　教授
須藤　一	須藤皮膚科医院　院長
乾　重樹	心斎橋いぬい皮フ科　院長／大阪大学大学院医学系研究科皮膚・毛髪再生医学　特任教授
秋田　浩孝	藤田医科大学ばんたね病院皮膚科　准教授
玉城善史郎	埼玉県立小児医療センター皮膚科　科長
池田　政身	高松赤十字病院皮膚科　部長
羽白　誠	はしろクリニック　院長
檜垣　祐子	若松町こころとひふのクリニック　院長
山口さやか	琉球大学医学部皮膚病態制御学　講師
高橋　健造	琉球大学医学部皮膚病態制御学　教授
谷口　裕子	九段坂病院皮膚科　部長
加倉井真樹	加倉井皮膚科クリニック　院長
佐藤　友隆	帝京大学ちば総合医療センター皮膚科　准教授
臼田　俊和	前・名古屋大学臨床教授
高澤　摩耶	自治医科大学附属さいたま医療センター皮膚科

序　文

　やっちまった！　人は誰でもトラブルに遭遇したとき，一瞬パニック状態になる．さらに，ミスが重なりダメージが拡大する．ある意味，医療行為とは地雷原(トラブル)の中を全力で走り抜けているようなものであり，たえず回避・軌道修正を続けながらよいゴールに到達することが期待されている．特に医原性のトラブルは寿命が縮む．のどから心臓が出そう，消えてしまいたい，と茫然となるが，あらかじめ，対処法を知っておくことは臨床医のたしなみであろう．筆者にとって最初の冷や汗は外科研修中，はじめて，夜間に虫垂炎の緊急手術をしたときのことである．「えっ！アッペ(虫垂)がない！いったいどうすれば……？！」と冷や汗がどっと出たが，上級医の適切な指導により，化膿した虫垂をみつけることができた．あのときの焦りというか，絶望感はいまだ，心の奥に教訓として残っている．

　皮膚科の日常診療においても，診断，検査，治療などの過程でいくつもの落とし穴がある．最初の診断がはずれて，やぶれかぶれのプレドニゾロン1日30 mg投与もむなしく皮疹は悪化するなんてことはよく耳にする．また，皮下腫瘍を切除しようとしたが，腫瘍が見つからない，あるいは止めどなく沸き出でる出血が止まらず絶望感に襲われることもあるだろう．薬剤の相互作用も知らずに，うっかり投与してしまうことも想定される．昨今は以前にも増して，ひやひやしながら慎重に診療に向かわざるをえない状況になりつつある．

　昔は，夜遅くまで医局に残り，先輩方の失敗談を耳学問で勉強した．なかにはレジェンドや武勇伝として語り継がれるようなものもあったが，先人たちによる失敗談を自分の体験として頭の片隅にとどめることがいかに大切かを学んできた．しかしながら，働き方改革に向かう現在の状況では，医局や病棟・外来に夜遅くまで残ることもなく，貴重な失敗談，トラブルの回避や対処法は先輩方の口伝からは得られなくなるであろう．したがって，失敗の本質や対処法は書籍や講習会で学ぶ以外にはなくなるのではないかと懸念される．

トラブルにはいくつかのパターンがある．本書では診断や治療のトラブルをはじめ，合併症や困ったこと，思いがけない事態の発生などを幅広く想定して構成した．特に各項目では遭遇する頻度とともに「冷や汗たらり～」の度合いを表わす冷や汗度をつけておいた．トラブルの原因，対応，予防・回避策，トラブル後のフォローまでお読みいただきたい．

皮膚科においても医療の質を高めながら安全を希求する時代である．こんなこともあるのかと本書を読んでバーチャルスタディとして疑似体験していただき，冷や汗をかきつつも冷静に対処する精神力，すなわち「沈勇」を学んでいただければさらに幸いである．

2019 年 5 月

出光俊郎

自治医科大学附属さいたま医療センター皮膚科

目　次

I章　診断トラブルケース — 1

- 薬疹（中毒疹）とされていたが実は悪性リンパ腫だった ・・・・・・・・・・・・・・・ 梅本尚可　2
- 見落としやすい感染症に伴う皮膚潰瘍 ・・・・・・・・・・・・・・・・・・・・・・・・ 神谷浩二　6
- 爪白癬と思って鏡検したが真菌が見つからない！どうする？ ・・・・・・・・・・ 河井正晶　8
- 梅毒血清反応が弱陽性のときの対応（特に若年者の場合） ・・・・・・・・・・・ 齋藤万寿吉　12
- 打撲のスキンテアと思ったら皮下深部解離性血腫があった ・・・・・・・・・・・・ 梅本尚可　14
- 手・足の血管拡張性肉芽腫様病変　病理診断は意外な皮膚腫瘍だった ・・・・・・ 川瀬正昭　18
- 他院でレーザーや液体窒素治療をうけたシミがメラノーマだった ・・・・・・・・ 山本有紀　22
- 難治性湿疹は，実は意外な接触皮膚炎だった ・・・・・・・・・・・・・・・・・・・・・ 角田孝彦　26
- なかなか治らない夏の毛囊炎様皮疹 ・・・・・・・・・・・・・・・・・・・・・・・・・・・ 角田孝彦　30
- 陰部に黒褐色丘疹以外にもある多彩な症状
　〜ボーエン様丘疹症であったがボーエン病を合併していた〜 ・・・・・・・・・・ 川瀬正昭　32
- 切断しても助からない高い死亡率の電撃性紫斑 ・・・・・・・・・・・・ 宮田聡子，古谷良輔　36
- Stevens-Johnson 症候群と多形紅斑重症型（EM major）との鑑別 ・・・・・・ 末木博彦　39
- **TOPIC** ホームレスの皮膚障害〜スキンケアのなされていない究極の皮膚症状〜
　・・ 出光俊郎　42

II章　治療トラブルケース — 47

- 治療しても難治で悪化する酒さ様皮膚炎 ・・・・・・・・・・・・・・・・・・・・・・・ 岡田裕子　48
- 日光角化症にイミキモドクリームを外用したら，発赤，腫脹が出現して
　「もう治療したくない」と患者が治療継続をためらっている ・・・・ 日置智之，神谷秀喜　52
- 多くの治療薬が合わない顔面のにきび ・・・・・・・・・・・・・・・・・・・・・・・・ 黒川一郎　55
- 爪の患者がくると頭がまっしろ　爪の変形，爪の愁訴 ・・・・・・・・・・・・・・・ 福田知雄　58
- 下腿潰瘍が感染・炎症を反復 ・・・・・・・・・・・・・・・・・・・・・・・・・・・・・・ 八代　浩　62
- 口唇びらんを呈する日光角化症（光線性口唇炎） ・・・・・・・・・・・・・・・・・・ 須山孝雪　65
- デブリードマンしても悪化するばかりの足の潰瘍 ・・・・・・・・・・・・・・・・・ 山本直人　68

- 皮下腫瘍を切除しようとしたが皮膚の下に腫瘍がみつからない！
  絶望感のトラブル ………………………………………………… 吉田龍一　72
- Paget病の切除手術をしたら尿道や膣や肛門の一部にPaget細胞がみられた
  ……………………………………………………………………… 中村泰大　75
- 円形脱毛症にSADBE治療をしたらショックになった ……………… 古田淳一　78
- 顔面扁平疣贅（いぼ）
  〜自然消褪現象を悪化と誤解して来院したときの対応〜 ………… 江川清文　80
- ストーマトラブル ………………………………………………… 梅林芳弘　83
- アトピー性皮膚炎の顔面の皮膚炎でプロトピックが使えない
  〜カポジ水痘様発疹症頻回再発への対応など〜 ………………… 片桐一元　86
- 眼瞼皮膚炎の治療中，検診で眼圧が上昇したといわれた ………… 宮野恭平　90
- アトピー性皮膚炎治療中に妊娠が判明した ……………………… 幸野　健　92

Ⅲ章　しまった！検査・手術の併発症 ——————— 97

- 皮膚腫瘍摘出したが，単純に閉創できず，きずがよらない！ ……… 丸山英里　98
- 美容施術による皮膚潰瘍 …………………………………………… 瀧川恵美　102
- 手術後に発熱　術後感染の早期発見と治療！ …………………… 長野寿人　107
- ラップでくるんだ創部がどろどろ！「ラップ療法」による感染 …… 高見佳宏，杉本貴子　110
- 外来で褥瘡のデブリードマンしたら出血が止まらないと救急外来を受診！　伏間江貴之　112
- 生検したら傷が大きく目立つとのクレーム ……………………… 岩田洋平　116
- 衝撃！　術後全身皮膚が真っ青になった！　ブルーマン症候群 ……… 塚原理恵子　118
- **TOPIC** 訴訟になりそうなとき，実際に医療事故を起こしてしまったときの
  対応や手続き …………………………………………………… 井上多恵　122

Ⅳ章　どうする！難治・反復・重症例 ——————— 125

- 1年中出没して消えることのない口腔アフタ ……………………… 西部明子　126
- 頻回に再発する単純ヘルペス　口唇・性器ヘルペス …………… 松尾光馬　128
- 腫瘍随伴性天疱瘡で全身が熱傷様のびらんを呈する皮膚病変 …… 石井文人　132
- ステロイド内服による副作用をきたした難治性蕁麻疹 ………… 田中暁生　135
- 食後アナフィラキシーの反復　原因が思いつかない …………… 矢上晶子　138

- 脊髄損傷患者の褥瘡治療 .... 東　隆一 142
- ステロイドを減量すると再燃する薬剤性過敏症症候群 .... 平原和久 145
- ステロイドが減量できない天疱瘡 .... 氏家英之 148
- プレドニンが効かない　自己免疫性水疱症ー薬剤相互作用 .... 永島和貴, 山田朋子 150
- 重症薬疹や水疱症に血漿交換療法をしたら敗血症をきたした .... 山田裕道 152
- 難治性疣贅「何度も通っているのに治らない. なんとかしてほしい」 .... 清水　晶 154

V章　薬剤によるトラブル対応 ———————————— 157

- 薬剤性アナフィラキシーショックとアスピリン不耐症 .... 梅本尚可 158
- 抗癌剤の点滴漏れ潰瘍 .... 寺本由紀子 161
- 抗癌剤（分子標的薬）による痤瘡様皮疹にステロイド外用治療をしたが悪化した
  .... 菊地克子 166
- 難治性口内炎〜 MTX による薬剤性口内炎〜 .... 神部芳則 168
- 帯状疱疹でバラシクロビル治療中の患者に起きた意識障害
  〜アシクロビル脳症およびアシクロビルによる急性腎不全〜 .... 出光俊郎 172

VI章　乳幼児のトラブル対応 ———————————— 177

- 乳児 Celsus 禿瘡（頭部白癬）による脱毛
  〜永久脱毛を心配する母親への対応を含めて〜 .... 出光俊郎 178
- 「先生, ステロイドは怖い薬ですよね？」ステロイド忌避患者のアトピー性皮膚炎
  .... 須藤　一 182
- 家族まで悩ませる小児の難治性脱毛 / 乏毛 .... 乾　重樹 187
- 乳児血管腫の治療, 乳児太田母斑のレーザー治療 .... 秋田浩孝 190
- 見逃さない！ 小児虐待を疑うケースへの対応 .... 玉城善史郎 194

VII章　心身医学的背景・疾患にどう対応する？ ——————— 197

- 「虫がでてきて痒みが治らない！」寄生虫妄想 .... 池田政身 198
- 「なにをやっても口腔内の疼痛がとれない！」口腔灼熱症候群 .... 羽白　誠 200
- ボディイメージの問題に関わる皮膚のトラブル
  〜心気症・身体醜形障害を含めて〜 .... 檜垣祐子 202

Ⅷ章　感染症のトラブル対応 ——————————— 205

- アタマジラミが治らない〜フェノトリン抵抗性アタマジラミにはどう対応する？〜
  ————————————————————————— 山口さやか，高橋健造 206
- 疥癬を見落として院内で集団感染した ————————————— 谷口裕子 210
- 反復する柔道部員の体部白癬〜トンスランス感染症〜 ————— 加倉井真樹 212
- 反復する皮膚細菌感染症〜伝染性膿痂疹や癤，癰と蜂窩織炎〜 —— 宮田聡子，出光俊郎 214
- 外用薬で治らない爪白癬 ————————————————— 佐藤友隆 216

Ⅸ章　その他のトラブルケース ——————————— 219

- **TOPIC** クレーマー対応〜どんな患者に注意しておくべきか〜 ————— 臼田俊和 220
- **TOPIC** エホバの証人の皮膚外科手術や難治性自己免疫性水疱症の治療（輸血 /IVIG/ 血漿交換など），免疫抑制薬の使用（造血系副作用）など対応について
  ————————————————————————— 高澤摩耶，梅本尚可 223

索　引 ——————————————————————————— 226

I 章

診断 トラブルケース

I章 診断トラブルケース

薬疹（中毒疹）とされていたが実は悪性リンパ腫だった

梅本 尚可

Check List

- [x] 薬疹やウイルス性発疹を疑う中毒疹様皮疹において，皮疹が遷延するなど診断に矛盾点があれば悪性リンパ腫を疑う．
- [x] 血液検査を行い異型リンパ球の出現，LDH，可溶性IL-2受容体(sIL-2R)の上昇，ヒトT細胞白血病ウイルス1型 human T-cell leukemia virus type 1(HTLV-1)抗体の有無を確認する．
- [x] 皮膚生検を行う．
- [x] 表在リンパ節の腫大があればリンパ節生検を検討する．
- [x] 画像検査で内臓リンパ節腫大，他臓器病変の有無を調べる．

問題背景・疾患解説

急性に発症する播種状紅斑丘疹を生じる臨床像は，一般的に薬疹やウイルス性発疹が疑われる．薬歴があり薬剤の中止によって皮疹が消失すれば薬疹の可能性が高く，発熱や感冒様症状，リンパ節腫脹を伴えばウイルス性を考える．しかし，薬疹ともウイルス性発疹症とも説明し難い場合には中毒疹という病名がしばしば用いられる．診断をつけたことが落とし穴となり，さらなる原因検索，経過観察を怠ると重大な疾患を見逃すことになる．

中毒疹様皮疹を生じるリンパ腫はまれであるが，多彩な皮膚病変を伴う成人T細胞性白血病/リンパ腫 adult T-cell leukemia-lymphoma (ATLL)では中毒疹様皮疹が知られている．また，血管免疫芽球性T細胞リンパ腫 angioimmunoblastic T-cell lymphoma(AITL)では中毒疹様皮疹で初発することが少なくないため，中毒疹の鑑別疾患として念頭におく必要がある．これら以外にも原発性皮膚リンパ腫(図1)，皮膚外リンパ腫からの皮膚浸潤(図2)，非特異疹による中毒疹様皮疹を発症する．

トラブル発生の原因

薬疹，ウイルス性発疹症，中毒疹といった診断に甘んじて，十分な検査を行わずに悪性リンパ腫を見逃す，あるいは診断が遅れると，命にかかわる疾患だけにトラブルの原因となる．

対応策

薬疹，ウイルス性発疹症と確定できない中毒疹では悪性リンパ腫の可能性を考え診療を行う．

1. 問 診

問診では本人と母親の出生地をたずねる．ATLLの多くはHTLV-1の母子感染による．

2. 末梢血液検査

末梢血液検査で白血球数，異型リンパ球の出現，

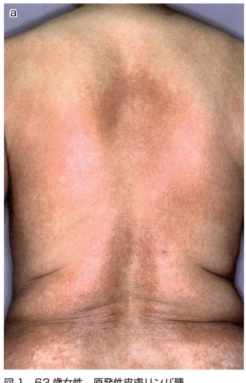
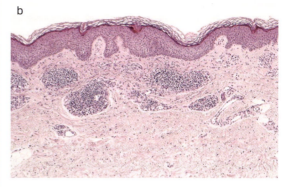
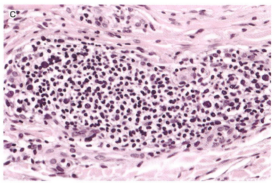

図1　63歳女性．原発性皮膚リンパ腫
4年前から改善，増悪を繰り返す中毒疹のため近医へ通院していた．
a．点状紅斑が融合してびまん性紅斑を形成した．
b．真皮上層血管周囲にリンパ球が巣状に浸潤した．表皮向性はない．
c．CD20陽性の小型リンパ球が主体で，CD3陽性，CD4陽性，CD30陽性の大型リンパ球が混在した．最終的にはリンパ節，骨髄，脾臓へ転移，化学療法を施行するも，初診から3年後に死亡した．

貧血の有無をチェックするほか，LDH，HTLV-1抗体，sIL-2Rも確認する．AITLでは高γ-グロブリン血症を伴うこともある．

3. 皮膚生検

皮膚生検を行う．病理検査依頼書の臨床診断の欄に皮膚リンパ腫を疑っていることを明記する．皮膚リンパ腫の病理診断では腫瘍性か非腫瘍性かという根本的な判断に苦慮することも多い．十分に観察できるように検体はできれば大きめに採取する．1回目の生検でリンパ腫が否定されても，2回目で診断がつくこともある．

4. 表在リンパ節の超音波検査および生検

触診による表在リンパ節腫脹の評価に加え，リンパ腫を疑った場合には超音波検査を施行する．超音波検査上，反応性腫大の可能性が高そうでも，診断に難渋すればリンパ節生検を行う．

5. 画像検査

内臓リンパ節腫脹の有無，肝脾腫など他臓器病変をみるためにスクリーニングCT検査を行う．

回避策

いわゆる中毒疹で皮膚科を受診する患者は少なくない．そのため，全身状態に問題がない患者では，十分な検査をせずに経過をみることもある．皮疹に不自然な消長がないか，完全に治癒するかなど丁寧に観察することで，見逃しを回避することができる．

予防策

急性発症で薬歴があり，好酸球増多を伴う薬疹を疑う症例，あるいは発熱，リンパ節腫脹などウ

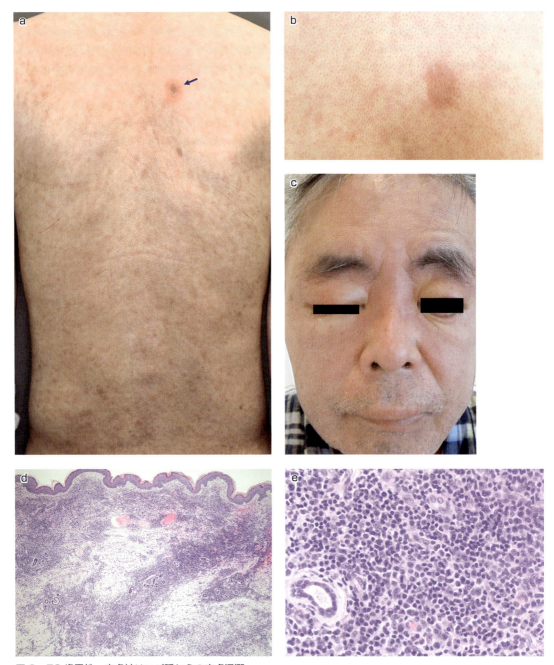

図2 53歳男性．皮膚外リンパ腫からの皮膚浸潤
10ヵ月前から痒みのある皮疹が出現した．
a. 淡紅色斑が全身に多発融合し，一部に紫紅色の浸潤性紅斑（➡）を認めた．
b. aの拡大写真．
c. 発熱，リンパ節腫脹に加え顔面のびまん性紅斑，眼瞼浮腫を認めたためDIHSが疑われた．
d. 真皮上層から脂肪織にリンパ球が密に浸潤，明らかな表皮向性はない．
e. 浸潤する細胞は中型〜大型の異型リンパ球で，CD20陰性，CD3陽性，CD4強陽性，CD8陽性．リンパ節生検の結果PTCL, NOSと診断され，その皮膚浸潤と考えられた．

イルス感染症を思わせる症例であっても，皮疹が遷延するなど，薬疹，ウイルス性発疹として矛盾点があれば，悪性リンパ腫の可能性を考える．

トラブル後のフォロー

皮膚T細胞リンパ腫の診断は一筋縄にいかないことも多い．血液内科医師と密な連携をはかり，患者，その家族に誠実な説明を行う．

血管免疫芽球性T細胞リンパ腫（AITL）

AITLは原発性皮膚リンパ腫ではないため皮膚科医には馴染みが薄いが，高齢者に多く，約半数に皮疹を認める末梢性T細胞性リンパ腫である．AITLの皮疹は蕁麻疹，多形紅斑，紫斑，痒疹結節と多彩で，なかでも中毒疹様（播種状紅斑丘疹）が最も多い．皮疹の多くは非特異疹であるが，真皮の血管周囲に異型リンパ球の浸潤や小血管の増生を認めるものもある．確定診断にはリンパ節生検が必要である．また，薬剤に対する過敏反応を呈しやすく，薬疹を合併し，薬疹と誤診されやすい．また薬剤性過敏症症候群，中毒性表皮壊死症など重症薬疹を起こしやすい．

末梢性T細胞リンパ腫・非特定型 peripheral T-cell lymphoma, not otherwise specified（PTCL, NOS）

PTCL, NOSは，ほかのすべての皮膚T細胞リンパ腫が否定された除外診断であり，皮膚原発PTCL, NOSはきわめてまれである．皮膚原発PTCL, NOSと診断するには，皮膚外に病変がなく，菌状息肉症が否定できる，著明な表皮向性を示さない，CD8陰性，CD30陰性，EBV陰性といった特徴を認める必要がある．特に菌状息肉症は臨床像がきわめて多彩なだけでなく，病理組織学的な亜型もあり診断に苦慮することもある．菌状息肉症が比較的緩徐に進行し予後良好なリンパ腫であるのに対し，PTCL, NOSは予後不良で全身化学療法を施行しても5年生存率20％以下である．リンパ腫の病名を確定することは予後を推測し，治療を決定するうえできわめて重要な意味をもつ．安易にPTCL, NOSの診断名をつけてはいけない．

I章 診断トラブルケース

見落としやすい感染症に伴う皮膚潰瘍

神谷浩二

Check List

- ☑ 皮膚潰瘍が難治性の場合は原因検索をする.
- ☑ 皮膚潰瘍の原因検索のために皮膚生検は必須である.
- ☑ 感染症の合併を疑った場合は問診で感染経路を調べる.
- ☑ 感染症に伴う皮膚潰瘍では培養検査やPCR検査などで原因菌の同定が可能である.
- ☑ 真菌や抗酸菌が原因の場合は長期間の抗真菌薬治療や多剤併用抗菌薬治療が必要となる.

問題背景・疾患解説

皮膚潰瘍が難治性の場合, その原因となっている背景疾患の有無を調べる必要がある. 感染症, 循環障害, 外的刺激, 自己免疫性疾患, 悪性腫瘍, 薬剤性などが原因として挙げられる. いずれの原因であっても, 診断が遅れることによって皮膚潰瘍の悪化や病変の拡大の可能性がある. 感染症による皮膚潰瘍のなかで, 潰瘍形成型スポロトリコーシスやブルーリ潰瘍は頻度が高くないものの, 早期診断が求められる疾患である.

1. スポロトリコーシス

スポロトリコーシスは土壌や草木などに分布する二相性真菌の一種 *Sporothrix* (*S.*) *schenckii* による慢性感染症である. 小外傷を契機に菌が侵入し, 1週間から数ヵ月の潜伏期を経て紅色丘疹, 膿疱を生じ, 表面に滲出液や痂皮を伴う結節を生じる(図1). リンパ管に沿って上行性に病変が増大しやすい. 潰瘍をきたしやすく, 通常は自覚症状がないが, 潰瘍を形成すると疼痛を伴う.

2. ブルーリ潰瘍

ブルーリ潰瘍は, 環境中に存在する *Mycobacterium* (*M.*) *ulcerans* による皮膚潰瘍であり, 国内では *M. ulcerans* subsp. *shinshuense* が検出されている. 感染経路は不明だが, 川辺や池, 湿地などの周辺の住民に多いことが知られている. 通常は四肢の裸露部に無痛性の紅斑を生じ, 皮下結節を生じる. 菌の産生する毒素によって組織の壊死が起こり, 数日から数週間かけて結節は自壊し, 潰瘍は拡大する(図2).

トラブル発生の原因

スポロトリコーシスは, 土を扱う機会の多い農業や園芸業の従事者や土で遊ぶ機会の多い幼少児の小外傷を契機に感染する.

ブルーリ潰瘍は, 水系やその周辺に生息する媒介生物を介して感染すると考えられており, 河川での歩行, 水泳, 釣り, 作業などを契機に感染すると考えられている.

対応策

皮膚生検は, 皮膚潰瘍の原因検索のために必須の検査である. スポロトリコーシスやブルーリ潰瘍などの感染症の場合, 菌の進入の契機となった

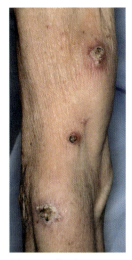
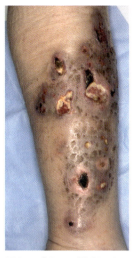

図1　スポロトリコーシスによる皮膚病変　　図2　ブルーリ潰瘍による皮膚病変

病歴が重要である．また，感染症の場合，培養検査やPCR検査などによる菌の検出により確定診断に至る．

1．生検

スポロトリコーシスの場合，非特異的な肉芽腫を認め，エオジン好性の星状体が観察されることもある．また，PAS染色で胞子が確認されることもある．ブルーリ潰瘍では疾患特異的な所見は認められないものの，広汎な壊死像が認められる．

2．問診

スポロトリコーシスの場合，土を扱うようなことはなかったかどうかを問診する．ブルーリ潰瘍の場合，河川などで遊んだことや，作業したことはなかったかどうかを問診する．

3．培養検査

痂皮や滲出液，組織を培養検査に提出する．*S. schenckii*は25℃が至適温度で，サブローブドウ糖寒天培地で約1週間で培養される．*M. ulcerans*および*M. ulcerans* subsp. *shinshuense*は30〜33℃が至適温度で，小川培地で約4週間で培養される．

4．PCR検査

病巣組織，あるいは分離菌からDNAを検出する方法で，ブルーリ潰瘍の診断では必須の検査である．

回避策

皮膚潰瘍が難治性の場合，その原因検索のためには皮膚生検が最も有用である．感染症が疑われる場合，皮膚生検の際に組織培養の提出も検討する．感染症の原因が明らかではないことが多いため，細菌培養，真菌培養，抗酸菌培養のそれぞれを提出する．スポロトリコーシスやブルーリ潰瘍は頻度の高い疾患ではないが，鑑別疾患に挙げることで診断の遅れを回避できる．特に，ブルーリ潰瘍の場合，診断に必須となる検査が可能な施設が限られていることもあり，原因菌の同定までに数ヵ月以上を要することがある．

予防策

皮膚潰瘍に対する外用療法や壊死組織のデブリードマンなどの適切な処置が必須である．スポロトリコーシスの場合，イトラコナゾールやヨウ化カリウムなどの抗真菌薬が著効する．テルビナフィン塩酸塩の内服，温熱療法なども有効である．ブルーリ潰瘍の場合，抗菌薬の投与が必要になるが，リファンピシン，クラリスロマイシン，キノロンなどの多剤併用療法が必要となる．病変の大きさや状態に応じて外科的切除や植皮が必要となることもあるが，切除範囲が十分でないと再発の危険性がある．

トラブル後のフォロー

感染症による皮膚潰瘍の場合，治癒した後にも血液検査で炎症反応所見の推移を確認しながら再発徴候の有無を確認する．

COLUMN

顧みられない熱帯病

ブルーリ潰瘍は，国内だけでなく世界でも近年患者数が増加している．WHO（世界保健機関）では，ブルーリ潰瘍を「顧みられない熱帯病」の1つとして重要視し，精力的な活動を行ってきた経緯がある．現時点では感染経路が不明であり，有用な予防策はないが，早期診断・早期治療が求められる．

I章 診断トラブルケース

爪白癬と思って鏡検したが真菌が見つからない！どうする？

河井正晶

Check List

- ☑ 過去に足白癬に罹患したことがあるかを聞く．
- ☑ 他の爪，趾間や足底に白癬を疑わせる病変はないか確認する．
- ☑ 病変爪のできるだけ近位側の爪床に近いところから試料を採取する．
- ☑ 数回鏡検しても陰性の場合は鑑別疾患を考慮する．
- ☑ ダーモスコピー所見等を考慮して悪性腫瘍の可能性があるときは病変爪部の生検を検討する．

問題背景・疾患背景

爪白癬は日本人の10人に1人が罹患しているとされ，皮膚科の日常診療で遭遇する機会の多い皮膚真菌症である．爪白癬とは爪甲内に白癬菌が感染した状態で，典型例では爪甲下角質増殖像を呈する．一部の病型を除き，足白癬が拡大進行して爪白癬になるケースが多いと考えられる．爪白癬の病型には，①遠位側縁爪甲下爪真菌症 distal and lateral subungual onychomycosisis（DLSO）(図1)，②近位爪甲下爪真菌症 proximal subungual onychomycosisis（PSO）(図2)，③全異栄養性爪真菌症 total dystrophic onychomycosisis（TDO）(図3)，④表在性白色爪真菌症 superficial white onychomycosisis（SWO）(図4)，⑤楔型（dermatophytoma or yellow spike）(図5)がある．この中で一番頻度が高いのは①DLSOで白癬菌が趾先端あるいは側爪郭より侵入することで病変を形成する．③TDOは爪白癬の経年変化による最終形態と考えられる．④SWOと⑤楔型は内服抗真菌薬が効きにくい病型とされる．また②PSOは膠原病やAIDS等の免疫不全の患者に多くみられる．

臨床的に爪白癬を疑ったときに直接鏡検は必須の検査である．鏡検陽性ではじめて爪白癬の確定診断に至る．近年発売された爪白癬専用爪外用液や爪白癬に対する内服薬を処方するには直接鏡検が必要となる．指爪では同じ爪真菌症の爪カンジダ症も念頭に入れておくべきである(図6)．

対応策

臨床的に爪白癬と思って鏡検したが真菌が見つからないということは，皮膚科医であれば誰でもしばしば経験する事態であると思われる．その場合，患者に過去の水虫歴を問診し，他の爪や趾間・足底に白癬を疑わせる病変がないか確認して，やはり爪白癬が疑われるときは再度鏡検することになる．その際ポイントになるのは試料を採取する部位である．爪甲先端の粗糙破壊された部位には真菌がほとんど存在しないため，病変爪の近位爪郭に近く，なおかつ爪床に近い部位から試料を採取するようにする(図7, 8)．そのためには爪切りニッパや小ドリルを用いて病変爪にアプローチする．特に楔型の場合には近位病変爪甲を開窓して試料を採取する．

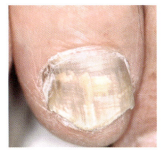
図1 遠位側縁爪甲下爪真菌症（DLSO）

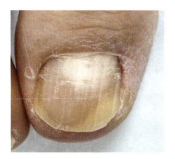
図2 近位爪甲下爪真菌症（PSO）

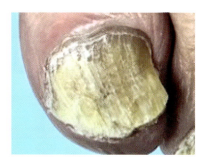
図3 全異栄養性爪真菌症（TDO）

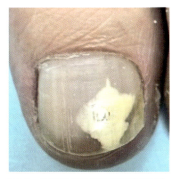
図4 表在性白色爪真菌症（SWO）

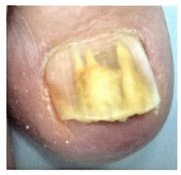
図5 楔型（dermatophytoma）

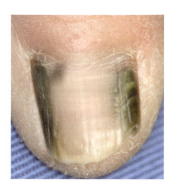
図6 爪カンジダ症

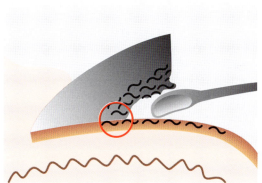
図7 試料採取部位のシェーマ

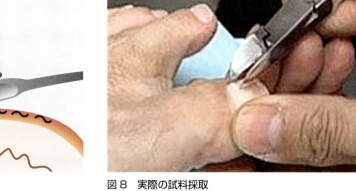
図8 実際の試料採取

　いざ鏡検する際は，顕微鏡のコンデンサーを下にセットし，絞りを絞って見るようにする（図9）．鏡検と同時に，市販されているマイコセル寒天培地等を使って培養することも忘れないようにしたい．実際の培養の手技にアルコールランプと白金耳は必要になるが（図10），室温でも真菌は生育するためふ卵器は必ずしも必要でない．

トラブル発生の原因

　爪白癬以外の爪部腫瘍の可能性を考えずに，結果的に爪部の悪性腫瘍を見逃したときクレーム対象となる．

回避策

　臨床的に爪白癬と思って鏡検したが真菌が見つ

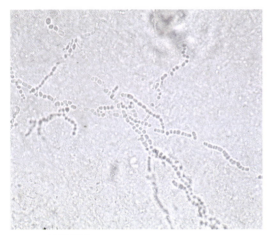
図9　試料鏡検像
分節胞子が確認できる.

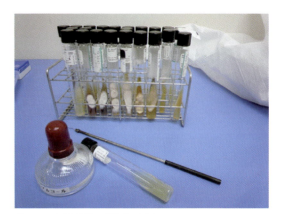
図10　真菌培養に必要な器具

からない場合，爪白癬以外の鑑別疾患を検討していくことになる．以下爪甲の色調で鑑別疾患をみていく．

①緑色を帯びた黒色爪
緑膿菌感染によるいわゆる green nail（図11）．付け爪やジェルネイルをしているとなりやすい．

②紫紅色を帯びた黒色爪
爪下出血（図12）．ダーモスコピーで出血痕を確認する．

③点状陥凹を伴う白色混濁・粗糙爪
尋常性乾癬（図13）．肘膝や頭部に角化性皮疹がないかをチェックする．

④縦裂を伴う白色混濁・粗糙爪
扁平苔癬（図14）．全趾指爪に同様の病変があることが多い．

⑤褐色色素線条を伴う爪
色素性母斑（図15）．ダーモスコピーで色調・太さが均一で多様性の目立たない縦色素線条を認める．

メラノーマ（図16, 17）．ダーモスコピーで色調・太さが不均一で多様性が目立つ縦色素線条を認める．爪周囲に不整形な色素沈着を認める（Hutchinson徴候）．

ダーモスコピー所見から色素性母斑とメラノーマの鑑別が困難な場合は爪部の皮膚生検が必要になる．その他悪性腫瘍には爪甲破壊に色素沈着を伴うボーエン病（図18）などがある．

⑥色素性母斑以外の爪部良性腫瘍
疼痛を伴い爪甲下に境界明瞭な腫瘍が透見できたり，爪甲が下から持ち上げられているような状態のときは，爪部の良性腫瘍としてグロムス腫瘍（図19, 20）や爪下外骨腫（図21）を考慮する．X線やMRIを用いることで鑑別可能である．

トラブル後のフォロー

患者への説明

①爪甲色素線条の診断が困難な場合
「爪白癬を疑って鏡検させてもらいましたが，どうやら別の疾患である可能性が高いです．爪のホクロとメラノーマは見分けるのが難しいため，診断を確定させるために皮膚生検が必要になることもあります．悪性であった場合，拡大切除やリンパ節郭清を行うため入院加療が必要となります．」と説明する．

②爪白癬を強く疑う場合
「爪白癬を疑って鏡検させてもらいましたが，今回白癬菌は見つかりませんでした．しかしながら，爪白癬の可能性を捨てきれないので，培養の結果が出る1ヵ月後に来ていただいて改めて診察させてください．」と説明する．

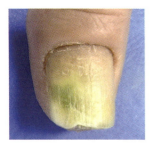
図11 green nail

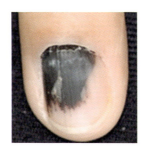
図12 爪下出血

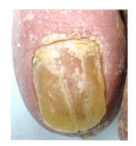
図13 爪乾癬

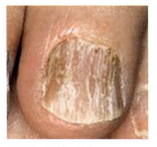
図14 爪扁平苔癬

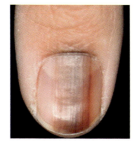
図15 色素性母斑

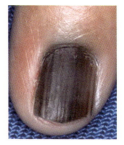
図16 爪メラノーマ

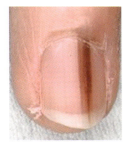
図17 爪メラノーマ

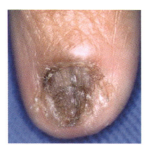
図18 爪ボーエン病

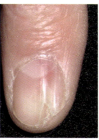
図19 グロームス腫瘍

図6, 12, 15, 16, 18は自治医大附属さいたま医療センター皮膚科 梅本尚可氏より，図21は順天堂大学浦安病院皮膚科 木村有太子氏よりお借りしました．

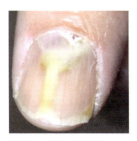
図20 グロムス腫瘍

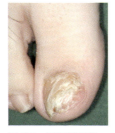
図21 爪下外骨腫

COLUMN

爪甲色素線条を呈する爪白癬

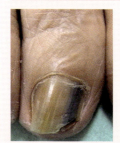

Trichophyton rubrum のなかには黒色調の色素産生をする菌もあるため注意が必要である．ダーモスコピー所見では均一な色素線条を認めた(図22)．

図22 爪甲色素線条を呈する爪白癬

爪白癬と思って鏡検したが真菌が見つからない！どうする？

I章 診断トラブルケース

梅毒血清反応が弱陽性のときの対応（特に若年者の場合）

齋藤万寿吉

Check List
- ☑ 男性だけでなく若年女性の梅毒も急増している．
- ☑ 初期の皮疹に気が付かない，もしくは初期の皮疹を欠くことがある．
- ☑ 梅毒は菌の証明が難しく，血清学的判断に頼ることが多い．
- ☑ 初期の血清抗体価と既感染梅毒の血清抗体価は判断が難しい．

問題背景・疾患解説

近年，梅毒が急増している．梅毒は *Treponema pallidum*（TP）による局所から全身へ拡大する性感染症の代表的疾患である．梅毒は一般的には感染成立後数週間の潜伏期間を経て，局所症状（第1期梅毒）から始まり，数ヵ月の潜伏期間を経て多彩な全身症状（第2期梅毒）を呈するようになる．しかし，さまざまな感染症に対して抗菌薬が汎用される現在では，感染したとしてもすべての患者が顕症梅毒となるわけではなく，無症候性の潜伏梅毒となる場合も多い．

梅毒は菌の直接証明が困難であり，ほとんどの症例で血清学的判断により診断・治療がなされている．現在，梅毒の血清学的検査は，従来の用手法で行っている施設と機械で行う自動化法を用いる施設があり，さらに用いる試薬により結果解釈が異なる場合があるため混乱をきたしやすい．

トラブル発生の原因

性行動に関わりのある疾患のため，活動性がある梅毒なのか，活動性のない過去の既往なのか判断を間違えるとトラブルを生じる可能性がある．

対応策

脂質抗原法（RPR）検査，抗TP抗体検査のいずれかがもしくは両者が陽性（弱陽性）の場合，まずは詳細な問診と全身をくまなく診察することが重要である．問診は梅毒治療歴の有無，感染リスクのある行為の有無を問診しなければならない．もし3ヵ月（もしくは6ヵ月）以内に感染リスクがあるようであれば，陰部，肛門周囲，口腔内を含めた診察を行う．梅毒の初期疹は自覚症状を欠くことが多いため本人が自覚していない場合もある．問診および診察から下記の3パターンに分けて考えるとトラブルになりにくい．

① **梅毒に特徴的な皮膚・粘膜症状がある場合**
梅毒治療を開始する（図1, 2）．

② **皮膚・粘膜症状を欠くが感染リスクが高い行為があった場合**
検査のウインドウピリオドおよび検出限界をよく説明したうえで治療優先とするかもう少し経過をみるかの説明を行う．治療優先した場合は抗体価が上昇せずに診断に曖昧さが残る場合がある．いずれにせよ2〜4週間後に再検査を行う．RPRもしくは抗TP抗体の有意な上昇を認めた場合は活動性のある梅毒と判断する．

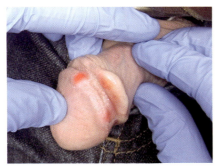

図1 初期梅毒(硬性下疳)
この時期はRPRおよび抗TP抗体検査が陰性もしくは弱陽性であることが多く,血清学的判断に迷う.

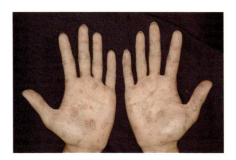

図2 手掌の丘疹性梅毒
このころになると血清反応は確実に陽性である.

③皮膚・粘膜症状を欠き,過去数ヵ月以内に感染リスクのある行為もない場合

4週間後に再検査を行う.RPRが有意に増加していた場合は活動性のある梅毒として治療し,RPRが不変もしくは減少している場合は過去の既往と判断する.

なお時系列で検査結果を比較するためには同一試薬を用いた自動化法での検査が望ましい.従来の用手法は検査結果を肉眼で判定するためその定量性には限界があり,時系列を追うにはあまり適していない.

回避策

梅毒の血清学的検査の結果判断に迷う場合は,感染リスクの確認が最重要であり,さらに再検査も念頭におく.梅毒は膣性交だけでなくオーラルセックスでも感染が成立するため必ずオーラルセックスでのリスクを含めて問診しなければならない.

それでも判断に迷うときは数週間の時期をあけて再検査を行うと有用であることが多い.梅毒は(良い意味でも悪い意味でも)緩徐な感染が多く,劇症型の感染をきたすことはまずない.再検査まで性交渉は避けてもらいRPRおよび抗TP検査値の推移を観察する.

なおRPRは完全に陰性にならずに低値で固定することも稀ではないことが経験上知られており,低値で固定している場合は治療対象にならない.

トラブル後のフォロー

梅毒の治療対象であれば速やかに治療を行う.ペニシリン系抗菌薬が著効し,第一選択である.ペニシリンアレルギーの場合はドキシサイクリンまたはテトラサイクリン系を用いる.一時期,アジスロマイシンによる治療も試みられていたが,現在ではアジスロマイシン耐性株が多く,マクロライド系抗菌薬は用いないほうがよい.

活動性のある梅毒と診断した場合は他のSTI(性感染症),特に肝炎ウイルスやHIVの検査を推奨する.

過去の既往であり,活動性がないと判断した場合はその旨を説明する.検査結果から感染時期を特定することはできないことも説明するとよい.特に患者が高齢者の場合は感染時期を特定する必要もなく,いたずらに家族の信頼関係を損ねる必要がないことを説明する.

COLUMN

HIVと梅毒

HIVと梅毒は合併しやすいといわれている.2012年ころまでは特にMSM(Men who have sex with men)の中で流行しており,HIV感染者における梅毒が多かった.しかし,2015年からは男性異性間,女性異性間での報告数が男性同性間での報告数を上回っており,HIV陽性率も低くなっている.これはHIVの梅毒が減少したわけでなく,非HIVの梅毒が急増していることを意味する.HIV陽性率が低いからHIV検査を省略してよいわけではなく,必ずHIV検査を推奨しなければならない.

I章 診断トラブルケース

打撲のスキンテアと思ったら皮下深部解離性血腫があった

梅本尚可

Check List

- [x] 患者の皮膚に dermatoporosis（皮膚粗鬆症）の所見がないか診察する．
- [x] 高齢，ステロイド薬の長期内服や外用，抗凝固薬・抗血小板薬の内服といった皮下深部解離性血腫の危険因子が存在しないか確認する．
- [x] MRI，CT 検査を行い皮下深部に血腫が隠れていないか確認する．
- [x] 血腫があれば，被覆皮膚が壊死をきたす前に切開，血腫の除去を行う．
- [x] 多くは抗凝固薬・抗血小板薬を継続できるが術後は弾性包帯で圧迫する必要がある．

問題背景・疾患解説

皮下深部解離性血腫 deep dissecting hematoma は軽微な外傷を契機に発症する皮下深部の広汎な血腫である．70歳以上の高齢者，男性より女性に5倍多く，外傷を受けやすい四肢，多くは下腿に発症する．ステロイドの長期内服，外用による皮膚菲薄化，抗凝固薬・抗血小板薬内服でさらに危険性が高まる．また皮下深部解離性血腫を発症した患者の96%が dermatoporosis（皮膚粗鬆症）を伴っていた．dermatoporosis は2007年に Saurat と Kaya によって提唱された，加齢，日光曝露，ステロイドの内服・外用によって皮膚が慢性的に脆弱になり機能を十分に果たせない状態を指す疾患概念である[1]．dermatoporosis は初期には皮膚萎縮，老人性紫斑，星芒状偽瘢痕を認め，進行すると皮膚裂創（スキンテア）を生じ（図1），病期IVでは皮下深部解離性血腫を発症する（表1）．加齢や長期にわたる日光曝露により血管周囲の支持組織である真皮結合組織のコラーゲンや弾性線維が減少，変性し，さらに血管壁の弾力性・伸展性の低下，脆弱化が起こり，わずかな外力に

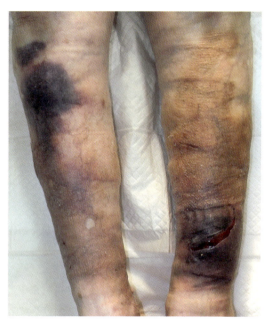

図1 96歳女性．dermatoporosis の典型例
クロピドグレル硫酸塩とプレドニゾロンを内服中．皮膚萎縮が著明で，繰り返し老人性紫斑，皮膚裂創（スキンテア）を生じる．

よって出血，広範囲の紫斑や血疱，皮下出血をきたすことは以前より知られていた．皮下深部解離

表1 dermatoporosis の病期

	皮膚萎縮	老人性紫斑	偽瘢痕	皮膚裂創	dissecting hematoma
Stage I	+	+	+	−	−
Stage II	+	+	+	+	−
Stage III	+	+	+	++	−
Stage IV	+	+	+	++	+

(文献1)より引用)

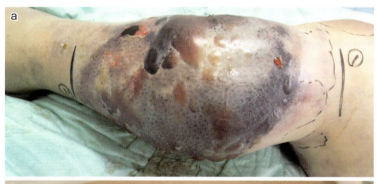
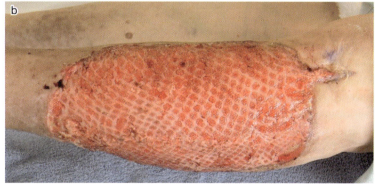

図2 69歳女性．皮下深部解離性血腫除去の遅れにより生じた皮膚潰瘍
a. ワルファリン内服中．転倒打撲によって生じた巨大血腫．
b. 皮膚の圧排壊死が広範囲に及び巨大潰瘍を形成，陰圧閉鎖療法，メッシュ植皮を要した．
(文献2)より引用)

性血腫は高齢化社会においては，まれな病態ではなく，救急外来を受診する可能性も高く，今後さらに増加すると思われる[2]．しかし，現状ではdermatoporosis，皮下深部解離性血腫の概念は十分には認識されていない．日本語では皮下深部解離性血腫のほか，深部解離性血腫あるいは深在性解離性血腫と表記され，いまだ名称が統一されていない．

トラブル発生の原因

皮下深部血腫に気がつかず，打撲によるスキンテアや軽症の皮下血腫と誤診して切開，血腫除去が遅れると，巨大化した血腫に圧排された被覆皮膚の壊死をきたし，広汎な皮膚潰瘍を生じる(図2)．陰圧閉鎖療法や植皮術などが必要になり，治癒までに長期間を要する．

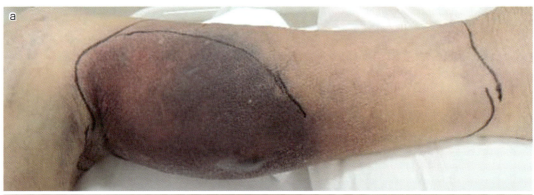
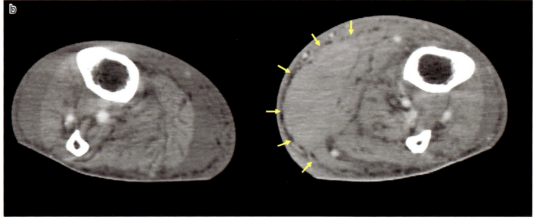

図3　84歳男性．壊死性筋膜炎を疑われた皮下深部解離性血腫
a．プレドニゾロン，ワルファリン内服中．左下腿の疼痛と腫脹があり壊死性筋膜炎を疑われて救急部より皮膚科紹介．
b．CT検査で左下腿の血腫を確認．

対応策

　高齢，ステロイド長期内服・外用，抗凝固薬・抗血小板薬の内服のいずれかに当てはまる患者が打撲による紫斑で受診したら皮下深部解離性血腫の可能性を考える．深部血腫があるかはっきりしない場合はCT，MRIなどの画像検査を施行すると血腫の存在が明らかになる．皮下血腫が確認できれば早期に切開，血腫除去を行う．ほとんどの症例が抗凝固薬または抗血小板薬を内服しているが，緊急で切開，血腫除去を施行するため，抗凝固薬・抗血小板薬は継続したままで処置することが多い．また，ほとんどが外傷を受けやすい四肢に発症するため弾性包帯で圧迫止血できる．ただし，穿通枝損傷では皮下組織と筋膜間に血腫を形成し，止血しにくいこともあり注意を要する．

回避策

《高齢者の四肢に腫脹，発赤，紫斑を見た場合》

　dermatoporosisの所見の有無を念頭に診察し，基礎疾患，内服薬を確認する．皮下深部解離性血腫の鑑別疾患には，スキンテア，軽症の皮下血腫のほかに，下腿に好発し，腫脹，発赤，紫斑，疼痛，時には熱感を伴うために蜂窩織炎，壊死性筋膜炎を疑われることも多く，コンパートメント症候群と鑑別を要することもある（図3）．皮下深部解離性血腫の可能性があれば，CT，MRIなどの画像検査を施行する．

予防策

　CTなど画像検査で皮下深部に血腫を認めれば

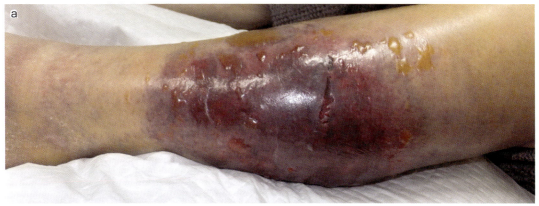
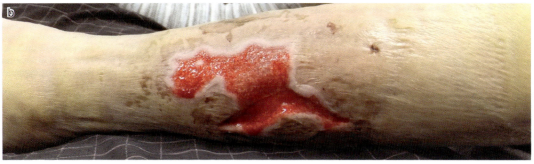

図4 82歳女性．皮下深部解離性血腫に対し，速やかに血腫除去を行った例
a．エドキサバントシル酸塩水和物内服中．車椅子にぶつけて受傷．血腫の被覆皮膚に紫斑，水疱形成あり．外来で緊急切開，大量の凝血塊を除去後，弾性包帯で圧迫を継続．
b．受傷1ヵ月後．皮膚壊死は一部にとどまり，外来通院で完治．

診断は容易だが，画像検査ができない状況であっても，患者背景，視診，触診で血腫の存在が疑われたら，積極的に切開，血腫を除去して皮膚壊死を防ぐ(図4)．

トラブル後のフォロー

血腫の切開，除去後，広汎な潰瘍を生じた場合には，陰圧閉鎖療法，植皮が行われることが多いが，範囲が狭ければ単純縫縮，保存的潰瘍治療で治癒する．治癒後も打撲により何度も皮下深部解離性血腫を繰り返す可能性も高い．日頃から下腿に弾性包帯を巻いて，外的刺激から皮膚を保護する方法もある．

■文 献
1) Kaya G, Saurat JH : Dermatoporosis : a chronic cutaneous insufficiency/fragility syndrome. Clinicopathological features, mechanisms, prevention and potential treatments. Dermatology **215** : 284-294, 2007
2) 渡邉萌理，ほか：Deep dissecting hematomaの1例．皮臨 **56**：683-686，2014
3) 中村哲史：皮下深部解離性血腫 deep dissecting hematoma．逃げない！攻める！皮膚科救急テキスト，p.313-315，文光堂，2017

I章　診断トラブルケース

冷や汗度 ●●●●●●　頻度 ★★★★★

手・足の血管拡張性肉芽腫様病変 病理診断は意外な皮膚腫瘍だった

川瀬正昭

✓ Check List

- ☑ 紅色調の臨床像を呈する易出血性腫瘍では無色素性悪性黒色腫を常に念頭に置くことが重要である．
- ☑ ダーモスコピーによる血管所見の評価が，毛細血管拡張性肉芽腫，エクリン汗孔腫と無色素性悪性黒色腫の鑑別に役立つ．
- ☑ メラノーマでは腫瘍の一部や近傍に褐色斑があることがあり，腫瘍の周囲を良く観察する．

問題背景・疾患解説

紅色腫瘤(図1)での鑑別疾患として毛細血管拡張性肉芽腫 granuloma teleangiectaticum(GT)，エクリン汗孔腫 eccrine poroma(EP)，無色素性悪性黒色腫 amelanotic malignant melanoma(AMM) などが挙げられる．GT は易出血の柔軟な腫瘤，AMM は弾性硬の腫瘤であり，エクリン汗孔腫は弾性硬〜軟の腫瘤で暗赤色，易出血で足底に好発する．

トラブル発生の原因

悪性黒色腫 malignant melanoma(MM)はメラノサイト系の悪性腫瘍であり，一般的に黒褐色調を呈する．一方，AMM はメラニン産生がほとんどもしくは完全に欠如しており，肉眼的には黒褐色調を呈さないため，臨床診断に苦慮することが多く，早期発見が遅れ，予後不良になる傾向がある[1]．

対応策

重要なことは，メラノーマを誤診しないことに尽きる．

1. 腫瘍および辺縁に色素性の要素がないか観察する

AMM の概念は 1922 年，Deelman ら[2]が黒色を呈さない MM 8 例を"amelanosarkome"として報告したのに始まる．現在では通常のメラニン色素を全く含まない，もしくは非常にわずかなため肉眼的には黒褐色調を呈さない MM として定義されている．AMM は白色人種においては比較的多く認められるが，日本人では完全な無色素性の MM はまれである．一見 AMM 様にみられる病変も，一部に色素性の要素を有する MM がわが国では多いように思われる．そこでダーモスコピーで詳しく観察することで，色素性の要素を見出すことができれば GT との鑑別をさらに確実なものにできる．図1の症例で事前に色素性の要素を見出せたのでそれを含めて紡錘形に切除生検した．

2. 腫瘍のダーモスコピーによる血管所見の評価をする：意外に重要なダーモスコピーの血管所見(表1)

MM の診断にはダーモスコピーによる血管所見の評価が役立つ(図1b)．ただしダーモスコピーで観察するときはエコーゼリーをたっぷりと塗布

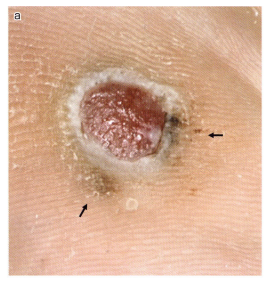 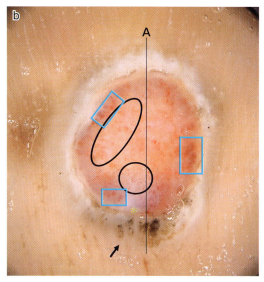

図1　無色素性悪性黒色腫（AMM）．84歳男性．径11 mm大扁平紅色腫瘤
a．臨床所見．初診1ヵ月前に右足底第5趾下部に紅色結節ができ，少しずつ大きくなり滲出液が出てくるようになった（→：色素の要素）．
b．ダーモスコピー所見．linear-irregular vessels：〇，glomerular vessels：□，milky red area：＊，色素の要素：→

表1　AMM，GT，EPのダーモスコピーによる血管所見

	AMM	GT	EP
ダーモスコピーの血管所見	1. linear-irregular vessels 2. dotted vessels 3. glomerular vessels 1〜3のうち2種以上 4. milky red area	1. linear-irregular vessels（−） 2. 鮮紅色無構造領域一部淡乳白色調を伴う	1. 乳白色の粗大網状構造 2. それによって区画された紅色胞巣状構造（紅色胞巣状構造にはヘアピン様血管や小点状血管，糸球体様血管，線状不規則血管などを含む．）

した後，圧迫しないように注意して所見を評価する．linear-irregular vesselsは不規則な形状と走行を示す線状の血管をいい，MMの代表的血管所見の1つとされる．これにdotted vessels（点状からか顆粒状を呈する血管）やglomerular vessels（毛細血管が糸巻き状からコイル状に迂曲し，腎臓の糸球体様を思わす所見）などを混じる2種類以上のpolymorphous vesselsが見出せればさらにMMの可能性が高くなる．それ以外では，milky red areaという結節が全体的に紅色調を呈し，一部がやや乳白色調を帯びて薄いベールで覆われたように見える所見である．milky red areaはダーモスコピーで最もpositive predictive valueの高

い血管所見とされ，MMにおける豊富な血管新生を反映する所見と考えられている[3]．

　GT，AMM共に血管構造が豊富であることに着目すれば，血管構造の違いが鑑別のポイントとなりうる．GTは外傷などを契機として生じる．指先などに多くみられる腫瘍で赤色の肉芽腫瘍様外観を呈する（図2a）．急速に増大することも，表面がびらんとなり，滲出液を伴うことも多く，易出血性である．ダーモスコピーでは鮮紅色無構造領域としてみられる（図2b）．一部表面が角化すると淡乳白色調を伴うことがある．MMでみられるlinear-irregular vesselsはみられない[4]．EPは，主としてエクリン汗腺の孔細胞（poroid cell）

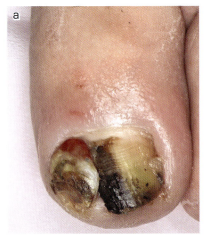
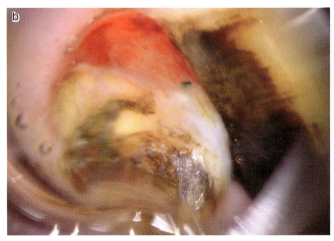

図2 毛細血管拡張性肉芽腫(GT).55歳女性.左第1趾外側の紅色腫瘤
a. 臨床所見.爪切り後感染を起こし紅色腫瘤を形成した.爪中央部は内出血の濃紫色を呈している.
b. ダーモスコピー所見.鮮紅色無構造領域.

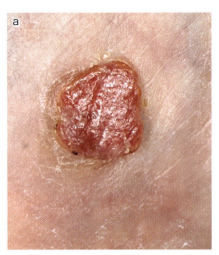
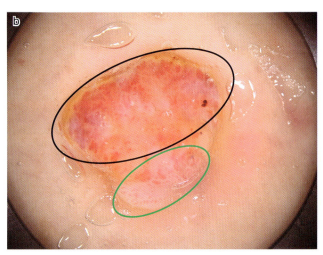

図3 エクリン汗孔腫(EP).65歳男性.右足底の紅色丘疹
a. 臨床所見.1年前から左足底に紅色丘疹が出現し徐々に増大した.
b. ダーモスコピー所見.乳白色の粗大網状構造と紅色胞巣状構造(◯)に加え,葉状血管が見える(◯).

と小皮縁/クチクラ細胞(cuticular cell)が増殖する良性腫瘍である.手足に多く,赤色の結節の割合が多い(図3a)が,3割程度は色素性で黒色調を呈する.ダーモスコピーでは乳白色の粗大網状構造とそれによって区画された紅色胞巣状構造である.また,ダーモスコピーでは紅色胞巣状構造の中には,ヘアピン様血管や小点状血管,糸球体様血管,線状不規則血管などの血管所見が認められる[5](図3b).

3.病理組織学的検討を行う

図1bの直線Aにおける病理組織像(図4)と臨床を合わせ,AMMと診断した.

トラブル後のフォロー

生検でAMMの診断が確定したら,手術の計画,所属リンパ節の評価,転移巣の検索などを速やかに行う.

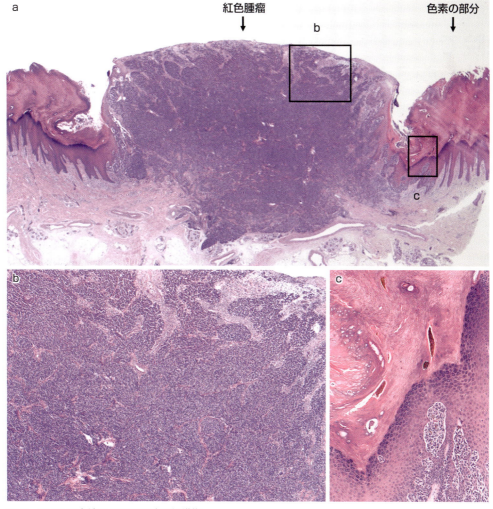

図4 図1bの直線Aにおける病理組織像
a. 弱拡大像
b. aの紅色腫瘤bの接写像:腫瘍胞巣内外に血管構造が豊富.
c. aの色素の要素cの接写像

■文 献
1) Gualandri L, et al : Clinical features of 36 cases of amelanotic melanomas and considerations about the relationship between histologic subtypes and diagnostic delay. J Eur Acad Dermatol Venereol **23** : 283-287, 2009
2) 横内麻里子 ほか:紅色局面を呈した amelanotic melanoma の1例. 臨皮 **61** : 276-279, 2007
3) 斎田俊明:ダーモスコピーの診かた・考え方. 医学書院, p.151-157, 2007
4) 斎田俊明:ダーモスコピーの診かた・考え方. 医学書院, p.36, 2007
5) 皆川 茜:エクリン汗孔腫 理路整然 体系化ダーモスコピー<増大号>. MB derma **223** : 71-76, 2014

I章 診断トラブルケース

冷や汗度 💧💧💧💧💧　頻度 ★☆☆☆☆

他院でレーザーや液体窒素治療をうけたシミがメラノーマだった

山本有紀

✓ Check List

- ☑ 再発の色むらが強い場合はメラノーマを疑う．
- ☑ ダーモスコピーでの検査は必須である．
- ☑ 皮膚生検が必要な場合には，数箇所行う．
- ☑ メラノーマを強く示唆するときには，全摘生検も考慮する．

問題背景・疾患解説

20世紀初頭からの美容ブームは，収束することなく今もなお盛んである．なかでも"シミ治療"は，皮膚科専門医以外の医師が行っていることが多いのが現状である．"シミ"と診断される色素性病変には，種々の刺激によりメラニンが増加するいわゆる"シミ"と呼ばれる日光性色素斑，肝斑，雀卵斑，後天性真皮メラノサイトーシスなどの良性のものと，メラニンを含有する異型メラノサイトの増殖にて"シミ"様にみられる悪性黒子，悪性黒色腫（悪性黒子型黒色腫）がある．良性であるシミ治療に用いられるレーザーは，主にメラニンに特異的に吸収される694 nmや1,064 nmの波長をもつレーザーで，疾患に対する特異性はない．また，液体窒素は表皮の浅層に対して壊死を誘導するが，毛包や表皮深層の細胞は残存する．したがって，悪性黒子やメラノーマでも一時的には色は薄くなるが，これらの疾患にレーザー治療は当然，禁忌となる．

トラブル発生の原因

初診時の診断が間違っていることが原因である．

対応策

可能であれば，治療前の写真を見せてもらい，初診時の臨床像を確認する．いわゆる，シミには下記の疾患があり，発症年齢や季節による増悪の程度，遺伝などの詳細な問診が役立つことがある．

1．日光性色素斑

40歳以降にみられる日光露出部に生じる境界鮮明な色素斑で形は円形から類円形，色調は淡褐色から黒褐色斑，大きさもさまざまである（図1）．メラノーマと誤診されることが最も多い．ダーモスコピーでの色調の分布の確認は必須である．

2．雀卵斑

いわゆるソバカス．直径2～3 mmの淡褐色の点状色素斑が，両頬から鼻背にかけての日光曝露部に出現する．3歳頃から始まり，思春期に著明になり，一般に30歳以降，その数は増加することなく次第に消褪傾向を示すことが多い．

3．肝斑

30歳前後から始まる境界明瞭な対側性のびまん性均一の褐色調地図状色素斑で，眼窩下部から頬骨にかけて好発する．眼囲の色が抜けたようにみえる点が特徴．

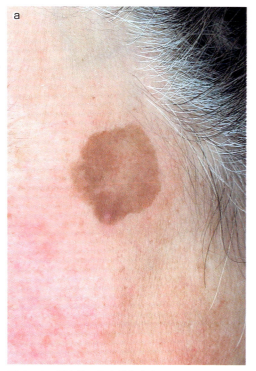
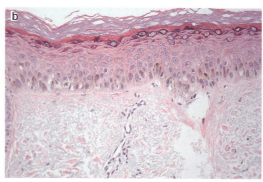
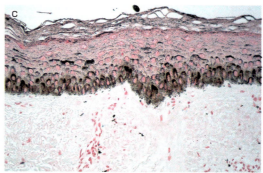

図1　64歳女性．日光性色素斑
a. 境界明瞭な色調が均一な茶褐色斑．組織学的には，基底層から表皮全層に多くのメラニンが均一にみられる．
b. HE染色
c. Fontana-Masson染色

4. 後天性真皮メラノーシス

10代後半から30代の女性の顔面，特に前額部，上下眼瞼，頰骨部，鼻翼部，鼻根部に左右対称性にみられる茶褐色〜灰褐色斑．額部では斑状に，頰部では数mm大の点状の灰褐色斑としてみられる．太田母斑のように眼球粘膜や口腔内には，通常は認められない．

なお，悪性黒子，悪性黒色腫（悪性黒子型黒色腫）は，いずれも経過は緩慢であり大半の患者は単なる"シミ"だと思っているために，時間をかけて問診することが重要である．また，通常は両側性には生じない．

回避策

"他院でレーザーや液体窒素治療をうけたシミ"は悪性であった可能性があることを念頭において診察する（図2，3a）．

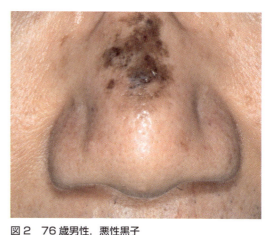

図2　76歳男性．悪性黒子
他院で老人性色素斑として数回レーザー治療を受け一時黒色斑は消失．約2年後に再燃して生検施行．（大原國章氏提供）

1. 臨床所見

治療前の写真があれば参考になるが，再発時にも同様の所見はみられる．

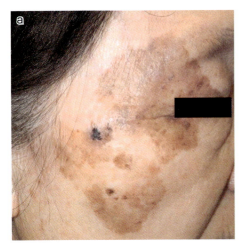
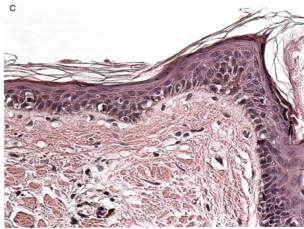
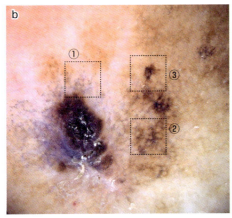

図3 84歳女性．悪性黒子型黒色腫
a．約1年前に脂漏性角化症の診断で液体窒素治療を行いその後受診せず．1年後に受診し，再燃していたために紹介となった．
b．ダーモスコピーでは，毛包を中心に非対称性に黒色斑を認める．
①環状顆粒状構造(annular-granular structure)
②菱形構造(rhomboidal structures)
③非対称色素性毛包開孔(asymmetric pigmented follicular opening)
c．黒色斑の皮膚生検像(×200)．異型メラノサイトが孤立性に表皮下層に認められる．

①対称性
　左右非対称のものは注意を要する．
②形　状
　良性は一般的に円型であるが形がギザギザしているものには注意を要する．
③色　調
　色むらがあるものは注意を要する．
④大きさ
　一般に6mm以上は悪性も念頭に入れる．

2．ダーモスコピー(図3b，図4)

　メラノーマは，無秩序かつランダムな異型メラノサイトが出現することより，ダーモスコピー所見としては非定型偽ネットワーク atypical pseudo-network を特徴とする．具体的には下記の4つの構造に分けられ，いずれも毛包周囲の色の対称性や不均一な像を示しているが，レーザー照射後の再燃したメラノーマでは診断に迷うことが予想される．

①菱形構造(rhomboidal structures)
　黒色線状が丸い毛孔を四角や六角に囲う像．
②非対称色素性毛包開孔(asymmetric pigmented follicular opening)
　毛包周囲の黒色斑が多角形で色むらがある像．
③環状顆粒状構造(annular-granular structure)
　細かい顆粒状の多角形な像．
④灰色偽ネットワーク(gray psedo-network)
　灰色の不規則な像を認める．

3．皮膚生検(図3c)

　メラノーマの初期では通常，皮膚生検では確定診断が難しい．必要時には，できるだけ色の濃い部位を数箇所生検を行う．

良性

日 光 性 色 素 斑
- 毛包をリング状に取り囲む
- 濃淡差があるがベタッとして均一

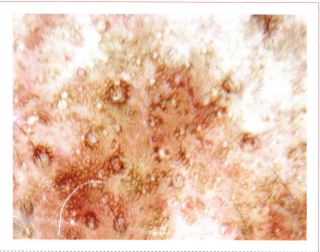

悪性

悪 性 黒 子
① 黒色の菱形構造
　（rhomboidal structures）
② 毛包周囲の偏った色素沈着
　（asymmetric pigmented follicular openings）
③ 毛包周囲の環状顆粒状構造
　（annular-granular structures）
④ 不規則な多型な血管
　（irregular polymorphous vessels）

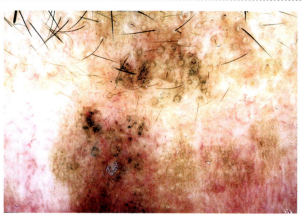

図4　ダーモスコピーによる良性と悪性の見分け方

予防策

　レーザーや液体窒素治療後に再発したシミに対して，診断に迷った場合は，治療されたシミが悪性であった可能性を患者に説明したうえで，1ヵ月間隔で経過をみる．

トラブル後のフォロー

　皮膚生検は初期の場合や行う場所によっては正しい診断がつけられないことがある．また，再燃後の皮膚生検の病理診断は良性と悪性の判断が困難である場合が多く，混乱を招く可能性があり，早まった皮膚生検は時としてトラブルを大きくする．可能であれば再燃している部位を全摘して確定診断を行い，tumor thickness を確認して十分なフォローを行う．

I章 診断トラブルケース

難治性湿疹は，実は意外な原因の接触皮膚炎だった

角田孝彦

Check List

- ☑ 成人女性の顔の湿疹では香粧品の接触皮膚炎も考え，シャンプー，洗顔，化粧品などのパッチテストをする．
- ☑ 近年顔に保湿剤を塗っている女性がおり，時に長期外用で顔が赤くなったり，添加物による接触皮膚炎が生じる．
- ☑ 身に着けている装飾品がウルシ塗りのこともある．また，ウルシ塗り製品は固まるまで1年はかかり，その間はウルシかぶれが起こりうる．
- ☑ マンゴーはウルシ科であり口囲につくと接触皮膚炎を生じることがある．初夏に口囲に皮膚炎をみた場合はマンゴーを食べたかどうか確認する．
- ☑ 薬用石鹸による接触皮膚炎は意外に多い．殺菌・消毒成分や色素が原因である．

問題背景・疾患解説

1．化粧品，保湿剤などによる接触皮膚炎

成人女性の顔の湿疹の場合，シャンプー，洗顔，化粧品による接触皮膚炎がまぎれていることが知られている．近年，女性では顔の保湿が盛んに行われている．一部の医師や患者の多くは医薬品の保湿ローションを化粧水と同じようなものと考えている．顔に保湿剤を長期使用して顔が赤くなったケースの報告は時々あるが，その頻度は明らかでない．保湿剤による接触皮膚炎(図1)の報告は少なく，経験した皮膚科医はまだ少ないかもしれない．

2．ウルシによる接触皮膚炎

ウルシは昔から日本における植物性の接触皮膚炎の代表的な原因であり，全国皮膚科のパッチテスト集計ではニッケルなどについで高い陽性率がみられる．しかし，実際に皮膚科を受診するウルシかぶれの患者は少なくなったというのが現状である．この乖離についてはよくわかっていない．都会の皮膚科医がウルシ皮膚炎をみることはまれになったと考えられ，地方でもウルシ皮膚炎をみたことがなく，診断できない皮膚科医が増えている．ただし，ウルシ塗りの装飾品で接触皮膚炎(図2)が生じることがあるので注意したい．

3．マンゴーによる接触皮膚炎

マンゴーはウルシ科で初夏に出回り，果肉や果汁が口囲につくと皮膚炎を起こすことがある．ウルシとマンゴーは交叉感作するのでウルシかぶれの既往のある人はマンゴーにかぶれる可能性が高い．皮膚炎の中に小水疱がみられることが多いので単純疱疹や時には帯状疱疹と間違われる(図3)こともある．

4．薬用石鹸による接触皮膚炎

薬用石鹸(ミューズなど)は，あくまでも殺菌・消毒用の石鹸である．皮膚に良いものと考えて，かぶれても引き続き使っている場合が多い(図4)．

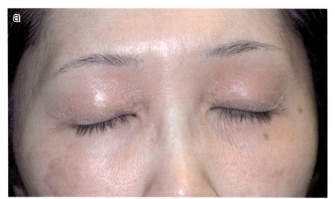
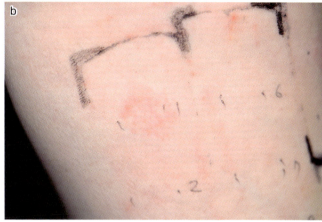

図1 ヒルドイド®ローションによる接触皮膚炎
a. ヒルドイド®ローションを顔に10年間外用．眼囲にやや乾燥した紅斑あり．
b. パッチテスト．1：ヒルドイド®ローション陽性，2：ヒルドイド®ソフト陰性．

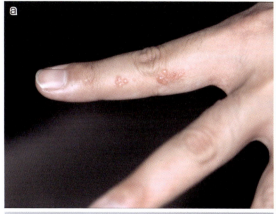
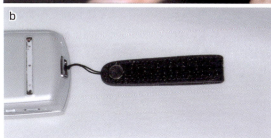
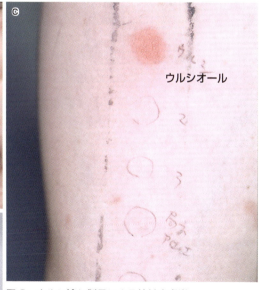

図2 ウルシ塗り製品による接触皮膚炎
a. 初診時．手指間に小水疱が散在する．
b. ウルシ塗りの携帯電話ストラップ．
c. パッチテスト．ウルシオール陽性．

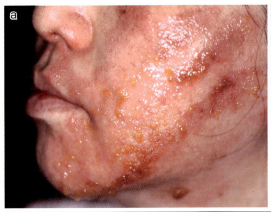
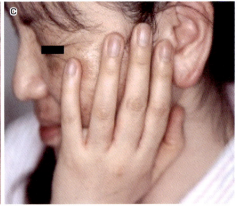
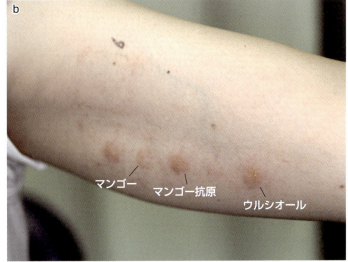

図3　マンゴーによる接触皮膚炎
a. 左顔面の帯状疱疹を思わせる皮膚炎.
b. パッチテスト．マンゴー抗原陽性．
c. 左頰に手をあてるくせあり．

トラブル発生の原因

　診断が遅れた場合，湿疹が治らず悪化するためステロイド外用が長期間になり酒さ様皮膚炎になってしまい患者の信頼を失う．原因がわかり中止し，軽快したあとが色素沈着となり治療に長期間を要すれば患者から苦情がくる．

対応策

　皮疹をみて原因を考え，患者が使っているものおよびその成分を確認し，パッチテストを行う．シャンプーや石鹼は100倍水希釈で貼付する．ラノリン，ウルシオール，香料などの成分が含まれているパッチテストも行うのが理想である．
　患者に，日常的に使用する身近なものでもかぶれを起こすことがあることを説明して，患者と一緒に原因を探すとよい．

回避策

　湿疹と診断して2週間ステロイド外用をしても良くならないときは原因を考える．原因として第一に考えるのは，湿疹のある部位に接触するものである．患者は湿疹が治らないと内臓に問題があるのではないかと心配するが内臓に原因がある場合は少ない．

予防策

　身近なものにもかぶれの原因となる成分が入っていることを患者にわかりやすく説明する．保湿

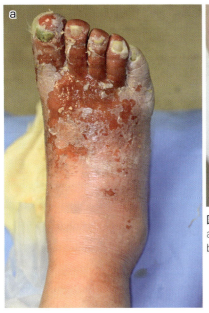
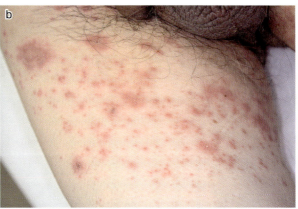

図4 薬用石鹸による接触皮膚炎2例
a. 足背の接触皮膚炎，細菌感染も伴う．
b. 大腿の接触皮膚炎．

剤はのびを良くするためにラノリンが入っている．ウルシ塗りは固まるまで1年ぐらいかかるのでその間はかぶれることがある．マンゴーはウルシ科でウルシと交叉感作がある．薬用石鹸では殺菌・消毒成分や色素にかぶれることがある．

トラブル後のフォロー

交叉感作も含めて原因のものと接触しないように指導して湿疹が治るまで経過を観察する．保湿剤の場合は代替品を処方する．香粧品の場合は原因成分を含まない低アレルギー製品をすすめる．実際に使ってみて問題がないか確認する．

家族への説明

患者が日常的に使っているものに，かぶれの原因となるものが思い当たらない場合は，あらかじめ「診断が難しい場合がある」旨を伝える．

「外用剤というより化粧水と思っている」「身近な装飾品で意識していない」「食べ物でかぶれることはないだろう」「薬用だから肌に悪いことはないだろう」のような意識，思い込みを患者が持っていることを心にとめ湿疹の診断と治療に臨む．皮膚科では昔から「湿疹に始まり湿疹に終わる」と言われており，湿疹も奥が深い．

COLUMN

酒さ様皮膚炎に隠れている接触皮膚炎

新潟大学皮膚科および筆者の所属する山形市立病院済生館皮膚科において酒さ様皮膚炎患者で使用香粧品と主な成分のパッチテストを行い，約8割で疑陽性以上の反応がみられた[1,2]．よって酒さ様皮膚炎では患者が自覚していない香粧品による弱い接触皮膚炎が隠れている場合が多いと考えられる．

■文 献
1) 出口登紀子，ほか：酒皶様皮膚炎における皮膚試験の有用性について―酒皶様皮膚炎71例の臨床検討―．日皮会誌 126：1717-1724, 2016
2) 角田孝彦，ほか：酒さ様皮膚炎患者におけるパッチテストの検討．山形済生館医誌 41：54-59, 2016

I章 診断トラブルケース

冷や汗度 💧💧
頻度 ★★★☆☆

なかなか治らない夏の毛囊炎様皮疹

角田孝彦

✓ Check List

- ☑ 夏にみられる成人の胸，上腕の毛包性小丘疹はまず毛囊炎を考える．
- ☑ 抗菌薬の外用，内服に反応しないときはマラセチア毛囊炎を考える．
- ☑ Wood 灯，クリニスコープで紫外線を当て毛包性小丘疹に黄色蛍光を観察する．
- ☑ 毛包内容物のパーカー KOH 染色で青色に染まる多数の胞子を確認する．
- ☑ 癜風に適応のある抗真菌薬の外用や内服を行う．
- ☑ 補助的治療と予防のため抗真菌薬を含む液体石鹸をすすめる．

問題背景・疾患解説

夏は高温多湿のため皮膚で細菌や真菌の増殖が起こりやすい．夏に見られる毛囊炎様皮疹は細菌によると考え，抗菌薬外用，内服が行われる．通常は黄色ブドウ球菌によるので容易に軽快する．

なかなか治らない夏の毛囊炎様皮疹の代表はマラセチア毛囊炎である．マラセチアは胸，上背，頸，頭部など脂漏部位に豊富に常在する真菌である．毛包は皮脂が多く，高温・多汗によりマラセチアが過剰に増殖して炎症を起こし毛囊炎を生じる．青壮年男性の胸，肩，背中，上腕に好発する（図 1, 2）．丘疹の形は細菌では円錐形，マラセチアでは半球状が多い．高温・多湿，ステロイド外用などが誘因となる．毛包内容物をパーカー KOH 染色でみると多数の胞子がみられる．

トラブル発生の原因

毛囊炎が 1 ヵ月治らないと患者に不信感を持たれる．診断の遅れにより色素沈着が残るとクレームの対象となる．

対応策

1．紫外線照射下での観察

紫外線を当てて小丘疹を観察し，黄色蛍光がみられればマラセチア毛囊炎の可能性が高い．

2．パーカー KOH 染色

毛包内容物をパーカー KOH 染色する（図 3）．組成は，水酸化カリウム：2 g，注射用蒸留水：約 10 mL，パーカーインク：3 mL，多少時間はかかるが確定診断となる．白癬やカンジダでは顕微鏡検査はコンデンサーを最大に下げて観察するが，パーカー KOH 染色でマラセチアをみる場合はコンデンサーを最大に上げて 200 倍から 400 倍で観察する．

3．細菌培養

まれにペニシリン・セフェム耐性の MRSA や緑膿菌による毛囊炎[1]（図 4）もあるので，細菌培養も行う．

回避策

夏，汗をかきやすい成人の上肢，体幹上部の毛包性小丘疹では紫外線を当てて観察する．サウナ

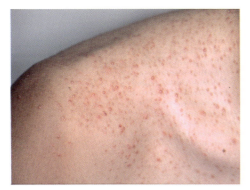

図1　肩のマラセチア毛嚢炎

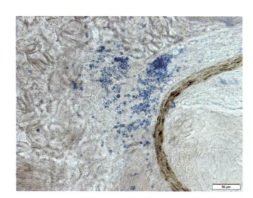

図3　毛包内容物のパーカーKOH染色所見

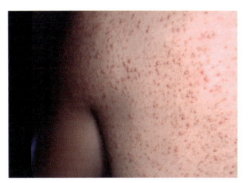

図2　背中のマラセチア毛嚢炎

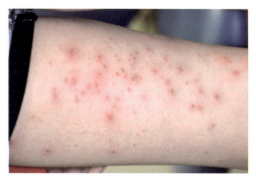

図4　大腿後面の緑膿菌性毛包炎

や岩盤浴に行っていないか，スポーツをしていないか確認する．抗菌薬の内服，外用を2週間して治らないときはマラセチア毛嚢炎を考える．

予防策

1．抗真菌薬の外用

治療はケトコナゾールなどイミダゾール系抗真菌薬の外用をする．症状高度，広範囲などの場合はイトラコナゾールの内服も考慮する．

2．ミコナゾール入り液体石鹸

再発の予防には，夏や汗をかくときは毎日石鹸で上肢，体をよく洗う．市販のミコナゾール入り液体石鹸を使うのもよい．

トラブル後のフォロー

秋になると自然に治る場合が多いが，できれば治癒まで確認する．サウナなど多量に汗をかくことはしないように指導する．

家族への説明

「症例がそれほど多くなく，パーカーKOH染色は染まるのに時間がかかり，一般の真菌と顕微鏡の見方が違うため慣れている皮膚科医でないと診断は難しいです．」と説明する．

COLUMN

酸性メチレンブルー染色

パーカーKOH染色はきれいに染まるまで数時間かかるが，東京医科大学皮膚科の原田和俊先生によると酸性メチレンブルー染色（組成はメチレンブルー：0.2 mg，0.2モル酢酸緩衝液(pH3.5)：100 mL）はごく短時間で染まるという．今後の普及が期待される．

■文　献

1) Teraki Y, et al : Rubbing skin with nylon towel as a major cause of *Pseudomonas folliculitis* in a Japanese population. J Dermatol **42** : 81-83, 2015

I章 診断トラブルケース

陰部に黒褐色丘疹以外にもある多彩な症状
～ボーエン様丘疹症であったがボーエン病を合併していた～

川瀬正昭

Check List

- [x] ボーエン様丘疹症の黒褐色が融合して白色・紅色・褐色の局面を形成したり潰瘍化したときには，ボーエン病（癌）を疑う．
- [x] 陰部だけでなく肛門周囲にも病変がないか確認する．
- [x] 臨床の異なるところは必ず個別に生検して病理組織を確認する．
- [x] 病理組織だけではボーエン様丘疹症とボーエン病を鑑別できず，孤立性の丘疹，角化，潰瘍などの臨床像や経過も重要である．
- [x] 生検の際にはHPV検索のために生標本を採取する．
- [x] 尖圭コンジローマ・ボーエン様丘疹・ボーエン病の鑑別のためHPVの検索と病理切片でp16抗体を行う．

問題背景・疾患解説

ボーエン様丘疹症とは，陰部に黒褐色丘疹以外にもある多彩な症状（例えば紅斑，角化性丘疹，褐色斑，白色浸軟局面など）を呈している場合を示す（図1）．

1. ボーエン様丘疹症（BP）

ボーエン様丘疹症 Bowenoid papulosis（BP）は外陰部を中心にみられる黒褐色丘疹（図2a）で，自然消退がみられる特殊なボーエン病 Bowen's disease（BD）として当初報告[1]された．しかし現時点では上皮内癌ではなく粘膜型ハイリスクヒト乳頭腫ウイルス human papillomavirus（HPV）感染症として定義づけられる．臨床的特徴は黒色あるいは紅褐色，角化していることもある丘疹が集簇，散在してみられる．病理学的特徴はBDと同様の表皮が肥厚し，異型ケラチノサイト（clumping cells，異型核分裂）が極性を失って配列し，異常角化細胞が認められる（図2b）．BDと比べると比較的異型性は少なく尖圭コンジローマ condyloma acuminatum（CA）と比較してコイロサイトーシスは著明ではない．ウイルス学的にはHPV16型を中心とする粘膜型ハイリスクHPVが検出される．経過は一般的に良好で自然消退がみられることがある．治療は尖圭コンジローマに準じて液体窒素療法，電気焼灼，炭酸ガスレーザーなどが行われる．最近ではイミキモドが奏効した例も報告される．しかしまれに悪性化し，BDやボーエン癌 Bowen's carcinoma（BC）への進展が報告されている．これらの多くは膠原病でステロイド内服している症例，AIDS患者に生じた例，悪性リンパ腫による免疫異常や化学療法など何らかの免疫抑制状態との関連が示唆される．

アトピー性皮膚炎 atopic dermatitis（AD）の合併は，自験例以外に2例の報告がある．そのうちの1つ[2]にADでは，①ADによる表皮バリア機能異常と微小外傷からのウイルス侵入，②掻破によるウイルス播種，③皮膚自然免疫の異常，④治

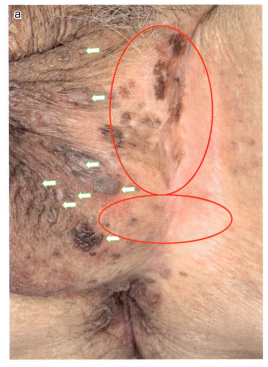
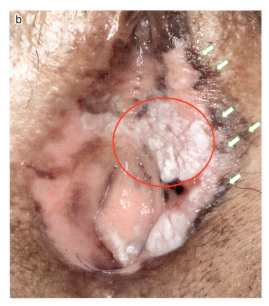

図1 ボーエン様丘疹症（BP），ボーエン病（BD）合併例
a. 75歳男性．アトピー性皮膚炎あり．以前に尖圭コンジローマ治療歴あり．b. 29歳女性．BP（⇨） BD（○）

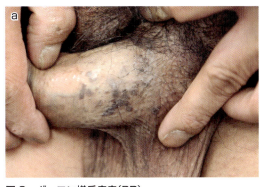
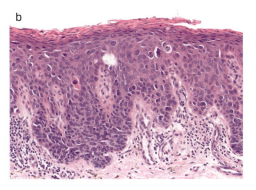

図2 ボーエン様丘疹症（BP）
a. 臨床像．外陰部を中心にみられる黒褐色丘疹．CAと比べるとやや扁平．
b. 病理組織像．BPの病理学的特徴としてBDと同様の表皮が肥厚し，異型ケラチノサイト（clumping cells，異型核分裂）が極性を失って配列し，異常角化細胞が認められる．

療に伴う免疫抑制などによる感染リスクや悪化リスクの増大が考察されている．

2．尖圭コンジローマ（CA）

CAでは，外陰・肛門部に生ずるウイルス疣贅の主たるもので，ほとんどが粘膜型ローリスクであるHPV6/11型の感染で生じる．多発する表面乳頭状の丘疹や結節が基本的な臨床像であるが，鶏冠状，カリフラワー状，扁平丘疹や癒合し巨大な腫瘤になったものなど多様である．色調として常色から褐色調を呈し，普通は臨床症状のみから診断が可能である．しかし色調が黒色であるときは，BP/脂漏性角化症 seborrheic keratosis（SK）様CAあるいは色素性CA（図3a）と呼ばれる．病理組織学的特徴として，CAは錯角化，表皮肥

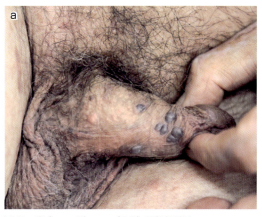
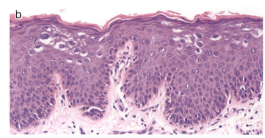

図3 尖圭コンジローマ(CA)の臨床所見
a．臨床像．SK様CAあるいは色素性CAの黒褐色丘疹．
b．病理組織像．CAの病変部の有棘層中層から上層にかけてのコイロサイトーシス．

厚，乳頭腫症，表皮突起部位の顆粒層に濃縮した核，有棘層中層から上層にかけてのコイロサイトーシスと呼ばれる空胞細胞があり核異型性はない(図3b)．

臨床像と診察の際のダーモスコピーではCAはBPと鑑別できないと思われる．

3．ボーエン病(BD)

BDは40歳以降の中～高年にケラチノサイトの多くみられる表皮内癌 squamous cell carcinoma *in situ* と考えられている．臨床的特徴は不整形の斑または軽度隆起した局面であり，その境界は比較的明瞭である．色彩は多彩で，多くは淡紅色や紅褐色を呈し，表面には鱗屑が付着する．時に疣贅状や結節状を呈する．露光部では日光，非露光部ではヒ素の関与が示唆される．しかし外陰部や指，爪の発症例では粘膜型ハイリスクHPVの関与が強く疑われる．治療は外科的切除が第一選択であり，通常切除マージンは5mmで，脂肪組織浅層レベルで切除する．紅斑の鑑別として湿疹，乳房外パジェット病，皮膚カンジダ症，陰部白癬なども鑑別にあがる．

トラブル発生の原因

必ずしもBPだけでなくCAやBDの場合もある．他の疾患の合併もありうる．治療をしていても病変部が治らず範囲が拡大するときにはBDを疑う．

対応策

ボーエン様丘疹症に合併したボーエン病を見逃さないためには以下の対応策を実施する．
1) 臨床の色，性状や形態の異なるところは必ず個別に生検して病理組織を確認する．
2) 生検の際には生標本を採取し凍結保存する(最悪鱗屑でもよい)．

回避策

HPV感染であるかを確認する．手順は以下の通り．
1) まず病理学的所見を確認する．
2) 免疫染色で抗HPVモノクローナル抗体(K1H8)染色を行う．
3) *in situ* hybridization(ISH)法，プローブとして悪性型mixなどをする．
4) 病変部の生標本から抽出したDNAを用いてHPV型特異的プローブでのpolymerase chain reaction(PCR)で検出を試みる．

注意点としてHPVモノクローナル抗体は陰性でも感染を否定できず，PCRだけの検索だと実際の病変部のHPV感染を反映するだけでなく潜伏感染しているHPVも検出されるので注意が必

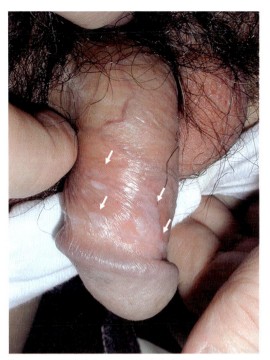

図4 5%酢酸試験による白色変化（⇨）

要である[3]．

5) 免疫染色でp16 INK4aモノクローナル抗体染色は，BP，BDとCAの鑑別に用いられる．

p16は細胞周期の調整に重要な役割を果たしており，p16の変異はさまざまな癌の発生のリスクを高めている．HPVが感染して宿主細胞の細胞増殖機構に異常をきたした細胞はp16の過剰発現を示すため，BPを含むHPV16型などの粘膜ハイリスク型HPVが関連する病変では細胞質を含め上皮細胞がびまん性に染色される．一方，CAでは核のみが染色されるため，BPとCAの鑑別に有用である[4]．

また，悪性度も病理組織像にて確認できる．

予防策

性感染症に準じて，感染の拡大に注意する必要がある．特に女性の子宮頸部に感染すると子宮頸癌のリスク因子となるので患者自身の陰部，肛門部あるいはセックスパートナーのチェックも行う．

トラブル後のフォロー

BP，BD，CAは残存や再発を早期に見つけるためには外来受診の際，視診だけでなく，5％酢酸試験にて白色変化するかをみる必要がある（図4）．病変がなくなっても最低3ヵ月はきちんとフォローする．

COLUMN

5%酢酸試験（AAT）

Marinaら[5]は酢酸による核・細胞質の変化がacetowhiteningに寄与しており，光の散乱が酢酸により増強されるためで正常細胞にもこの変化は生じていると報告している．視診で明らかにCAとは診断できなかった12病変が5% AATで白色化し，病理組織学的には91.7％（11病変）がCAの診断であった[6]．

■文 献

1) Lloyd KM : Multicentric pigmented Bowen's disease of the groin. Arch Dermatol **101** : 48-51, 1970
2) 金谷瑠奈, ほか：Bowen様丘疹症からBowen病への進展にアトピー性皮膚炎の関与が考えられた例．J Visual Dermatol **17** : 252-253, 2017
3) 川瀬正昭．イボウイルスの診断と治療．MB Derma. **183** : 1-11, 2011
4) Kazlousskaya V, et al : Expression of p16 protein in lesional and perilesional condyloma acuminate and Bowenoid papulosis : Clinical significance and diagnostic implications. J Am Acad Dermaol **69** : 444-449, 2013
5) Marina OC, et al : Effects of acetic acid on light scattering from cells. J Biomed Opt **17** : 085002-1, 2012
6) 細川幸成, ほか：男性尖圭コンジローマにおける5％酢酸試験の有用性の検討．日性感染症会誌 **28** : 55-59, 2017

I章　診断トラブルケース

切断しても助からない高い死亡率の電撃性紫斑

宮田聡子，古谷良輔

Check List

- [x] 感冒様症状で突然発症して，電撃的に紫斑・水疱・壊死から壊疽へと進展し，意識障害やショックに陥る．
- [x] 紫斑や壊疽は，左右対称性に下肢から始まり，体幹や上肢へと拡大して，鼻尖部，両耳介に乾性壊疽を生じる．
- [x] 播種性血管内凝固症候群や多臓器不全を併発する．
- [x] ミイラ化を待って四肢切断が選択されるが，切断しても予後不良である．

問題背景・疾患解説

電撃性紫斑 purpura fulminans（PF）とは，正に電撃的に皮膚に紫斑・水疱・壊死が進行して，壊疽に至る一連の疾患を示す．通常は，咽頭痛，頭痛，発熱，腹痛など感冒様症状にて発症することが多く，数時間から数日の経過でショックに陥り，播種性血管内凝固症候群や多臓器不全を併発する．壊疽になった四肢は，ミイラ化を待って切断が選択されるが，循環動態が安定しない，敗血症から脱却できない等により予後は不良で死亡率も高い．本疾患は，プロテインC，S欠乏と関連があるといわれており，小児では先天性プロテインC，S欠乏症，成人では，脾摘後，糖尿病などの免疫異常を有する患者に生じるが健常人も侵す．

PFの皮膚症状は，紫斑や水疱，壊死である（図1a，b）．紫斑は左右対称で下肢から始まり，体幹・上肢へと拡大しほぼ全身を覆う．鼻尖部や両耳介には乾いた壊死（乾性壊死）を生じることが特徴である．手足の末端では壊疽を生じる（図1c）．ショックが先行し，ドパミンなどの昇圧薬の投与開始後に紫斑や壊死が発症した場合には，ドパミン壊疽との鑑別が必要となる．

PFにおける紫斑部からの病理組織所見は，表皮の壊死と，表皮下に裂隙を認める（図2a）．真皮上層から中層にかけての血管の多くは赤血球が充満して血栓を呈し（図2b，c），真皮には炎症は認められない（図2a，b）．

PFの主な原因は感染症で，海外では，*Neisseria meningitis* の感染が，日本では *Streptococcus pneumoniae* の感染が多い[1]．他に，黄色ブドウ球菌，β溶血性レンサ球菌（溶連菌）などの感染症が挙げられる．また，水痘や溶連菌感染から，1～3週間後に発症する感染後のPFもあり，このタイプでは幼児に発症する．その他の原因としては，ネフローゼ症候群，結節性多発動脈炎やIgA血管炎などの血管炎に続発する症例や，抗リン脂質抗体症候群，ヘビやクモ咬傷により生じることが知られている．

トラブル発生の原因

健康な成人に，感冒様症状で発症することが多いため，初めは感冒や胃腸炎などと誤診される．

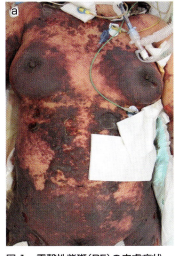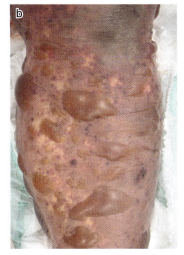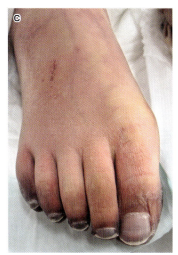

図1 電撃性紫斑(PF)の皮膚症状
a. 全身に紫斑を認める.
b. 紫斑の上に緊満性の水疱が多数存在する.
c. 四肢末端は壊疽を呈する.

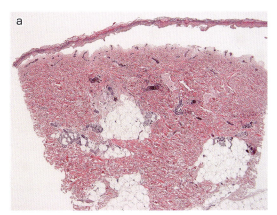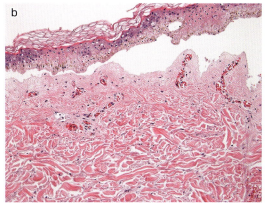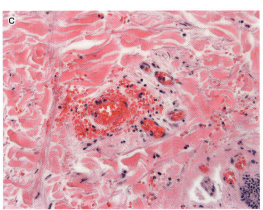

図2 電撃性紫斑(PF)の病理組織像
a. 表皮の壊死と表皮下に裂隙を認める.
b, c. 真皮の血管には赤血球が充満し炎症は認めない.

その後，数時間から数日の経過で意識障害やショックに陥るなど急激に全身状態が悪化する．同時に，紫斑・水疱・壊死などを生じ，あっという間に壊疽へと進展するので皮膚症状への対応も切迫する．

対応策

1. インフォームド・コンセント

PFを疑った時点で，その可能性について速やかに患者や家族に伝え，治療や対応が難しいことや予後不良であることを丁寧に説明する．

2. 各診療科間での意思統一

デブリードマンや切断を行うタイミングについては，各診療科におけるスタンスが異なることが多いので，意思統一を図るためのミーティングが欠かせない．

3. 鑑別診断

電撃性紫斑は，皮膚に紫斑や水疱，壊死を生じ，急速に全身状態が悪化するため，トキシックショック症候群 toxic shock syndrome，トキシックショック様症候群 toxic shock-like syndrome（または劇症型溶血性レンサ球菌感染症 streptococcal toxic shock syndrome），壊死性筋膜炎，ドーパミン壊疽との鑑別が問題になる．

toxic shock syndrome は，ブドウ球菌感染，toxic shock-like syndrome は溶血性レンサ球菌感染症によるショックを伴う一連の症状とされている．壊死性筋膜炎は，浅筋膜を病変の首座とする感染症であり，下肢に好発し，激痛とともに紫斑や水疱からびらん，潰瘍，壊死へと急激に進行し，ショックや播種性血管内凝固症候群，多臓器不全などを併発する疾患である．ドーパミンは，アドレナリン受容体に作用して昇圧効果を発揮するが，末梢血管の収縮により四肢冷感等の末梢の虚血が起こり，壊疽を生じることが知られている．

以上に述べた疾患は，互いに病態が重複しているため区別することが難しいケースもある．また，図1 に示した症例のように，緊満性の水疱が多発している場合は，上記のようなショックや壊死をきたす病態に中毒性表皮壊死症を合併している可能性についても検討する必要がある．その鑑別には，問診にて詳細な経過と摂取した薬剤を明らかにすること，同時に皮膚局所の培養と血液培養を取って菌学的検討を行うことが必要である．救急の現場において，皮膚生検を行うことは難しいこともあるが，表皮の壊死や炎症の程度について確認を行うことは必須であると考えられる．初診時の血液検査の際に血清保存をしておくと，後日必要となったデータを得ることができるので診断に有用である．

回避策

初発症状である感冒様症状から，PFに至ることを予見することは困難である．紫斑や意識障害の出現などの特異な症状を認めた場合には，高次医療機関での診療を受ける．

切断が治療の選択肢になる場合には，切断する意義，そのリスク，切断後に予測される生活の質の変化についても言及し，納得の得られた状況で手術を行うことが必須である．また，切断しても最終的な救命にはなりえない可能性があることについても周知する必要がある．

予防策

電撃性紫斑の患者では，発症時から発熱や腹痛，咽頭痛などで"動けない"，内服薬を処方されても"具合が悪くて飲めない"など，重症感を窺わせる症状を訴えていることがあり，急変の前兆として重要である．

トラブル後のフォロー

デブリードマンや切断を何度か繰り返さなければならない症例もあり，その都度，患者・家族への説明や，各医療者間でのコミュニケーションを取りながらフォローする必要がある．

■文 献
1）久保健児，ほか：電撃性紫斑病の臨床的検討―本邦における原因菌の特徴を含めて―．感染症誌 83：639-646，2009

I章 診断トラブルケース

冷や汗度 ★★★★★　頻度 ★★★★★

Stevens-Johnson症候群と多形紅斑重症型（EM major）との鑑別

末木博彦

Check List

- 重症感などの全身症状，皮疹の性状，病理組織所見，粘膜病変から総合的に鑑別する．
- 皮疹の分布とflat atypical targetsの有無に注目する．
- 細隙灯検査により眼表面上皮欠損と偽膜形成の有無を確認する．
- 病理組織では広汎な表皮細胞（壊）死の有無を確認する．

問題背景・疾患解説

Stevens-Johnson症候群（SJS）と多形紅斑重症型erythema multiforme major（EM major）は発熱，粘膜症状，多形紅斑という共通する臨床症状を呈するため，誤診，混同を生じやすい．事実1980年代までの一部の教科書や論文ではEM majorとSJSは同義語として取り扱われていたことから，現在55歳以上の皮膚科医のなかには両者を同一疾患と誤解している場合がある．1993年に欧米の国際研究グループの疾患分類により両疾患は病態や予後が異なる別疾患であることが明確にされ，国際的にもコンセンサスが得られている[1]．すなわち，SJSは生命予後を脅かし，後遺症として失明を含む高度の視力障害や慢性呼吸障害を残すことがある．これに対し，EM majorは予後良好で後遺症を残さない．EM majorをSJSと過剰診断し，必要以上の治療が行われることが多い．過剰診断のもう1つの問題点は新薬が登場した際に，処方科の医師に重症薬疹であるSJSの発症が多いという誤ったメッセージを与え，普及の妨げとなり結果的に患者の利益を損なう危険性があることである．2014年のSGLT2阻害薬によるSJSとされた事例などがこれに当たる．

トラブル発生の原因

発熱，粘膜症状，多形紅斑という共通する臨床症状を呈することから，他科の医師は認知度の高いSJSと診断してしまうことが多い．鑑別診断は病像が完成すれば十分可能であるが，発症早期には皮膚科専門医でも難しいことがある．

対応策

1. 全身症状

全身症状として両者とも高熱を伴い，SJSでは自覚的には倦怠感があり，車椅子やストレッチャーで搬送され，他覚的にはぐったりとして重症感があるのに対し，EM majorでは高熱の割に独歩で受診し重症感に乏しいことが多い．

2. 皮膚症状

SJSでは皮疹は顔面，頸部，体幹優位に分布するのに対し，EM majorでは皮疹は四肢優位に分布することが多い．汎発する紅斑はSJSでは隆起せず，中央が暗紅色を呈するflat atypical targetsを示すのに対し（図1，2），EM majorでは隆起し，typical targets，raised atypical targetsを伴うことが多い（図3）．

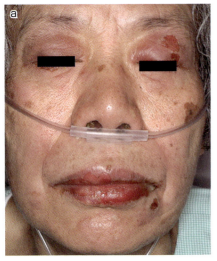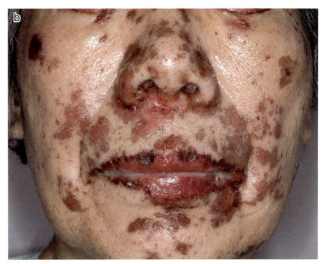

図1 SJS の発症早期と経過中の臨床像
a. SJS の発症早期：隆起しない紅斑と眼瞼部のびらん．口唇の一部に紅斑とびらん．
b. 経過中の SJS：暗紅褐色紅斑上にびらん．口唇は広範囲にびらんを呈し，血痂を伴う．

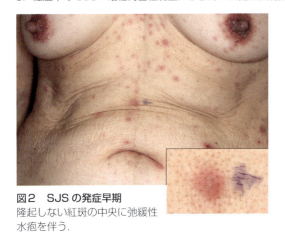

図2 SJS の発症早期
隆起しない紅斑の中央に弛緩性水疱を伴う．

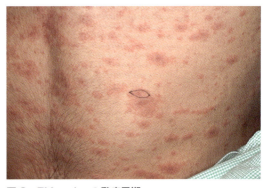

図3 EM major の発症早期
浮腫状に隆起した紅斑と中央の標的病変（raised atypical targets）．

標的病変（targets）[1]とは

flat atypical targets：境界不明瞭な類円形〜不規則形の紅斑で隆起せず，中央部には暗紅色〜紫褐色調の標的病変がみられ，時に水疱やびらんを伴う．SJS/TEN を疑う所見．
raised atypical targets：境界不明瞭な類円形で浮腫状に隆起する紅斑．EM を疑う所見だが SJS/TEN の初期にみられることがある．
typical targets：個疹は径 3 cm 以下で境界明瞭な正円形の紅斑で 3 ゾーンからなる．すなわち中央は扁平で暗紅色調を呈し，その外側に淡い色調で浮腫状に隆起するゾーンがあり，さらにその外側に扁平な紅暈ゾーンを伴う．EM に特徴的で，SJS/TEN ではみられない．

3．粘膜症状

　口唇・口腔粘膜病変は SJS では口唇全体に出血，血痂を伴うびらんを呈し，多くは口腔にも広範囲のびらんを伴うのに対し（図1b），EM major では口唇，口腔内ともにアフタ様びらんや小範囲で出血を伴わないびらんが多い．
　眼病変については SJS，EM major ともに眼球結膜の充血や眼分泌物がみられるため，両者の鑑別には眼科医による細隙灯検査が必要である．SJS では眼表面上皮欠損と偽膜形成のどちらかあるいは両方を伴う点で EM major と区別される．

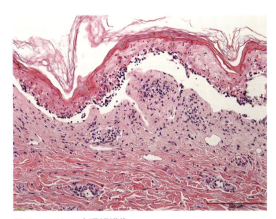

図4 SJSの病理組織像
表皮下に水疱形成し，表皮下層の壊死とリンパ球浸潤を伴う．

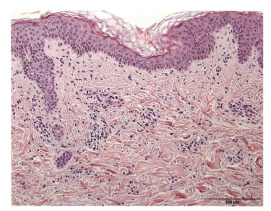

図5 EM major の病理組織像
表皮に著変なく，真皮血管周囲にリンパ球浸潤がみられる．

4．病理組織学所見

病理組織学的にSJSの完成した病像では表皮の全層性壊死を呈するが(図4)，初期の病変では個細胞(壊)死にとどまることがある．真皮の炎症性細胞浸潤はSJSでは少なく，EM major で多い傾向がある．EM major では表皮の個細胞(壊)死はないか，あっても少数である(図5)．SJSの診断基準 2016 では少なくとも 200 倍視野で 10 個以上の表皮細胞(壊)死を確認することが望ましいことが記載された[2]．すなわち発症早期や病勢の弱い部分を生検した場合は病理組織所見のみで両疾患を明確に鑑別することはできない．

5．総合的評価

鑑別診断は上記の 1 〜 4 の項目について総合的に判断する必要がある．2016 年に発表された診療ガイドラインに添付されたSJS/TENの継時的病勢評価スコア表を参考にしていただきたい[2]．本評価法は 2 時点でのスコアの変化により免疫グロブリン大量静注療法の効果判定のために作成されたが，SJSとEMの鑑別診断に参考になる．今後多数例での検証が必要であるが，自験例をあてはめるとEM major ではスコア合計が 10 未満，SJSでは 10 以上である．

回避策・予防策

誤診を避けるために対応策に掲げた項目を網羅した鑑別診断を行う．初診時の診断に捉われることなく経過中に何度も評価を行い，常に診断を見直し，治療方針も軌道修正していくことが重要である．

トラブル後のフォロー

SJSをEM major と診断されていた場合は治療方針の速やかな修正が必要である．すでに低用量のステロイド薬治療が行われていた場合はパルス療法など高用量ステロイド薬(PSL)の投与を考慮する．重症の場合や病勢の進行が止まらない場合は早めに血漿交換療法や免疫グロブリン大量静注療法などを併用する．眼科的な局所療法も後遺症を防ぐために重要である．

EM major をSJSと診断していた場合，初期投与量として高用量のステロイド薬が投与されていることが多いが，診断が修正された時点で副作用に配慮して速やかに減量をはかる．緩徐に漸減する必要はない．

■文　献

1) Bastuji-Garin S, et al : Clinical classification of cases of toxic epidermal necrolysis, Stevens-Johnson syndrome, and erythema multiforme. Arch Dermatol **129** : 92-96, 1993
2) 塩原哲夫，ほか：スティーヴンス・ジョンソン症候群・中毒性表皮壊死症診療ガイドライン．日皮会誌 **126** : 1637-1685, 2016

ホームレスの皮膚障害
~スキンケアのなされていない究極の皮膚症状~

出光 俊郎

■ ホームレスの実態・背景

　路上生活者や車上生活者，いわゆるホームレスにおいては，低栄養，不潔，座位での睡眠，冬期では暖房がなく，夏期では冷房がないために直接，外界の影響をうけるなど特殊な環境にあり，医療をうける機会も少ない．わが国では1万人以上のホームレス，5,000人以上のネットカフェ住人がいる．悪臭，異臭もする場合が少なくなく，コンビニなどの商店では他の客，また，医療機関では他の患者などから敬遠される．実際に，通行人や福祉センターからの通報や，久しぶりに尋ねた知人からみかねて連絡されることなどがある．

　社会からある程度隔離されたひきこもりや独居の老人においてもホームレス同様，極端な例では特殊な環境におかれていることが多く動けなくなって病院に搬送されることが多い．これらの多くの患者は歩行困難となっているため救急搬送される．また，インターネットカフェやサウナ施設で生活するアトピー患者も原疾患の悪化や皮膚感染症で来院する．

■ ホームレスの皮膚疾患

　通常の皮膚科外来での皮膚疾患と異なっているのは脱水や敗血症，肺炎，糖尿病の悪化などの内科疾患が重症であり，皮膚の状態は見逃されやすいことである．栄養障害が基盤にあることも多い．しかしながら，皮膚の症状がかなり重症で全身に影響を与えていることも少なくない．

　臨床像においても，重症化したり，汚穢な皮膚に生じるために一般に診る皮膚疾患のそれとは異なる様相を呈する．見逃しをさけるためにもホームレスに多い疾患や病像を知っておくことが重要であり，基本的に低栄養，肝硬変，アルコール依存症などがあることが多い．うつ病などの精神障害もあり，遮光や洗浄などスキンケアをしないことによるアカツキ状態や色素沈着などもよくみられる(図1)．

　内科疾患と関連した皮膚症状も少なくない．重症糖尿病による足壊疽，悪性腫瘍までみられる．夏はこれらの皮膚症状に熱中症が加わり，救急搬送される．不幸にして亡くなった場合には重大な皮膚障害があっても注目されない．転院の場合は皮膚科医が知らないうちに転医されることになる．結果としてホームレス患者の皮膚症状は多くの皮膚科医はなかなか経験できず，救急の現場には皮膚科医の知らない皮膚疾患や皮膚症状があふれているように思う．そこで社会的問題となっているホームレスや独居老人，ひきこもり患者の特有の症状やその疾患の究極の症状を紹介したい(表1)．

表1　ホームレスの代表的皮膚疾患

・アカツキ病(図1a)
・下腿の浮腫・色素沈着(図1b)
・尋常性膿瘡(症例2)
・晩発性皮膚ポルフィリン症
・ヘモクロマトーシス
・蜂窩織炎/壊死性軟部組織感染症・壊死性筋膜炎(症例3)
・皮膚悪性腫瘍(症例5)
・*Vibrio vulnificus* 感染症
・糖尿病壊疽
・皮膚ハエ症
・凍傷/熱傷
・コロモジラミやトコジラミ刺症
・疥癬(角化型疥癬)
・栄養障害性紅斑・色素沈着　ペラグラ(症例6)

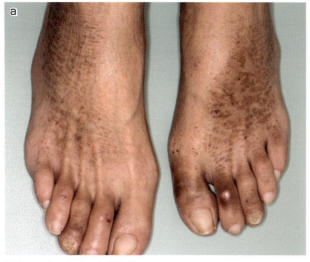
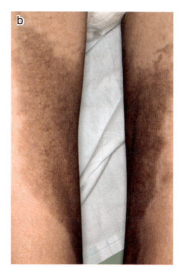

図1 アカツキ病と色素沈着
a. 足背に褐色の鱗屑痂皮が堆積し，「アカツキ状態」を呈する．
b. 大腿の褐色の色素沈着がみられる．

■ 実際の症例

症例 1　紅皮症を呈した未分化大細胞リンパ腫（ALCL）

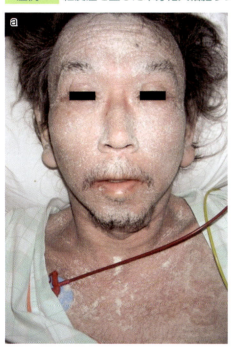
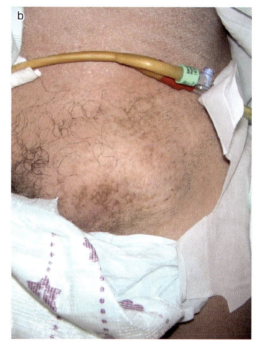

　40代男性．20年間入浴せず．ほとんど食事がとれず，体動困難で，路上に倒れていたところを救急搬送された．全身の潮紅，落屑があり，紅皮症を呈していた(a)．鼠径リンパ節の腫大(b)があり，リンパ節の生検により ALCL と診断した．
a. 紅皮症状態
b. 鼠径リンパ節の著明な腫大

症例2　尋常性膿瘡

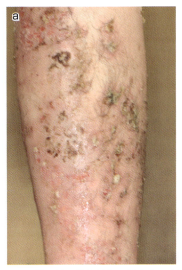
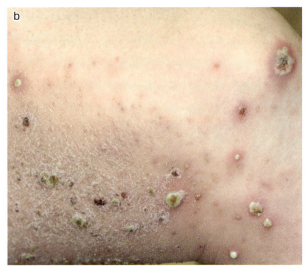

　40代男性．数年前からサウナで宿泊していた．アトピー性皮膚炎が基盤にあり，発熱とともに下肢に疼痛を生じ，歩行困難となり救急要請．来院時，紅暈を伴う膿疱，痂皮，潰瘍が多発していた．皮膚病変の細菌培養ではA群溶連菌3+／黄色ブドウ球菌+の結果であった．
a．小潰瘍が多発して痂皮，膿苔を付着している．
b．紅暈を伴う膿疱が集簇している．

症例3　壊死性筋膜炎（劇症型溶連菌感染症）

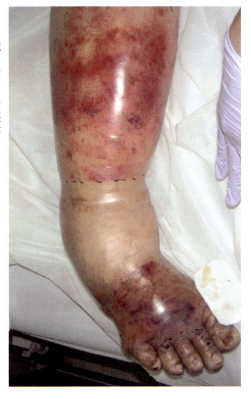

　40代ホームレス男性．市民福祉センターから職員が救急車を要請し，搬送．右下肢の腫脹と発赤，紫斑をみる．切開創部の溶連菌迅速キット陽性．下肢切断を施行した例である．
　市民サポートセンターで動けなくなっているのを職員が発見して救急要請された．下腿の発赤，腫脹が著明で変形もみられた．数年前から下肢の腫脹があり，骨折の存在も推定された．

44　　Ⅰ章　診断トラブルケース

症例4　深頸部感染症（深頸部膿瘍）

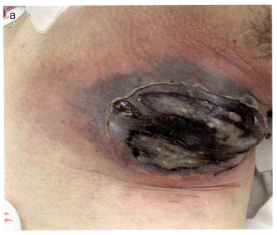
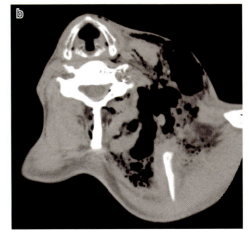

40代男性．親族と絶縁状態でホームレスだったが，体調がすぐれず，娘の家に行き，意識障害で搬送された．左側頸部に黒色壊死組織を伴う発赤，腫脹がみられ（a），CTでは著明な軟部組織の腫脹とガス像が認められた（b）．入院当日に死亡．
a. 左側頸部の壊疽と発赤．
b. CT所見．

症例5　皮膚悪性腫瘍

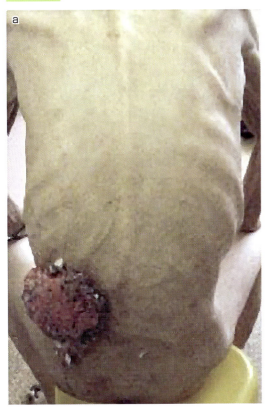
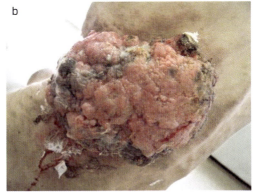
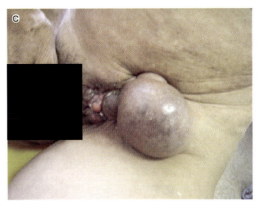

60代男性．15年前に上京してホームレス．3年前から背部皮膚結節があり，増大傾向，鼠径部にも腫瘤形成あり．腹部CTでは異状なし．（東京蒲田病院　鈴木俊一氏提供）
a. 左腹背部の易出血性腫瘍，b. 同拡大，c. 鼠径部転移．

症例6　アルコール依存症患者のWernicke脳症を伴うペラグラ

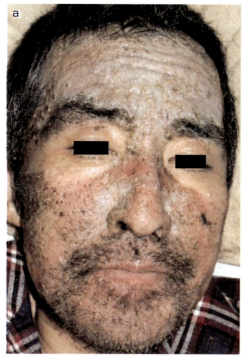
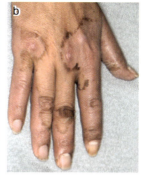
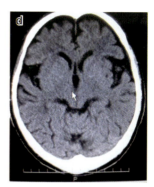
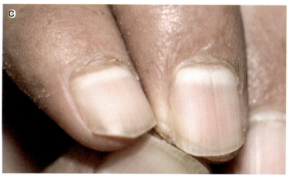

　50代男性．意識障害，敗血症で搬送された．アルコール依存症があり，皮疹はペラグラの顔面や手足の紅斑，水疱がみられた（a，b）．顔面の紅斑とスキンケアをしないことによる厚い鱗屑で悪臭を伴う．肝硬変でみられる白色爪（Terry's nail）がみられる（c）．CTでは脳の萎縮があり，Wernicke脳症を伴う（d）．血中トリプトファン低値，低アルブミン血症もある．
a．顔面の紅斑，丘疹，鱗屑痂疲，b．手指の水疱，紅斑，痂疲，c．爪甲茎部に低タンパク血症に伴う白色帯がみられる（テリー爪 Terry's nail），d．CT所見．脳萎縮がみられる．

■ ホームレスの皮膚疾患を診る際の注意点

　ホームレスの皮膚疾患をみるにあたっては疥癬やしらみ症を含めた感染症をまず考える．膿痂疹や尋常性膿瘡，蜂窩織炎ではベースに敗血症や肝硬変，未治療糖尿病，脱水，あるいは結核があることを念頭に置く．ビタミン，アミノ酸，亜鉛欠乏症が病変を修飾している可能性も念頭に入れることが大切である（表2）．

■ 文　献
1）鳩貝　健，ほか：ホームレスの皮膚疾患．JIM 18：305-307, 2008
2）山田朋子，ほか：サウナ生活者にみられた尋常性膿瘡．皮病診療 34：659-662, 2012

表2　ホームレスの皮膚疾患で注意すべきこと

1）医療機関を受診していないので，結核や糖尿病をはじめ未治療の基礎疾患がある可能性が高い
2）意識障害，歩行障害で搬入されるので敗血症などの合併症がある
3）アルコール依存症，肝硬変，栄養障害に基づく皮膚変化，皮膚疾患の可能性がある
4）簡易宿泊施設などの利用者では疥癬やシラミ症などの医療者への感染や院内感染にも注意する
5）蜂窩織炎などの感染症の頻度が高く，重症化しやすい
6）スキンケアがなされていない
7）精神科コンサルトも必要に応じて考慮する
8）医療ソーシャルワーカーなどの関与も必要である

Ⅱ章

治療 トラブルケース

II章 治療トラブルケース

治療をしても難治で悪化する酒さ様皮膚炎

岡田裕子

Check List

- ☑ 顔面の皮疹を主訴に受診した患者はすべての化粧を落とさせ，必ず素顔で診察する．
- ☑ 外用薬の使用歴がある場合，薬剤名，使用期間，使用頻度，最終使用日を聞く．
- ☑ 鑑別すべき疾患の除外のため必要な検査を行う．
- ☑ 原因薬剤外用中止後に起こりうる反跳現象，経過，対処方法につき説明しておく．
- ☑ 再発予防，難治化を防ぐため基盤にある皮膚疾患（接触皮膚炎，脂漏性皮膚炎，アトピー性皮膚炎，酒さなど）の原因，悪化因子の追及につとめる．
- ☑ 患者の日常のスキンケアに含まれる悪化因子を見逃さない．

問題背景・疾患解説

酒さ様皮膚炎は顔面に生じるため患者の悩みは深く，QOLを著しく損ねる疾患の1つである．原因となった外用薬を中止すれば一時的な反跳現象（リバウンド）を経て治癒に向かうが，外用薬を使用するきっかけとなったそもそもの皮膚症状の診断・原因・悪化因子を追求しなければ患者を真の治癒へと導くことはできず，難治性の"赤ら顔"が遷延する．

酒さ様皮膚炎はステロイド外用薬・タクロリムス軟膏を顔面に外用することにより生ずる医原性の皮膚炎である．40～60代の女性に好発し，これらの外用薬を使用していた部位に酒さに類似する紅斑・丘疹・膿疱・毛細血管拡張を生じる．

本疾患の病態は，ステロイド外用薬やタクロリムス軟膏の両者が有する免疫抑制作用により細菌が増加し，これがスーパー抗原として働き毛包周囲に肉芽腫性変化の形成を促進すること[1]，またステロイド外用によって酒さの発症に関与する自然免疫受容体TLR2の発現亢進が誘導されること[2]やタクロリムス外用で抗菌ペプチドであるカセリサイディンの発現が増加するとの報告[3]から，酒さ同様に自然免疫機能の異常が原因として挙げられている．

ステロイド外用薬・タクロリムス軟膏外用のきっかけとなる顔面の皮膚症状には接触皮膚炎，脂漏性皮膚炎，原因のはっきりしない湿疹，アトピー性皮膚炎，光線過敏症，酒さがある[4]．いずれの疾患もステロイド・タクロリムスの外用で使用当初は一時的に改善がみられるため，患者は症状悪化のたびに外用を繰り返し「最初は効いていたのに最近は塗っても効果がなく，だんだん悪くなってきた」と訴え受診する．

トラブル発生の原因

顔面の紅斑に対し，診断があいまいなまま，もしくは診断が適切でも悪化因子を追求せず安易に外用治療を始めること，また患者に外用薬で起こりうる副作用や適切な使用方法について説明しないことが酒さ様皮膚炎発症の原因となる．

酒さ様皮膚炎と診断した後は原因となった外用薬を中止するのみで症状が改善する例もあるが，発症原因を追及しなければ症状が遷延し，治療に難渋するケースも少なくない．

対応策

1. 問　診

外用薬の使用歴は診断に有用となる．市販の薬剤も含め薬剤名・使用期間・最終使用日などを詳細に聴取する．

2. 鑑別すべき疾患を除外する

①接触皮膚炎

可能な限り初診時にパッチテストを行い，本症を除外しておく．酒さ様皮膚炎に接触皮膚炎を合併しているケースもあり，そうした例では接触源を絶たない限り皮膚炎が遷延する．出口ら[4]は酒さ様皮膚炎患者の約4割が接触皮膚炎を疑われていたのにもかかわらずパッチテストは未施行であり，さらにパッチテストの結果，7割がアレルギー性接触皮膚炎と診断され，そのうち6割が化粧品が原因であったと述べている．

パッチテストの結果が出るまでの間，または患者の都合ですぐにパッチテストが行えない場合は患者がそれまで使用していたヘアケア・スキンケア用品を一旦すべて中止させる．代替品として筆者は防腐剤や香料不使用の低刺激ヘアケア，スキンケア，メイクアップ用品のサンプルを患者に渡し使用させている（表1）．原因物質の使用を中止するだけでも翌日から皮膚症状は改善する．リバウンドによる皮膚症状の悪化時に診断の正当性に迷わないためにも早期に接触皮膚炎を除外しておくことは大切である．

②光線過敏症

光線曝露の有無，光線過敏を起こしうる降圧剤などの薬剤の服用の有無についてチェックする．

③膠原病

特に全身性エリテマトーデス（SLE）は重要で，若年女性の蝶形紅斑に微熱，関節痛，光線過敏などの症状を伴う場合は末梢血液検査と抗核抗体を調べ，スクリーニングを行う．

表1　低刺激性スキンケア用品

商品名	特徴
2e（ドゥーエ）： （株）資生堂	すべての商品で無香料，防腐剤不使用．
NOV： （株）ノエビア	一部の商品で防腐剤が含まれている． スキンケア用品以外にもファンデーションやメイクアップ用品もあり，商品のラインナップが豊富である．
ビューティフルスキン： （株）スキンキュアラボ	すべての商品で無香料，防腐剤不使用 特にミネラルファンデーションは秀逸．リップケア・アイメイク用品もあり，治療と並行しながらメイクが可能．
アクセーヌ： アクセーヌ（株）	すべての商品で無香料，防腐剤不使用 シャンプー，コンディショナーもあり，ヘアケア用品の接触皮膚炎が疑われるときに便利である．

④毛包虫性痤瘡

紅色丘疹，膿疱がみられる場合はKOH直接鏡検にて毛包虫の増殖の有無を確認しておく．なお，酒さ様皮膚炎に毛包虫性痤瘡を併発していることもある．

⑤好酸球性膿疱性毛包炎

遠心性に拡大する環状紅斑や環状に配列する膿疱を認める場合は生検を行い，病理組織学的に毛包・毛包周囲の好酸球浸潤を確認し鑑別する．

⑥顔面播種状粟粒性狼瘡

眼瞼周囲に丘疹があれば本症を疑い病理組織学的に毛包周囲の類上皮細胞性肉芽腫を確認する．

3. 患者に今の症状がこれまで使用していた外用薬による酒さ様皮膚炎であることを説明し，外用薬を中止させる

原因薬剤の中止後，反跳現象（リバウンド）とよばれる皮膚症状の一時的な悪化が生じる．予想される経過や対処法につき詳しく患者に説明することが肝要である．具体的には外用中止数日後から紅斑・膿疱・丘疹の悪化，滲出液を伴い顔が腫れる可能性があること，増悪のピークが1～2週後

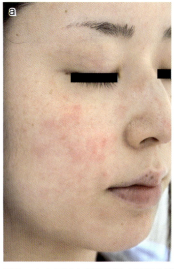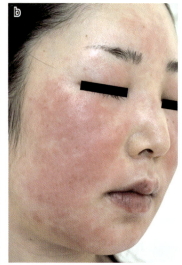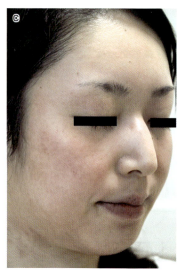

図 1　タクロリムス軟膏による酒さ様皮膚炎
a．31 歳女性．初診時．両頬部に紅斑，丘疹を認める．
b．タクロリムス中止 11 日．反跳現象により眼瞼・顔面の腫脹，紅斑の増悪を認めた．
c．タクロリムス中止 30 日．淡い紅斑が残存するのみである．

となり，その後 2〜4 ヵ月で元の肌に戻ることを症例の写真などを提示し説明する．患者の多くは反跳現象のピーク時にこの症状が治るかどうか不安になるため，不安になったら受診するよう伝えている．筆者は反跳現象（リバウンド）の対処方法としてミノサイクリン塩酸塩（50 mg）2 錠/日の内服，外用は 1% メトロニダゾール外用薬（院内製剤）や白色ワセリンを処方している．

大原ら[5]は，わが国におけるタクロリムスによる酒さ様皮膚炎の 22 例中 3 例の原疾患がステロイドによる酒さ様皮膚炎であったと報告している．したがって，ステロイドによる酒さ様皮膚炎の治療にタクロリムスを使用する場合は一時使用にとどめ，漫然と使用すべきではない．

顔面の腫脹が著しい場合はステロイドの内服を併用することもある．この症例では反跳現象のピーク時のタクロリムス軟膏中止 11 日目にプレドニゾロン 5〜10 mg/日の内服を 4 日間行った（図 1）．ほてりには保冷剤や冷水に浸したタオルでクーリングを行うよう指示する．

なお，顔面の症状を隠すため，低刺激のファンデーションを使用しての化粧やマスクの使用をアドバイスし，接客業などで就労が困難な場合には診断書を書き休業を勧めるケースもある．

回避策

誤診を回避するために女性の場合は化粧を落とし，必ず素顔で診察をすることが基本である．そのうえで先に述べた鑑別すべき疾患の除外をしっかりと行う．

原因薬剤の中止後に起こる皮膚症状の悪化時に患者とのトラブルを避けるためには，予想される経過および対処方法を前もって写真を提示したり，書面にするなどして説明しておくことが大切である．

予防策

1. 適切な患者指導

酒さ様皮膚炎の発症を予防するために大切なことは，顔面の皮膚症状にステロイド・タクロリムス外用薬を処方する際に適切に患者指導を行うことである．

①その時点で考えられる診断名を伝える（接触皮膚炎・光線過敏症・脂漏性皮膚炎・アトピー性皮膚炎・酒さなど）．
②その疾患について説明する．
③原因除去が可能であれば除去する（例：接触皮

膚炎：接触源を断つ，光線過敏：原因物質の特定に努め遮光を指示，脂漏性皮膚炎：正しい洗顔方法を指導，酒さ・アトピー性皮膚炎：悪化因子を指摘し，避けさせる）．

④ステロイド外用薬，タクロリムス軟膏の使用方法を伝える．

⑤予想される経過を説明し，1週後に再診させる．

患者には顔面へのステロイド外用は1週間以内とし，外用中止で症状が再発した場合は漫然と外用していると酒さ様皮膚炎を起こしうるため，速やかに受診するよう伝えている．なお初診時の外用薬の処方量は5g程度の少量にとどめる．

2. 悪化因子となる誤ったスキンケアを中止させる

筆者は原因のはっきりしない皮膚炎の多くに，誤ったスキンケアによる機械的刺激によって自らバリア破壊を起こした結果生じた皮膚炎が含まれていると考えている．

当院では顔の皮膚症状の診察に訪れた患者には化粧をしている・していないにかかわらず，全例に日常行っている洗顔や保湿を実際に行わせ，皮膚症状の悪化因子となるようなスキンケアをしていないか確認している．

バリア破壊をきたすような強い力での洗顔，また紫外線対策を行わない習慣はよく患者が訴える「肌が赤くかさかさする」，「ぴりぴりする，肌が敏感となった」などのトラブルを招く原因となる．こうした日常のスキンケアに悪化因子がある場合，誤ったスキンケアを中止させないと外用剤を処方しても治癒に導くことは不可能である．

トラブル後のフォロー

患者の中には酒さ様皮膚炎が治癒した後，油断をして再び誤ったスキンケアに戻ったり，患者にとって刺激となる化粧品を使用し，皮膚炎が再燃することがある．皮膚症状悪化時には速やかに受診するよう説明する．

MEMO

1%メトロニダゾール外用薬の調整方法・使用方法

用意するもの：メトロニダゾール（和光純薬工業株式会社100g）2g，親水クリーム「ニッコー」（日興製薬株式会社500g）198g，プロピレングリコール2mL

各々を計量後，まずメトロニダゾールを乳鉢に入れ，乳棒で研和し，プロピレングリコールを加え，さらに研和する．親水クリームを最初は少量ずつから加えて練合する．均一になったら10g容器に小分けし冷蔵庫で保管する．原材料費は10gあたり60円程度である．患者には10g540円を自費で渡し，冷所保存および2ヵ月以内に使いきるよう指示している．

具体的な使用方法：夜の保湿のスキンケアの後，外用するよう指示．刺激やかぶれなどの症状がみられた場合には速やかに外用を中止し，受診するよう伝えている．

■文 献

1) Fujiwara S, et al : Rosaceiform dermatitis associated with topical tacrolimus treatment. J Am Acad Dermatol **62** : 1050-1052, 2010
2) 山崎研志：酒皶の病態．J Visual Dermatol **13** : 916-923, 2014
3) 喜多川千恵：タクロリムス外用による酒皶様皮膚炎．皮病診療 **34**(3) : 241-244, 2012
4) 出口登希子：酒皶様皮膚炎における皮膚試験の有用性について―酒皶様皮膚炎71例の臨床検討―．日皮会誌 **126**(9) : 1717-1724, 2016
5) 大原香子：タクロリムス軟膏による酒皶様皮膚炎の1例．皮臨 **57**(13) : 2020-2024, 2015

II章 治療トラブルケース

日光角化症にイミキモドクリームを外用したら，発赤，腫脹が出現して「もう治療したくない」と患者が治療継続をためらっている

日置智之，神谷秀喜

Check List

- [x] イミキモド処方時に，1〜2週で紅斑や刺激症状が出現することが多いことを事前に説明しておく．
- [x] 外用による副作用が出現しやすい時期に，再診予約を入れる．
- [x] 副作用出現時，刺激症状・びらんが軽症で我慢できるようなら外用を継続，我慢できないようなら中止する．
- [x] 刺激症状は外用中であっても軽快してくることを説明する．
- [x] 刺激症状と治療効果が相関することを説明する．
- [x] パンフレットを使用し，外用方法や副作用について漏れのないようインフォームド・コンセントをする．

問題背景・疾患解説

日光角化症は，中高齢者の頭部・顔面など日光露光部に好発する紅色から褐色の角化性局面を呈する病変である．前癌病変または表皮内癌（carcinoma in situ）と考えられており，時に浸潤・増殖して有棘細胞癌に進展するため早期治療が望まれる．

イミキモドはイミダゾキノリン系の低分子化学合成物質で，抗ウイルス薬として開発された．イミキモド5％クリーム（ベセルナ®）は，わが国では2007年7月「尖圭コンジローマ（外性器または肛門周囲に限る）」に保険適用となり，2011年11月「日光角化症（顔面または禿頭部に限る）」に対しても適用が拡大された．Toll様受容体7 Toll-like receptor 7（TLR 7）を介した免疫賦活作用をもち，サイトカインの生成および遊離促進によって抗腫瘍効果を示す．それまで治療の第一選択であった液体窒素による凍結療法や外科的切除と比べ，低侵襲かつ再発率も低い点から近年頻用されている．

日光角化症へのイミキモド外用方法は，患部に適量を1日1回，就寝前に外用する．外用後はそのままの状態を約8時間保ち，起床後に石鹸と水もしくはお湯で薬を洗い流す．週3回4週を1サイクルとして治療し，4週間の休薬後に病変の残存が疑われた場合は，さらにもう1サイクル追加治療を行う．

トラブル発生の原因

イミキモドクリームの副作用として，高頻度で刺激感や紅斑，浮腫，痂皮を生じる．この反応自体はイミキモドにより炎症が惹起されて腫瘍細胞を攻撃している薬剤の反応そのものであり，海外の臨床試験では局所反応が強いほど病変の完全消失率が高いことが示されている．国内臨床試験においては，週3回本剤を使用した63例中57例

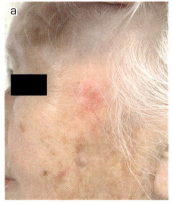 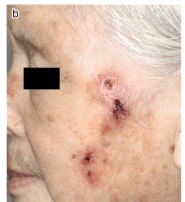 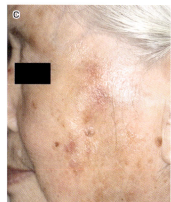

図1 イミキモド使用で紅斑，びらん，痂皮が強く出現した例
a. 外用前
b. 外用2週間後
c. 外用中止2週間後

(90.5％)に副次的作用が認められている．その内訳は紅斑が68.3％と最も多く，ほかに痂皮57.1％，浮腫46.0％，落屑/乾燥44.4％で，このような塗布部位反応はほぼ必発と考えてよい．しかし，事前にこれら副作用の説明がない場合は，患者が反応の強さに驚いてトラブルの原因となるケースがある．また，イミキモド治療時には顕在病変のみならず，免疫活性によって周辺の潜在病変が局所皮膚反応を伴い描出される場合がある（あぶり出し効果）．よって，患者にとっては強い副作用が起こったようにみえるため，トラブルになりやすいと考えられる．

対応策

紅斑やびらんが強く発現した場合，我慢できる程度の刺激感（ヒリヒリ感）や軽度のびらんであれば，刺激症状は外用中であっても軽快してくることや，刺激症状と治療効果が相関することを説明し治療継続を促す．我慢できないほどの症状や患者の不安が強い場合は一旦外用を中止し，症状が落ち着くまで適宜白色ワセリンやステロイドを外用しながら経過観察とする．

図1の症例では左頬部に副作用が強く出現しており，外用範囲に一致して紅斑や痂皮が目立つ．一時的に休薬しワセリン外用のみとしたところ，2週間後には症状は改善した．

回避策

クレームを回避するためには，イミキモド処方時に一過性に炎症が起こり発赤・腫脹が出現することを十分に説明しておくことが肝要である．通常，イミキモド治療開始後1週間から2週間程度で刺激症状が出現することが多く，そのあたりでフォローアップの再診予約を入れておくとよい．

予防策

実際に紅斑や浮腫を予防することはできないが，イミキモド使用後に反応が強く出現した場合はいつでも医師に相談するように伝えておく．顔面の老人性色素斑・脂漏性角化症の多発や項部菱形皮膚を認める患者では長年の日光曝露が予想されるため，紅斑の面積が広く出現する可能性があることも伝える．

ベセルナ®発売元の持田製薬より製剤使用の患者教育用パンフレットがあり（図2），医薬情報担当者より取り寄せることが可能である．週3回の外用や起床後に洗い流すなど使用方法でも注意事項が多いため，このパンフレットに沿って説明すると説明内容の漏れがない．無論，パンフレットのみを渡して「使用前に読んでおいてください」では不十分である．特に日光角化症の主な治療対象である高齢者では，1回の説明では重要な部分

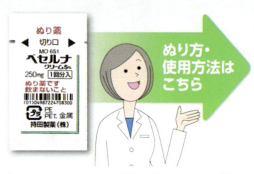

図2 製薬会社が配布しているイミキモドの患者教育用パンフレット

が伝わらないこともある．診察室から退室したのち，再度，外来看護師や薬剤師から使用法や副作用を理解しているか確認してもらうと，より安全である．

トラブル後のフォロー

患者の不安を聞き，イミキモド治療によって深い潰瘍や瘢痕化に至る可能性は低いことを説明する．炎症後の色素沈着や脱失についてはあらためてインフォームド・コンセントし，休薬する・しないに関わらず頻回の外来フォローアップを行う．

MEMO

日光角化症のフィールド療法

イミキモドの外用範囲は，明らかな単発病変では病変部より1 cm程度広めに外用するよう指導する．多発している症例では，有棘細胞癌を疑う所見がないかを注意深く確認したうえで，日光角化症病変部周囲の微小病変や早期病変が存在する領域を含めて治療するフィールド療法が勧められる．これはあぶり出し効果を利用した治療法で，病変部位に対し5×5 cmの範囲で2サイクルのイミキモド外用を行うことで認識できなかった皮膚病変も治療することが可能となる．5×5 cmよりも広い面積であれば，フィールド療法の部位を変えつつローテーションする．

COLUMN

イミキモドの他疾患への応用

現在イミキモドの保険適応は日光角化症，尖圭コンジローマの2つのみだが，近年ではBowen病，Bowen様丘疹症，乳房外Paget病，表在型基底細胞癌など他疾患へ使用し奏効した例が多数報告されている．もちろん，使用に関しては十分なインフォームド・コンセントが必要だが，難治例や手術不能例など今後その使用頻度はさらに増えると考えられ，皮膚科医にとってイミキモドの使用方法や副作用の熟知が求められる．

II章 治療トラブルケース

冷や汗度 ●●●●○　頻度 ★★★☆☆

多くの治療薬が合わない顔面のにきび

黒川一郎

Check List

- ☑ 臨床診断が尋常性痤瘡で間違っていないか？
- ☑ 面皰があるか？
- ☑ 正しい外用方法(外用回数，外用部位など)か？(BPO製剤は1日1回で外用する．BPO製剤，アダパレン〈ディフェリン®ゲル〉は口囲，眼周囲には外用しない．)
- ☑ BPO製剤の外用でどのような副作用の症状が起こりうるかを事前に説明したか？
- ☑ ディフェリン外用でどのような副作用の症状が出るかを説明したか？
- ☑ ディフェリンを妊婦，授乳婦に使用していないか？

問題背景・疾患解説

　尋常性痤瘡の治療に近年上市された過酸化ベンゾイル(BPO)製剤は非常に有効な外用剤である．一方，BPO製剤の角層剥離作用による刺激性皮膚炎やまれに感作によるアレルギー性接触皮膚炎などの重篤な副作用が起こることがある．したがってBPO製剤の処方前の説明が非常に重要である．

　尋常性痤瘡は思春期の男女に発症する毛包皮脂腺に生じる炎症性疾患である．痤瘡は面皰で始まる．面皰とは毛孔が角質，皮脂，細菌などでつまった肉眼で見える状態である．にきびは微小面皰という肉眼で見えない病理学的に毛孔がつまっている状態からすでに始まっている．

　皮疹は黒色面皰(開放面皰：黒にきび)，あるいは白色面皰(閉鎖面皰：白にきび)で始まる．非炎症性皮疹である面皰から炎症性皮疹(紅色丘疹，膿疱)へと進展する．炎症性皮疹はときに囊腫，結節，皮下膿瘍を形成することもある．

　発症年齢は男児：13～14歳，女児：12～13歳で発症すると考えられている．

　好発部位は顔面，前胸部，上背部である．時期的に見てみると思春期の痤瘡はTゾーンである前額に面皰が最初に出現し，その後，年齢を重ねるにつれ，頰部，下顎部といった，いわゆるUゾーンに生じることが多い(大人にきび)．痤瘡の発症機序として，①皮脂分泌の亢進，②男性ホルモンなどの内分泌的因子，③毛包漏斗部の角化異常，④にきび桿菌の増殖と炎症がある．

　治療に関しては2017年，日本皮膚科学会尋常性痤瘡治療ガイドラインが公表されBPO製剤が推奨されている．2008年に面皰に有効なアダパレン(ディフェリン®ゲル)が上市され，面皰の治療が可能になったが，にきび桿菌に対する抗菌薬耐性の問題があった．そのため，BPO製剤の導入の必要性があり，2015年に2.5％BPO(ベピオ®ゲル)，3％BPO/1％クリンダマイシン配合剤(デュアック®配合ゲル)が上市され，2016年に2.5％BPO/アダパレン配合剤(エピデュオ®ゲル)が上市された．

　にきびの基本的な治療方針の考え方は，急性炎

症期の重症度をできるだけ早く改善し，維持期に移行するというものである．急性炎症期（原則3ヵ月まで）はBPO製剤，抗菌薬内服，抗菌薬外用で炎症性皮疹を早く改善する．維持期（3ヵ月以降）は面皰が主体でBPO単剤，BPO/アダパレン配合剤，アダパレンでコントロールする．

施術では，面皰圧出も有効である．スキンケアでは，洗顔が重要で1日2回の洗顔が推奨されている．化粧品についてはノンコメドジェニックな化粧品を使用するように勧められている．

瘢痕，炎症を伴う嚢腫については嚢腫内へのステロイド局注が推奨されている．瘢痕には萎縮性瘢痕，肥厚性瘢痕があるが有効な治療はないのが現状である．したがって，早期に炎症性皮疹を積極的に改善することが瘢痕形成の予防につながる．

トラブル発生の原因回避策

正しい尋常性痤瘡の臨床診断であるかどうかを確認する．尋常性痤瘡は必ず面皰が存在する．

また，尋常性痤瘡の治療前には，下記の点を確認，説明することが重要である．

- BPO製剤で接触皮膚炎を起こしたことがあるかの確認．
- BPO製剤，アダパレンの副作用についての説明．
- 正しい外用方法をしているかの確認．
- BPO製剤は1日1回の外用で口囲，眼，眼の周り，傷口に使用しないことの説明（添付文書に記載されている）．

必要な確認や説明を怠るとトラブル発生の原因になることがある．

1. BPOの副作用

BPOによる感作があり，Ⅳ型アレルギーによる感作が成立していれば，アレルギー性接触皮膚炎が起こる（全体の3%）．歯科でもBPOを材料として使うことがある．また，アレルギー性でない刺激性皮膚炎はよく起こりうる．BPOは角層融解作用があり，毛包や痤瘡の毛包漏斗部の角化に効果があり，痤瘡が改善する．一方，表皮に対しても角層剥離作用があるので，皮膚の乾燥，落屑，刺激は起こりうる．鱗屑，落屑，ひりひりし

た刺激感，紅斑，乾燥などの症状がある．BPO製剤の副作用は1ヵ月以内に出ることが多い．

2. アダパレンの副作用

アダパレン（ディフェリン®）も角層剥離作用があるが，アダパレンは漏斗部ケラチノサイトに働き，分化を正常化させ，面皰形成を抑制する．アダパレンの副作用は乾燥，ひりひり感，皮膚の不快感，落屑，紅斑，瘙痒感があり，ほとんどは外用を始めて2週間以内に起きる．

3. 内服抗菌薬の副作用

抗菌薬の内服による副作用が起こることもある．テトラサイクリン系抗菌薬ではミノサイクリンによるめまい，嘔気，頭痛，紅斑性狼瘡症状，光線過敏症などがある．8歳以下の小児には副作用の面から原則としてテトラサイクリン系抗菌薬は用いない．ペネム系抗菌薬による下痢にも注意が必要である．また，一般的な抗菌薬の副作用として肝機能障害，消化器症状，薬疹などにも注意が必要である．

上記のような副作用について，あらかじめ薬剤の服用，外用をする前に説明しておく必要がある．

対応策

まず，外用によって全身性の過敏反応（発疹，発熱など）が生じたときや，外用した場所の浮腫性紅斑が出たとき，すなわち，副作用と考えられる症状が出た場合，患者に速やかに来院してもらい，適切な対応をすることが重要である．

アダパレンを処方する場合，妊娠の有無，授乳の有無について聞いておく．妊婦，授乳婦の場合，アダパレンは処方しない．

BPO製剤によるアレルギー性接触皮膚炎では外用部位の浮腫性紅斑，腫脹，瘙痒が顕著である（図1）．このような症状が出た場合，ただちにBPO製剤の外用を中止する．必要に応じて，軽症ではステロイド外用薬で加療する．瘙痒が強い場合，抗ヒスタミン薬の内服を併用する．症状がひどい場合，短期間ステロイドの内服も行う．

たとえば，BPO単剤のベピオ®でアレルギー性接触皮膚炎が出れば，BPOの配合剤であるデュアック®，エピデュオ®も使用できない．

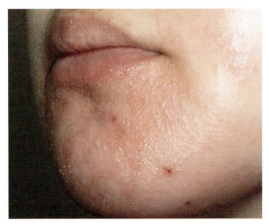

図1　BPO製剤によるアレルギー性接触皮膚炎
下顎に浮腫性紅斑，腫脹，小水疱をみとめる．
（小林皮膚科　渡辺雅子氏提供）

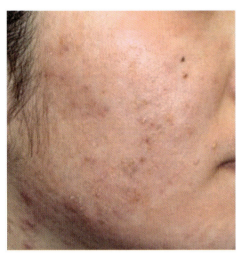

図2　BPO製剤による刺激性皮膚炎
頬部に紅斑，落屑，角層の剥離がみられる．
（小林皮膚科　渡辺雅子氏提供）

BPOによる刺激性皮膚炎では外用部位の落屑，乾燥，ひりひり感がある（図2）．刺激性皮膚炎の場合，保湿剤との併用，スポットで外用するなどの工夫をする．また，毎日1回の外用の頻度を減らし，2～3日に1回外用するなども試みる．外用後15分後に洗い流すshort contact therapyをしてみるのも有効な対処法である．以上の方法でBPO製剤の外用が継続できることもある．

BPO製剤が使用できない場合，抗菌薬外用，アダパレン外用の併用が選択肢となる．

アダパレンによるアレルギー性接触皮膚炎の場合，アダパレン外用を中止する．もちろん，この場合，エピデュオ®外用はできない．

アダパレンの刺激性皮膚炎の場合もBPO製剤と同様にスポットで外用する，保湿剤と併用する，外用の頻度を少なくする，short contact therapyの対応で外用が継続できることもある．オープンパッチテストとして，外用薬を一部分だけに外用し，48時間後に紅斑，瘙痒がないかを確認し，問題がなれば痤瘡病変に外用するという方法もある．

副作用で抗菌薬の内服ができない場合，漢方薬（荊芥連翹湯，清上防風湯，黄連解毒湯など）の内服が選択肢の1つとなる．

さらに別の治療方法として，自費診療になるが，グルコール酸，サリチル酸などのケミカルピーリング，ビタミンC，ビタミンE，ビタミンAのイオン導入による治療も選択肢となりうる．

予防策

BPO製剤で塗布部位の接触皮膚炎，全身の発疹，発熱があったかどうかを聞く．BPO製剤，アダパレンを眼，眼の周囲，口唇，傷口，湿疹，粘膜に使用しない．強い紫外線を浴びないようにする．

眼に入った場合，すぐに洗い流す．

エピデュオ®を外用する場合は最初にベピオ®を外用し，問題がないことを確かめ，エピデュオ®の外用を開始する．

BPO製剤，アダパレン外用で乾燥する場合は薬剤の外用の前に保湿剤を外用し，その上から薬剤を外用する．

トラブル後のフォロー

普段から患者との信頼関係を構築しておくことが最も重要である．

尋常性痤瘡の場合，患者は未成年者が多いので特に保護者との関わりが重要である．

未成年の患者が一人で来院する場合も多いので，できるだけ保護者と同席のうえ，保護者と一緒に説明することが望ましい．

II章 治療トラブルケース

冷や汗度 💧💧💧💧💧　頻度 ★★★★★

爪の患者がくると頭がまっしろ
爪の変形，爪の愁訴

福田知雄

Check List

- ☑ 正常な爪の形状を覚える．
- ☑ 正常な大人の爪に変化を認めた場合，何らかの病的変化が生じたものと考える．
- ☑ 生活習慣，基礎疾患など，爪に影響を与える因子は多い．
- ☑ 後天性爪疾患の分類は，外傷性，炎症性，感染症，腫瘍性に分けると理解しやすい．
- ☑ 感染症では誤診を避けるためにも原因の特定をしたほうがよい．
- ☑ 腫瘍に伴う爪の変化では，疑われる疾患に応じた画像検査を行う．
- ☑ 腫瘍には時に悪性腫瘍が生じることがあり注意を要する．

問題背景・疾患解説

　爪疾患には先天性のものと後天性のものがあるが，本稿では後天性の爪疾患に焦点を絞って診察の進め方を考えてみる．爪疾患は皮膚科医の多くが苦手意識をもつといわれている．しかし，実際には爪疾患だからといって特別に身構える必要はなく，正常な爪からの何らかの病的変化と考えればシンプルに診察することができる．乳幼児期の爪甲は薄く軟らかく，変形しやすいが，大人の爪は高齢になっても正常であれば形態，色調ともに20歳台と同様の性状が維持される．そこに生じた変化を爪疾患と考えればよいわけである．

　爪疾患を診察するにはまず正常な爪の形状を覚えておく必要がある(図1)．そのうえで，爪疾患を外傷性(図2)，炎症性(図3)，感染症(図4)，腫瘍性(図5)に分けて考えると理解しやすくなる．

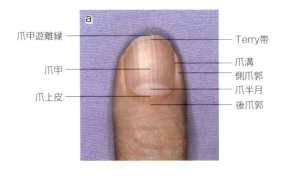
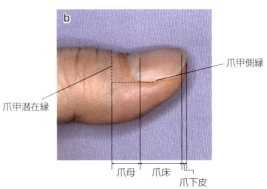

図1　正常な爪の形状
爪母は爪甲の形成部位のため，この部分の障害は爪の変形や形成障害に直結する．

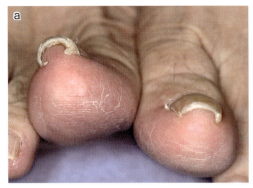
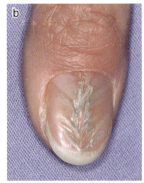
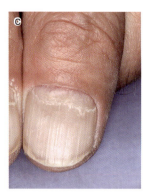

図2 爪疾患（外傷性）
a. 72歳女性．陥入爪：機械的原因による代表的な爪の変形．根本の原因は深爪にある．
b. 26歳女性．爪甲縦溝症：後爪郭に対する外傷により生じた．爪上皮をいじることを止め，ステロイド外用で軽快．
c. 62歳男性．Beau's line：横溝の位置が爪母から6 mm離れており，トラブルの時期は2ヵ月前と推定される．

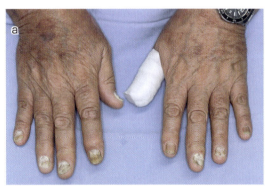
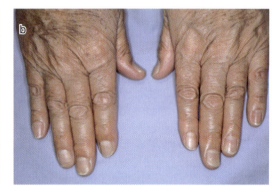

図3 爪疾患（炎症性）
68歳男性．尋常性乾癬の爪変形．
a. ウステキヌマブ投与前．
b. ウステキヌマブ6回投与後．爪甲の変形が著明軽快している．

トラブル発生の原因

爪疾患には誤診が多く，不適切な治療では軽快が得られないだけではなく，時には悪性の爪疾患を見逃すことにもなる．

対応策

1．問診

丁寧な問診を心がける．年齢，生活習慣，基礎疾患など，爪に影響を与える因子はきわめて多いため，鑑別診断を考える際には広く可能性を残して丁寧な問診をとる．

2．視診，触診

正常な爪との違いを見つける．詳細を確認するにはダーモスコピーが有用である．

3．感染症での原因の特定

細菌感染では細菌培養，ウイルス感染では特異抗原，抗体検査，真菌感染ではKOH直接鏡検，真菌培養などを行い，原因を特定する．

4．画像検査

腫瘍が疑われる症例では適宜画像検査を行う（図5e）．

5．皮膚生検

臨床で診断がつかない場合は，必要に応じて皮膚生検を施行する．

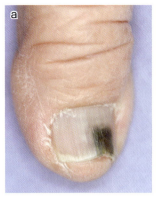
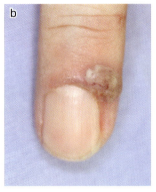
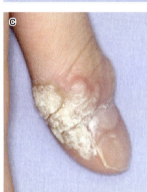
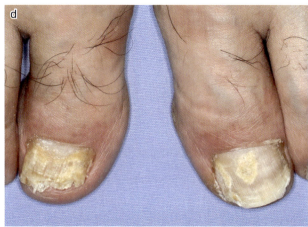
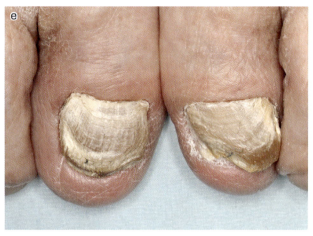

図4 爪疾患（感染症）
a. 82歳男性．緑色爪（Green nail）．
b. 71歳女性．ヘルペス性爪囲炎（瘭疽）．
c. 18歳男性．尋常性疣贅．
d. 58歳男性．爪白癬：爪白癬と鑑別すべき疾患は，爪カンジダ，扁平苔癬，尋常性乾癬など，数多く存在する．
e. 76歳男性．鉤彎爪＋爪白癬：爪白癬が治っても鉤彎爪が残るため，爪の変形は治療後も残存する．

回避策

先入観を持たずに，鑑別診断としてさまざまな可能性を考えて丁寧に診察を進める．必要に応じ，画像を含む諸検査を積極的に行う．

予防策

1. 爪甲変形の予防

早い対応を心がける．治療の遅れは元に戻らない爪甲変形の原因となる．

2. 再発の予防

生活習慣，基礎疾患が影響している場合は，軽快後も継続的にそれらの因子を取り除く．再発，再燃を繰り返す疾患もあるため，増悪時の早めの受診を指示しておく．

トラブル後のフォロー

爪疾患は時に診断が難しく，治療が長期化する場合があることを予め伝えておく必要がある．

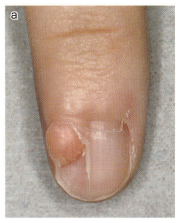
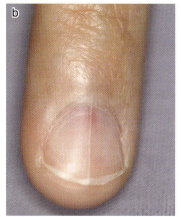
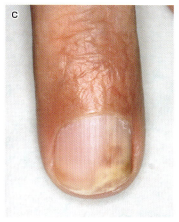
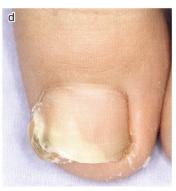
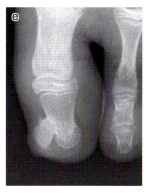

図5 爪疾患(腫瘍性)
a. 16歳女性. 結節性硬化症患者に生じたKoenen腫瘍.
b. 29歳女性. グロムス腫瘍：後爪郭部中央に生じた有痛性腫瘍. 爪甲が縦に割れている.
c. 64歳男性. Bowen病：一見グロムス腫瘍にみえるが，皮膚生検の結果はBowen病であった. 思い込むと誤診しやすい症例.
d, e：12歳男児. 爪下外骨腫：左第Ⅰ趾，爪甲下に生じた腫瘍により爪甲が上方に持ち上げられている(d). 単純X線(e)で末節骨と連続する突起状の骨陰影がはっきりと確認できる.

患者への説明

①爪疾患には似て非なる疾患も多く，診断がなかなかつかない場合がある．
②診断がつき治療したとしても，爪甲の変形が直らない，あるいは変形が長期残ることがある．
③再発，再燃を繰り返す可能性がある．
④いくつかの疾患が合併することも多い(図4e)．

COLUMN

メラニン爪と悪性黒色腫の鑑別は難しい

黒い爪をみた場合は，メラニン爪(小児の生理的変化)と悪性黒色腫の鑑別が一番問題になる．元虎ノ門病院皮膚科部長の大原國章先生は，小児の爪甲色素線条と成人の爪メラノーマの鑑別ポイントになるのは唯一発症年齢だけではないかと述べている[1]．

MEMO

Beau's line(図2c)

健康な人の爪は1日に約0.1mmずつ伸びるため，爪全体が生え替わるのに約6ヵ月かかる．Beau's lineは爪甲にみられる横溝で，後爪郭近位部に出現し，成長とともに遠位に移動する．爪甲形成の一時的な途絶によるもののため，横溝が爪母から何mm離れているかでトラブルが起こった時期を推定することができる．

■文 献

1) 大原國章：小児の爪甲色素線条と成人の爪メラノーマの鑑別—究極の鑑別点は？—. Visual Dermatol 16：584-591, 2017

II章　治療トラブルケース

下腿潰瘍が感染・炎症を反復

八代　浩

✓ Check List

- ☑ 下腿潰瘍の原因の7～8割は静脈性潰瘍であるため，まず下肢静脈瘤を探す．
- ☑ ドプラ聴診器で大伏在静脈と小伏在静脈の弁不全の有無をスクリーニングして，逆流部位を確認する．
- ☑ 細菌感染による治癒遷延が起こっている難治性潰瘍は，毎日の洗浄が大切．
- ☑ 接触皮膚炎に注意して，適切な外用薬や被覆材を使用する．
- ☑ 静脈還流障害には圧迫療法が基本であるため，継続した弾性ストッキング着用が必要である．

問題背景・疾患解説

下腿潰瘍をきたす疾患の原因は多種多様であり，診断に苦慮することが多い．しかし，静脈の還流不全による静脈性潰瘍の頻度が最も多く，欧米では約7～8割を占めるとされている．また約1割は動脈性還流不全であり，静脈性と動脈性を合わせて還流障害は難治性下腿潰瘍の8～9割を占める．静脈性循環障害による下腿潰瘍は当初，無症候性であることが多い．その他の原因として，感染症，膠原病，血管炎，褥瘡，壊死性膿皮症，悪性腫瘍，薬剤性，接触皮膚炎，骨髄炎に伴う瘻孔，潰瘍治癒後の瘢痕をベースとした外傷性に発症する潰瘍，糖尿病や脊髄空洞症などによる感覚障害によるものがある[1]．

トラブル発生の原因

難治性下腿潰瘍の患者は長期通院していることが多い．そのため前医の治療をそのまま処方して，下腿潰瘍の発生原因を調べず，漫然と対処的な治療を続けることによって，難治性となりクレームの対象となる．

対応策

下腿潰瘍の多くは静脈性疾患であることから，①拡張した伏在静脈の触知，②潰瘍周辺の色素沈着，③下腿末梢皮膚・脂肪の硬化，④下腿浮腫などの所見を見逃さないことが必要である（図1）．また，日本皮膚科学会の下腿潰瘍・下肢静脈瘤診断アルゴリズムに従って，以下の検査を参考にして，原因を追究するとよい[2]．

1．ドプラ聴診器

Valsalva法や下腿ミルキング法などにより逆行性血流を生じさせ，「ザー」という逆流音を聴けば異常（弁不全の所見）である．手で伏在静脈を触れて，その直上で聴く必要がある（図2）．

2．エコー検査（duplex scan）

エコー検査では，断層法（Bモード）が基本となるが，実際にはカラードプラ法が中心であり，duplex scan法を併用することで表在静脈と深部静脈の弁不全を精査できる．下肢静脈瘤の診断は，Valsalva法や下腿ミルキング法によりduplex

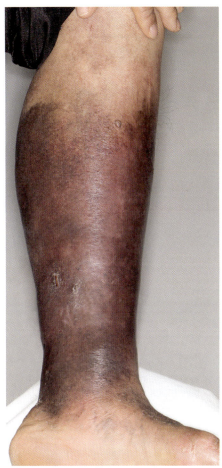

図1 何度も蜂窩織炎を起こした下肢静脈瘤
著明な色素沈着と脂肪織炎を起こしており，中心部には難治性潰瘍を認める．

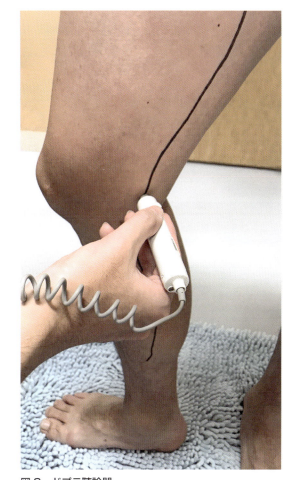

図2 ドプラ聴診器
下腿中央を軽くミルキングして，逆流部位を調べる．

scan法で正常では0.1〜0.2秒の生理的逆流が認められるが，0.5秒以上の逆流が生じた場合を異常と判断する(図3)．また，深部静脈血栓症(DVT)の場合は深部静脈に血栓が存在する．

3. 下肢造影・非造影CT検査

DVTや伏在型血栓性静脈炎では，血管内の欠損陰影として確認可能である．また，3D画像の作成により，動脈の血流状態や表在静脈の静脈瘤の分布の確認が可能である．

4. 問 診

上記の検査でも異常を認めない場合，診断を見直す必要がある．再度入念な問診(特に薬剤の使用歴や既往歴)，視診，触診を行い，循環系疾患以外の原因である接触皮膚炎，皮膚癌，真菌や抗酸菌感染症，血管炎，壊疽性膿皮症などを鑑別するためにパッチテスト，培養検査，生検が必要となる．

回避策

再発症例は誤診を回避するために，何度も問診，視診，触診を行うことが大切である．下肢静脈瘤は肥満や浮腫の強い患者では，視診による静脈の怒張がみられず，何度も触診を行うことによって，初めて表在静脈の拡張を確認できる場合もある．

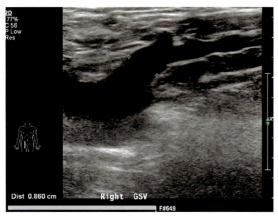
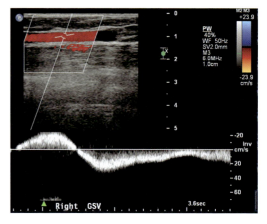

図3 エコー検査(duplex scan)
右大伏在静脈基部の逆流所見である．静脈直径は8.6 mmで，duplex scanにて0.5秒以上の逆流を認める．

予防策

1. 下肢静脈瘤による下腿潰瘍の予防

基本は弾性ストッキングによる圧迫療法である．下肢静脈瘤における推奨される弾性ストッキングの圧力は30～40 mmHgであるが，年齢や患者の筋力に応じて履ける弾性ストッキングの圧力に調整することが必要である[2]．また，表在静脈の弁不全が確実な場合は，観血的治療(伏在静脈抜去術，レーザー治療，ラジオ波治療，高位結紮，硬化療法など)が必要になることが多い．

2. 創部の感染予防

潰瘍が感染を繰り返す場合，多くは洗浄不足が考えられる．「傷は濡らしてはならない」という固定観念がある場合，創が十分に洗浄されておらず，壊死物質や細菌が残存し感染が遷延するため，創の治癒は遅くなる．毎日のシャワーや洗浄で，患部を十分に洗浄し，適切な外用薬や被覆材を使用する．

トラブル後のフォロー

下腿難治性潰瘍の患者はいつまでたっても治らなかったという医療に対する不信感を持つ患者が多い．そのため，診断と治療だけではなく，患者の気持ちにも真摯に向き合い，継続的な圧迫療法を基本とした治療と再発予防を心がけなければならない．

患者(家族)への説明

①下腿潰瘍の原因は多種に及ぶため，治療が難しいことを伝える．
②下肢静脈瘤をはじめとした静脈還流障害による疾患は弾性ストッキングが治療の基本であり，継続したストッキングの着用が必要である．
③主に長時間の立ち仕事が原因であることが多く，ウォーキングなどの適度な運動が必要である．

■文献
1) 宇原 久: 下腿・足潰瘍が治らない! Medicina **54**: 1482-1485, 2017
2) 公益社団法人日本皮膚科学会創傷・褥瘡・熱傷ガイドライン策定委員会: 下腿潰瘍・下肢静脈瘤治療ガイドライン．創傷・褥瘡・熱傷ガイドライン2018．第2版: 金原出版, p.263-292, 2018

II章 治療トラブルケース

冷や汗度 💧💧💧
頻度 ★★★★★

口唇びらんを呈する日光角化症（光線性口唇炎）

須山孝雪

✓ Check List

- ☑ 高齢者の下口唇に紅斑・びらんを生じたら，炎症疾患のほか本症を疑う．
- ☑ 視診のみでは診断がつかないため，必ず生検を行う．
- ☑ 炎症疾患と診断し経過観察しても改善がない場合は本症を疑い，再度生検を行う．
- ☑ 保存的治療を行っても十分な効果が得られない場合は手術を考慮する．

問題背景・疾患概説

光線性口唇炎 actinic cheilitis（AC）は口唇に生じた日光角化症（AK）で，上皮内癌である[1]．長期にわたる日光曝露によって高齢者の下口唇に鱗屑が付着する局面を形成し，紅斑やびらん，潰瘍を生じる（図1a, b）．放置すれば浸潤して口唇癌（扁平上皮癌：SCC）になる．

トラブル発生の原因

診断がつかず放置したり，接触性口唇炎や扁平苔癬，円盤状エリテマトーデス，開口部形質細胞症などの炎症性疾患と誤診してステロイド外用などを続けていると，病変が口腔内にまで白板症 leukoplakia として拡大したり（図1c），浸潤・隆起して（図1d），リンパ節転移・遠隔転移を生じる．

MEMO

白板症 leukoplakia

白板症とは臨床所見として白色病変をきたしている部位を表す「症状名」であって，必ずしも上皮内癌をきたした「病理診断名」ではない．図1c で示した症例では上皮内癌を生じていた．

対応策

1. 生検

視診で AC を疑ったら，診断を確定するために口唇生検を行う．

2. 治療

①手術療法

病変が限局していれば2mmほど離して切除し[2]，不十分な場合は他の保存治療を組み合わせる．赤唇全体に病変が及んでいれば，下唇全体を切除（図2a, b）する vermilionectomy[3] を行う．口腔内にも拡大していれば植皮（図2c, d）や皮弁などの再建術が必要になる．進行しSCCとなって頸部リンパ節転移を生じた場合（図2e），頸部郭清（図2f）を行う．

②外用療法

従来用いられてきたのがフルオロウラシル（5-FU）軟膏やブレオマイシン（ブレオ®S）軟膏である．塗り続けると潰瘍化し出血するので注意する．AK ではイミキモド（ベセルナ®）クリームも用いられている．粘膜に対する保険適用はないが，AC にもイミキモドは有効である．

③抗癌剤

SCC となって遠隔転移を生じたり，口腔内に

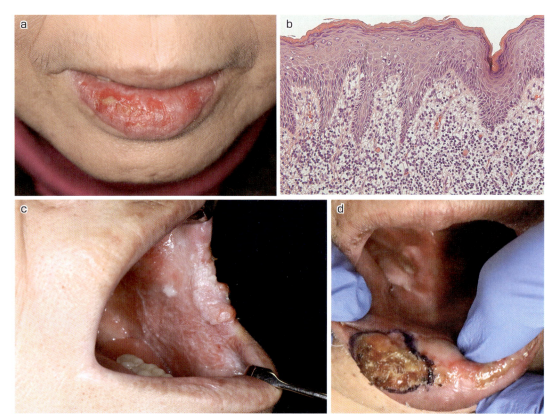

図1 光線性口唇炎の臨床像および病理組織像
a. 局面状に紅斑やびらん，潰瘍を生じる．
b. 病理組織像．過角化，粘膜上皮の基底層を中心とする細胞異型と配列の乱れ，粘膜固有層浅層のリンパ球や形質細胞を主体とした炎症性細胞浸潤，solar elastosis，血管拡張を生じている．
c. 頬粘膜に過角化が強く白色に浸軟する白板症 leukoplakia が生じている．
d. 下口唇に結節（隆起性病変）が生じている．

広範囲に病変が拡大するなど，切除困難となった場合に用いる．5-FU，シスプラチン，ペプロマイシン，ドキソルビシン，TS-1®などの薬剤を使用し，ときに放射線照射を併用する[4]．

④冷凍凝固療法

液体窒素の圧抵を行う．AK ではイミキモドに比べ再発率が高い．これは皮膚付属器へ浸潤している病変が残存するためと考えられている．口唇にはフォアダイス状態を除いて付属器が存在しないため，AC に対しては冷凍凝固療法による再発率は低い[2]．

⑤炭酸ガスレーザー

冷凍凝固療法と同様に，赤唇に付属器が存在しないため，有用とされる[2]．

⑥光線力学的療法 photodynamic therapy（PDT）

アミノレブリン酸 5-aminolevulinic acid を親水軟膏で 20％程度に調整し，病変部に外用しラップで覆い，さらにアルミホイルで遮光して数時間後にふき取り，410〜630 nm の波長の光線をあてる．エキシマダイレーザーや半導体レーザーが用いられる．AK にはしばしば用いられてきたが，AC での報告は少ない[5]．

回避策

視診では診断がつかないため，まず生検を行う．診断がつかず，ステロイド外用で経過観察していても症状が改善しない場合は繰り返し生検を

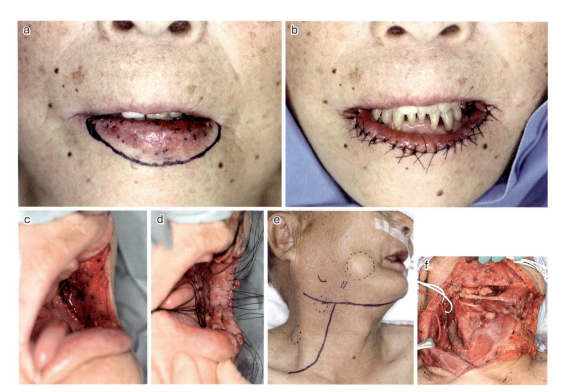

図2 光線性口唇炎に対する手術療法
a. 赤唇全体に病変が広がり、2 mm 程度離して vermilionectomy を施行.
b. 下唇粘膜を粘膜下層で挙上し被覆した.
c. 図1cの頬粘膜白板症. 病理組織学的に上皮内癌であったため, 粘膜固有層～下層で切離.
d. 大腿より分層採皮し, 植皮した.
e. 図1dの下口唇にACからSCCを生じた例. 下顎上リンパ節, 深頸リンパ節に転移を生じている(点線). 実線は頸部郭清の皮切(T字切開)を表している.
f. 下顎上リンパ節摘出および全頸部郭清を施行したところ.

行う. また, 冷凍凝固などの保存治療で効果が得られない場合は再生検し, 腫瘍が残存していれば手術治療も考慮する.

予防策

遮光を行う. また, 患者自身でも鏡で毎日セルフチェックするよう指導する.

トラブル後のフォロー

3ヵ月に1回程度, 2年間以上は経過観察する. フォロー終了後も潰瘍・結節など症状が生じた場合は速やかに再診するよう勧める.

■文 献
1) Ayres S : Chronic actinic cheilitis. JAMA 81 : 1183-1186, 1923
2) 師井洋一：日光角化症. 1冊でわかる皮膚がん, 文光堂, p.137-148, 2011
3) 村田洋三：慢性日光口唇炎, chronic actinic cheilitis の診断と治療. Derma 81 : 142-147, 2003
4) 齋藤典子, ほか：下口唇扁平上皮癌に対する化学放射線同時併用療法の経験. 癌と化療 35 : 495-497, 2008
5) 小泉直人, ほか：光線力学療法が有効であった日光口唇炎の2例. 臨皮 61 : 811-814, 2007

Ⅱ章 治療トラブルケース

冷や汗度 ●●●●●　　頻度 ★★★★★

デブリードマンしても悪化するばかりの足の潰瘍

山本直人

Check List

- ☑ 下肢の皮膚壊死・皮膚潰瘍がある場合，基礎疾患の検索をまず行う．
- ☑ 下肢虚血がある場合，血行再建を最優先の治療とする．
- ☑ 潰瘍周囲の骨髄炎のチェックも重要で，単純 MRI が有用である．
- ☑ 高齢者の下腿・足の外科治療を実施する場合は下肢虚血のチェックを行う．
- ☑ 適切な靴・装具の使用，フットケアを行い新しい潰瘍形成を予防する．

問題背景・疾患解説

なかなか治らない足の潰瘍は日常診療でしばしば遭遇する．ちょっとぶつけた傷，靴擦れ，深爪など小さな傷をきっかけに難治な創傷に至る．そのような創傷をみた場合は，創傷治癒の遷延化を招いている基礎疾患の検索を行い，その治療を優先させることが基本的な治療方針である．難治な足潰瘍をもたらす基礎疾患として，糖尿病，閉塞性動脈硬化症などによる下肢虚血，静脈うっ滞，膠原病・血管炎などがある．なかでも高齢化により糖尿病や下肢虚血による難治性足潰瘍（足壊疽）は増加しており，創傷に関わるすべての医師はその取扱いを知っておくべきである．

足壊疽の病態分類

足壊疽を取り扱ううえで知っておくべき病態分類として，下肢虚血の程度を示す Fontaine 分類，Rutherford 分類がある（表1）．Fontaine Ⅲ，Rutherford 4以上を重症下肢虚血 critical limb ischemia（CLI）と呼ぶ．創傷治療という視点では，わが国で提唱された神戸分類はシンプルに病態と治療が関連づけられておりわかりやすい（表2，図1〜3）．また"wound"，"ischemia"，"foot infection"の要素を取りいれた WIfI 分類は，やや複雑ではあるが創傷とその病態を総合的に評価するものとして最近では血管外科領域を中心によく用いられている．

表1 下肢虚血の臨床症状分類

Rutherford 分類		Fontaine 分類	
群	臨床所見	度	臨床所見
0	無症候	Ⅰ	冷感・しびれ
1	軽度の跛行	Ⅱa	軽度の跛行
2	中等度の跛行	Ⅱb	中・重度の跛行
3	重度の跛行	Ⅲ	安静時疼痛
4	安静時疼痛	Ⅳ	潰瘍・壊死
5	小さな組織欠損		
6	大きな組織欠損		

トラブル発生の原因

難治な足潰瘍をみた場合，まずは下肢虚血の有無の確認と程度の評価が重要である．虚血の改善

表2 足壊疽の神戸分類

タイプ	病態	治療
タイプⅠ	神経障害主体	血糖コントロール, 創傷治療, 除圧
タイプⅡ	血行障害主体	血行再建が最優先
タイプⅢ	感染主体	感染コントロール優先(デブリードマン, 抗菌薬)
タイプⅣ	Ⅰ～Ⅲの混合型	

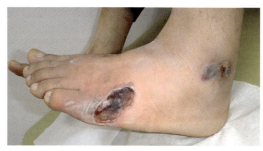

図1　神戸分類タイプⅠ：神経障害主体
虚血のない糖尿病による壊疽. 全体的に温かい, 皮膚の張りが残っている. かならずしも末梢側からの壊死でない, 壊死部に湿潤があることが特徴.

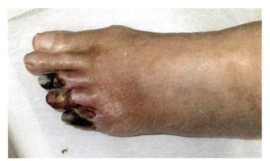

図2　神戸分類タイプⅡ：血行障害主体
主要動脈狭窄による足壊疽. Rutherford 5 に相当するCLIの症例. 全体的に冷たい, 皮膚は血色不良で張りがない, 末梢側から壊死していく, 壊死部は黒色乾燥することが特徴.

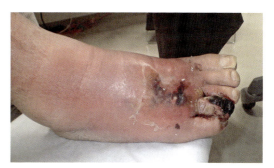

図3　神戸分類タイプⅢ：感染主体

がないままでは治癒は期待できず, デブリードマンを行っても悪化する一方であり, 血行再建を最優先の治療とする. これは神戸分類のタイプⅡに相当する(図2). 透析は治癒不良に強く影響する因子である.

難治な皮膚潰瘍の原因として, 潰瘍深部の骨髄炎の存在も見逃してはならない(図4). 特に手指, 足, 脛骨全面は皮下組織層が薄いので容易に骨髄炎を併発し注意を要する部位である. 潰瘍を形成する皮膚軟部悪性腫瘍の存在も注意が必要で, あたかも辺縁に肉芽増生した潰瘍のようにみえることがある.

対応策

1. 下肢虚血の診断

下肢虚血の診断には, まず視診, 触診で皮膚の血色不良や弾力低下, 冷感, capillary refilling time など虚血所見がないかを確認する. 下肢虚血での組織壊死の特徴として足末梢側より黒色乾燥壊死がみられる(図2). 検査としてはまず足関節上腕血圧比 ankle-brachial pressure index (ABI) で 0.9 を下回る場合, なんらかの狭窄性の末梢動脈病変 peripheral arterial disease (PAD) があることが疑われる. ABI は石灰化などで血管壁が硬い場合は動脈狭窄があっても低下し難く, かえって高値を示す. ABI と同時に計測される動脈硬化の指標となる脈波伝播速度 brachial ankle pulse wave velocity (baPWV, カットオフ値 1,700 mm/sec) も参考にするべきである. 皮膚表面還流圧 superficial perfusion pressure (SPP) は動脈硬化の程度に関わらず, より正確な組織の虚血状態を示し, 40 mmHg 以下の場合は創傷治癒不良といわれている(表3). ほぼ同様の指標とし

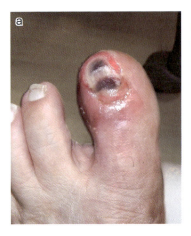 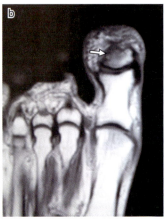 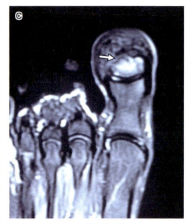

T1強調画像　　　　　　　　T2強調画像

図4　単純MRIによる骨髄炎所見
下肢虚血による左拇趾の爪床の慢性潰瘍．下床の末節骨に骨髄炎がある(a)．T1強調画像で低信号(b)，T2強調画像で高信号を呈する(c)(⇒：骨髄炎の部分)．

表3　下肢虚血の評価：ABI, SPP

検査	評価
足関節上腕血圧比 (ABI)	1.0～1.3：正常 0.9以下：PADの疑い 0.4以下：重症下肢虚血の疑い 1.3以上：高度の石灰化
皮膚表面環流圧 (SPP)	50 mmHg以下：PADの疑い 40mmHg以下：創治癒不良

てTcPO₂がある．

2．虚血だった場合

次いで，虚血があれば血管超音波や血管造影CT，血流MRIで実際の動脈狭窄の部位，程度を評価する．血管超音波は低侵襲でダイナミックな定量評価ができるのでまず行うべき検査である．収縮期最高速度peak systolic velocity(PSV)，狭窄部前後でのPSVの比であるPSV ratio(PSVR)，拍動指数pulsation index(PI)，抵抗指数resistant index(RI)，加速指数acceleration time(AT)などが血流指標としてある．

3．骨髄炎の場合

骨髄炎に関しては，潰瘍部に骨が露出していないか，もしくは潰瘍より鑷子やゾンデを挿入し底面に骨を触れないか検索を行う．骨髄炎の検査では，単純X線で検出できるのは骨融解・破壊像，骨膜反応など進行したものである．単純MRIは感度・特異度ともに優れ，初期のものでも検出できる．T1強調画像で低信号，T2強調かSTIRで高信号を示す(図4)．臨床像，検査で足壊疽の疑いが乏しく，単発性で肉芽様組織が増生しているようにみえる潰瘍はまれではあるが悪性腫瘍の疑いがあり，鑑別のため生検を行っておく．

回避策

トラブル回避のためには，安易に外科的処置を加える前に基礎疾患がないかチェックすることを心がけるべきである．特に臨床所見で虚血の所見を見逃さないことが重要で，疑わしい場合はまずはABIでスクリーニングを行う．高齢者の下肢の爪の処置や皮膚腫瘍切除などを実施するときにも下肢虚血に注意が必要である．

予防策

諸検査の後の治療は神戸分類に従うとわかりやすい(表2)．虚血がある場合は血行再建を最優先とする．血管内治療endovascular therapy(EVT)(図5)と観血的手術(バイパス手術および血栓内

膜摘出術)による方法がある．狭窄部位や程度，全身状態などで決められる．血管内治療医，末梢血管外科医との連絡を密にできるようにしておく．小範囲の腸骨領域狭窄ではEVTが第一選択となる．膝下領域のEVTは再狭窄率が高く(3ヵ月で70%)，慎重な経過観察を要する．骨髄炎の治療は，基本的に病変組織の切除である．抗菌薬で保存的に治療せざるをえない場合は月単位の長期間の使用が必要となる．

トラブル後のフォロー

糖尿病がある場合はそのコントロールを行い，また虚血肢の血行再建後では虚血の再燃がないか経過観察が必要である．特にEVTによる血行再建後の経過観察で，虚血や創傷が悪化する場合は速やかに再度のEVTができるように準備しておく必要がある．

適切な靴や装具の装着，フットケアなどで新たな傷をなるべく作らないようにしておくことが重要である．

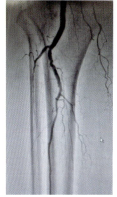
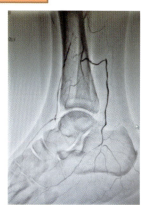

下腿3分枝閉塞

血行再建

ATA，PTAの貫通枝を開通

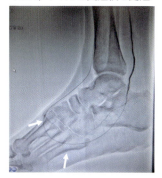

血行再建後

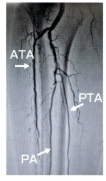
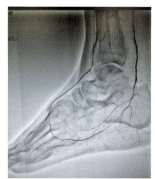

図5 血管内治療(EVT)による膝下領域の血行再建
ATA：前脛骨動脈，PTA：後脛骨動脈，PA：腓骨動脈

II章 治療トラブルケース

冷や汗度 💧💧💧💧💧　頻度 ★☆☆☆☆

皮下腫瘍を切除しようとしたが皮膚の下に腫瘍がみつからない！ 絶望感のトラブル

吉田龍一

✓ Check List

- [x] 炎症性変化や消える可能性のあるしこりでないか確認する．
- [x] 正常組織を誤って腫瘍と認識していないか確認する．
- [x] 手術予定体位で触診を行う．
- [x] 腫瘍が小さい場合は直上切開を基本とする．
- [x] 深い場所に位置する場合や，典型的な皮下腫瘍でない場合は画像検査で確認する．
- [x] 常に腫瘍が存在する層を意識しながら手術を進める．

問題背景・疾患解説

皮下腫瘍切除術時に切除予定であった腫瘍が見つからない原因として以下のものが考えられる．
①炎症性変化や消える可能性のあるものであった（リンパ節，結節性筋膜炎，脂肪壊死，血腫，ヘルニアなど）．
②正常組織を誤って腫瘍として認識していた（皮膚の厚み，下床の骨・軟骨等を腫瘍と認識）．
③腫瘍が小さすぎて見つからない．
④体位によって移動するため見失った．
⑤探している層が違う（例：筋肉内に存在するのに皮下脂肪層を検索）．

①②であった場合は見つけようがないが，③④⑤の場合は何とかして見つける必要がある．

トラブル発生の原因

外科的侵襲を加えた後に腫瘍が見つからなければ大きなクレームの対象になる．

対応策

1. 手術直前に皮下腫瘍が消失しているのが確認できた場合

消える可能性のあるものであったことを患者に伝え，手術を中止してフォローの外来予約をする．

2. 皮膚切開後に皮下腫瘍が見つからない場合

念入りに触診を行い探す方向が間違っていないか確認し，探す層が間違っていないか画像等で再確認し，外来で皮下腫瘍を触れた体位と同じ体位か確認する．

どうしても見つからない場合は，術中に患者にその旨を伝え閉創するか，周囲のそれらしい組織を病理検体として提出する．

回避策・予防策

1. 外来診察時

手術が必要な皮下腫瘍かどうかの判断力が必要となるが，経験を積むことで徐々に養われる．消失する可能性がある場合は，手術を予約せず経過

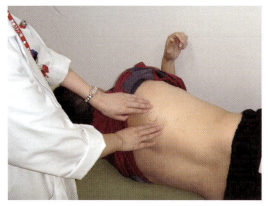

図1 外来診察時
必ず手術予定体位で触診を行う.

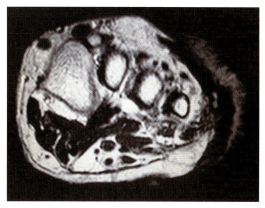

図3 MRI(T1)
右足背部熱傷瘢痕癌. 術前に下床(中足骨)との位置関係を確認した.

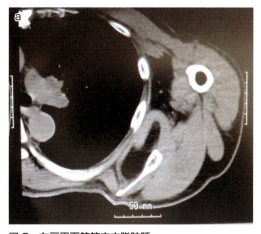

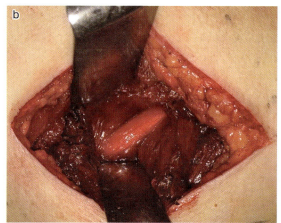

図2 左肩甲下筋筋肉内脂肪腫
a. 術前CT：肩甲骨下の肩甲下筋内に脂肪腫像.
b. 術中所見：筋肉内に脂肪腫を認めた.

観察とするのが無難であるが，患者が手術予約を希望する場合は術直前の診察で手術が中止になる可能性をあらかじめ伝えておく．

外来診察時は「問題背景・疾患解説」での①〜⑤の可能性を常に考えて以下の対策を適宜行う．

①予定手術体位での触診(図1)

体位により移動することがあるので，手術予定体位で皮下腫瘍を確認することが重要である．

②エコー検査

問診，視診，触診で簡単に診断できる典型的な症例を除いた皮下腫瘍はエコー検査での確認が望ましい．腫瘍の質的診断に加え，位置する層の確認も行える．また，患者は皮下腫瘍の存在を訴えるが触診上確認できない場合(自己の正常組織を腫瘍と認識して来院することがある)は腫瘍の存在の有無を確認するうえでも有用である．エコー画像を患者と一緒に確認することは存在しないことを説得するうえで役立つ場合がある．

③CT検査(図2)

腫瘍が大きな場合，深い層に位置する場合，骨等の組織によりエコー検査では確認が困難な場合，大血管等の重要な組織との関係を確認したい場合等に必要となる．

④MRI検査(図3)

腫瘍のより詳細な情報が必要な場合，MRI検査を行う．

⑤経過観察

リンパ節，結節性筋膜炎，脂肪壊死等の自然消褪する可能性のあるものを疑う場合は，十分に説明のうえ，経過観察とし，2～4週間後に再診とする．

2．術直前

術直前に再度手術体位で触診を行い確認する．この際必ず患者自身に摘出する予定のしこりを触れてもらうことが重要である．腫瘍が確認できなければ手術の中止も検討する．また，小さな皮下腫瘍は直上切開を基本とする．無理をして傷痕が目立たない遠くの切開線からアプローチしない（図4）．

3．術　中

常に腫瘍が存在する層を意識しながら手術を進める．助手に筋鉤を引いてもらう場合は力の加減で腫瘍の位置が変わることがあるため，常に創部の真下に腫瘍が位置するように確認しながら手術を進める．

トラブル後のフォロー

必ずフォローの外来を予約し，皮下腫瘍が残っていないかを確認する．

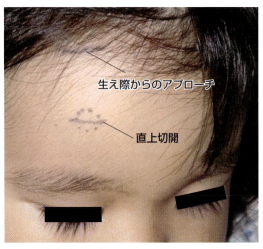

図4　前額部皮下腫瘍
小さい皮下腫瘍は直上切開を基本とし，無理に遠くからアプローチしない．

COLUMN

①　移動する脂肪腫

筆者の経験で，座位で肩甲骨下方にしこりを触れ，脂肪腫の臨床診断で局所麻酔手術を予定したが，腹臥位になると腫瘍が肩甲骨裏面に移動して局所麻酔では摘出困難であったことがある．後日，全身麻酔手術に仕切りなおした．

②　ヘルニア

筆者の経験で，腹部手術歴のない患者さんで，腹部脂肪腫の臨床診断で局所麻酔手術を行ったが術中所見では白線の裂け目からの大網ヘルニアであったことがある．

II章 治療トラブルケース

Paget病の切除手術をしたら尿道や膣や肛門の一部にPaget細胞がみられた

中村泰大

Check List

- [x] 乳房外Paget病は腫瘍の進行により尿道・膣・肛門粘膜に進展することがある．
- [x] Paget病の尿道・膣・肛門粘膜の進展範囲を視診によって把握するのは容易ではない．
- [x] 術前に尿道・膣・肛門粘膜のマッピング生検を行うと，断端陽性の回避に役立つ可能性はあるが，生検ですべての病変の進展を把握することはできない．
- [x] 尿路，肛門などの機能を温存しながらの完全切除には限界がある症例も存在する．
- [x] 断端陽性の際に完全切除を目指した再切除を行ったとしても，尿路変更術，人工肛門造設術などが必要になると，術後のquality of lifeは大きく損なわれる．
- [x] 断端陽性の程度によっては，術後放射線療法や長期経過観察にて局所再発を生じた際に，局所治療で姑息的に対応するのも一法である．
- [x] 手術には限界があり，尿道・膣・肛門粘膜での断端が陽性となった場合，以降の治療方針について，術前に患者とよく話し合っておく必要がある．

問題背景・疾患解説

　乳房外Paget病はアポクリン腺様分化を示す異型細胞が表皮内より増殖する疾患で，外陰部に好発し，時に腋窩，臍周囲，肛門周囲に生じる．組織学的には胞体の明るい異型細胞が表皮内で胞巣を形成，増殖し，水平方向へと拡大していく．進行すると真皮内に浸潤し，リンパ行性・血行性転移を生じる．拡大切除にて再発・転移なく経過することが多いが，時に外尿道口，膣口，肛門近傍に生じて膀胱，子宮，直腸側へ水平方向に進展する．このような症例では手術後断端陽性となり，術後再発することも少なくない(図1)．

トラブル発生の原因

　本症は皮膚病変でさえも，病変境界が不明瞭で，

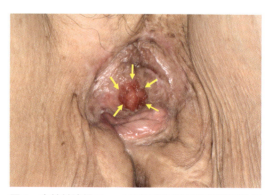

図1　女性外陰部Paget病切除後外尿道口断端陽性例の術後局所再発(➡)

視診での見極めが難しいことがある．外尿道口，膣，肛門管に病変が及ぶ際は，ほぼ粘膜に変化をきたすことなく進展するため，視診での正確な病変境界設定は不可能である．

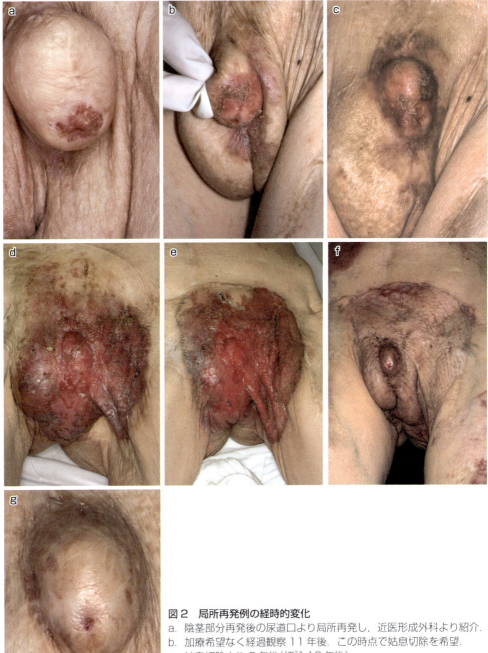

図2 局所再発例の経時的変化
a. 陰茎部分再発後の尿道口より局所再発し，近医形成外科より紹介．
b. 加療希望なく経過観察11年後．この時点で姑息切除を希望．
c. 姑息切除より2年後（初診13年後）．
d. 初診18年後．この間局所切除や液体窒素療法を希望せず．
e. 初診20年後．滲出液が顕著となり2回目の局所切除を希望．
f. 2回目の局所切除後3ヵ月．
g. 初診22年後．液体窒素で尿道口からの再発病変を適宜焼灼し，局所制御が得られている．

対応策

1. マッピング生検

再切除にて排尿・排便機能を損わずに完全切除できればそれに越したことはない．断端陽性部位近辺を複数箇所トレパンで生検して，病変残存部位につき評価する．

2. 関連科への診療依頼

本来は術前に行っておくべきだが，もし術前に婦人科，泌尿器科，大腸外科などに病変進展評価を依頼せずに手術に臨み，断端陽性となった際は，断端陽性箇所の病変進展評価を行う必要がある．皮膚科医が生検しにくい尿道，肛門管，膣壁などの病理組織学評価について当該診療科に生検を依頼する．

3. 再手術

上記1，2にて排尿・排便機能を温存して完全切除が可能と判断できれば再切除を行う．一方，完全切除には尿路変更術や直腸切断術・人工肛門造設を要し，機能温存が困難と判断される場合には，患者の年齢，病変の進行程度，患者の希望などを考慮して，その施行について十分話し合う必要がある．

4. 経過観察と局所再発時の姑息治療

上記1，2にて機能温存が困難と判断され，かつ患者が完全切除を希望しない場合は，経過観察に移行する．経過観察中に断端陽性部位より再発がみられたら，姑息切除やイミキモドクリーム（保険適応外），液体窒素療法などを考慮し，再発巣拡大の遅延を目指す．局所再発への姑息治療で長期間転移が生じない症例もたびたび経験する（図2）．

回避策

初回切除後の断端陽性を回避するためには，Paget病患者の早期発見・早期受診，術前の詳細な粘膜病変進展の評価に尽きる．粘膜への病変進展が広範囲に及べば，機能温存しながらの切除は難しくなる．

予防策

切除後取り残しの予防策としては下記の手段が考えられる．

1. マッピング生検

すべてのPaget病に必須ではないが，男性例における肛門周囲や亀頭まで病変が近接する症例では，亀頭粘膜や外尿道口・肛門近傍でトレパンを用いた生検を行う．女性例では外尿道口・膣口近傍の粘膜を複数箇所生検する．肛門は男性と同様の方針に準じる．

2. 関連科への診療依頼

対応策2に準拠する．術前に行っておく．

トラブル後のフォロー

断端陽性になった際には再切除や切除を希望しない場合の対応は，元来病変境界の設定が難しい病気であり，腫瘍残存部位を再切除しても，取り残しが生じる場合もあることを説明する．そのうえで機能温存が難しい場合は経過観察し，局所再発が生じた時点で，姑息的治療を行うことも選択肢の1つであると呈示する．

Paget病の切除手術をしたら尿道や膣や肛門の一部にPaget細胞がみられた

II章 治療トラブルケース

円形脱毛症にSADBE治療をしたら ショックになった

古田淳一

Check List

- ☑ 局所免疫療法開始前には，病態や期待される効果だけでなく，有害事象の可能性について，説明文書も用いて十分に理解を得る．
- ☑ 塗布濃度を慎重に決定するとともに，塗布前には濃度に間違いがないことを確認する．
- ☑ 塗布しようとしている皮膚に湿疹等の皮膚病変が存在しないか確認する．
- ☑ 有害事象の程度に応じて，必要であればステロイドの外用と内服による十分な治療を行う．

問題背景・疾患解説

日本皮膚科学会の円形脱毛症診療ガイドライン2017年版において局所免疫療法は，「年齢を問わず，S2以上の多発型，全頭型や汎発型の症例に第一選択肢として行うよう勧める．」(S2：脱毛巣が25～49%)とされている[1]．

SADBE(squaric acid dibutylester)またはDPCP(diphenylcyclopropenone)は，局所免疫療法に30年以上にわたって世界的に広く用いられてきている．作用機序は明らかでない部分が多いが，アレルギー性皮膚炎を介した免疫反応の調整によると考えられている[2]．薬機法(医薬品，医療機器等の品質，有効性及び安全性の確保等に関する法律)承認の医薬品ではないもののすでに特殊な治療ではなく，実施する際には十分な安全性を確保して効果を得る必要がある．

有害事象としては，薬理作用であるアレルギー性炎症に関連した，湿疹，自家感作性皮膚炎，水疱形成，所属リンパ節腫脹がある．その他のまれなものとして，塗布後の灼熱感，初回感作部位の皮膚炎の遷延，重篤な汎発性湿疹，全身性瘙痒，色素脱失，乾皮症，鱗屑，塗布部の浮腫，毛包炎，発熱や関節痛といった全身性反応がある[2]．

タイトルに掲げたショックは，本稿の執筆にあたり文献を渉猟した限りではなかった．しかしながら，蕁麻疹[3]や血管浮腫[4]を生じたこともあることから，アナフィラキシーショックにいたる可能性もあるので，的確な対応が取れるように準備しておく必要がある．

トラブル発生の原因

以下について十分な理解が得られていない状態で，患者の予想を超えた有害事象が発生した場合，医師側が思う以上のトラブルになりやすい．

- コントロールされたアレルギー性炎症を惹起することが治療となること
- コントロールが適切でも何らかの有害事象が起こることがあること
- 適切に実施しても，時には有害事象の程度が強くなることがあること

対応策

症状の程度や分布に応じた対応をとる必要があ

る(図1).

　紅斑や水疱, 強い痒みを生じた場合には, ベリーストロング以上のステロイド薬の外用と痒みに応じた抗ヒスタミン薬の内服を行う. また, 塗布後の洗髪前に強い痒みや刺激感を感じた場合には直ちに十分に洗髪し, 同様の治療を行う. 重症時にはステロイド内服を併用してもよい. 症状消失後, 患者と相談のうえで, 数週間以上あけて, より低濃度を部分的に塗布するところから再開する. なお, 初回感作部位に限局して強い反応が遷延する場合は, 同部位はステロイド軟膏を外用しながら脱毛部に対して治療を開始することもある.

　塗布部位を超えた全身性のアレルギー性炎症を生じた場合には, 中等量のステロイド(プレドニゾロンとして0.3〜0.5 mg/kg程度)の内服追加を検討する. 回避できる明らかな原因が特定された場合以外は, 再開は慎重にすべきである.

回避策

　濃度を上げるか迷う場合には同濃度で継続する. また, 湿疹や外傷など, 薬剤吸収や皮膚過敏性が亢進しやすい病変があれば十分に離れた部位のみに塗布するか, 塗布を延期する.

予防策

　手技が一定しないと, 塗布濃度が同じでも皮膚に付着する薬剤量が変動するため, 塗布方法を統一する必要がある. また, ヒューマンエラーによる薬剤, 濃度間違いが起こりやすいので, 診療録の記載や薬剤の取扱い方法を工夫する.

　患者には, アレルギー性炎症を利用する治療であり, 時に反応が強く出ることの理解を事前に得ておく必要がある. 説明文書は起こりうる有害事象を羅列するだけでなく, このような症状であればこのような対応を行うことがあるので知らせるように, など患者の協力を求める内容が望ましい.

　特に複数の医療者が治療を行う施設においては, 手順書を作成し, 適応, インフォームド・コンセント内容, 塗布方法, 有害事象発生時の対応などを取り決め, 適宜見直すことが重要だろう.

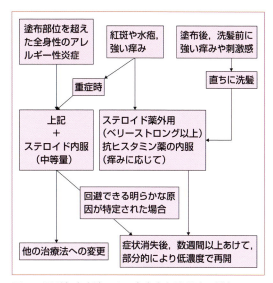

図1　局所免疫療法による有害事象発現時の対応

トラブル後のフォロー

　有害事象に対する対応とあわせて, 円形脱毛症の治療についても十分に説明し, 再開が可能かつ望ましい場合には, 再度理解を得たうえでより薄い濃度を部分的に塗布して再開する.

MEMO

薬剤取扱いによる医療従事者の健康被害

　薬剤の調製や塗布などの取扱いにあたる医療従事者が接触皮膚炎等の健康被害を受ける可能性もあるため, 手袋やエプロンといった防護具の使用についても配慮が必要である.

■文　献
1) 坪井良治, ほか:日本皮膚科学会円形脱毛症診療ガイドライン2017年版. 日皮会誌 **127**:2741-2762, 2017
2) Nikki DH, et al:Treatment of alopecia areata with squaric acid dibutylester. Clin Dermatol **33**:300-304, 2015
3) Tosti A, et al:Contact urticaria during topical immunotherapy. Contact Dermatitis **21**:196-7, 1989
4) Chen CA, et al:Angioedema after squaric acid treatment in a 6-year-old girl. Pediatr Dermatol **34**:e44-e46, 2017

II章 治療トラブルケース

顔面扁平疣贅（いぼ）
～自然消褪現象を悪化と誤解して来院したときの対応～

江川清文

✓ Check List

- [x] 診断は，正しいか．誤診に基づく治療は原疾患の悪化につながる可能性がある．
- [x] 悪化の原因として，免疫不全をきたす基礎疾患はないか．
- [x] 顔面の剃毛習慣はないか．剃毛に伴う自家接種は悪化の重要因子である．
- [x] 外用薬による接触皮膚炎がトラブルの原因ではないか，使用薬剤の検討を行う．
- [x] 扁平疣贅の自然消褪機転が惹起された場合，強い炎症反応を伴うことが多い．そのことが"悪化"と誤解されていないか．
- [x] 扁平疣贅の病因と病態や副作用を含む治療内容についての患者説明，患者の理解は十分か．

問題背景・疾患解説

　扁平疣贅は，ヒト乳頭腫ウイルス human papillomavirus（HPV）感染症で，治療中に悪化することや，"悪化"したようにみえることがある．前者の原因としては自家接種による感染拡大や不十分な治療効果が，後者の原因として外用治療では接触皮膚炎や治癒機転の惹起（後述）に伴う炎症症状が，内服療法では主に治癒機転の惹起が考えられる．いずれにせよ，これらは"治療による疣贅の悪化"と捉えられ，クレームの原因になりうる．

　主にHPV3/10/28型の感染で生じ，青年期の女性に多い．顔面，前腕や手背などに多発する正常皮膚色〜褐色の扁平丘疹で，しばしばケブネル現象と呼ばれる線状配列像を伴う（図1）．

　多発する扁平疣贅が一斉に発赤，腫脹や瘙痒などを呈した場合は治癒する前兆のことが多く，通常その数週後に治癒する．この現象を，"治療による悪化"と考え心配する患者は多い（図2）．

　このような治癒現象のメカニズムは，「HPV感染細胞表面の腫瘍抗原を標的に起こる拒絶反応（腫瘍免疫）」とわかっている．

トラブル発生の原因

　顔面の扁平疣贅の治療法としては，ヨクイニンやシメチジンの内服，ビダラビンや活性型ビタミンD_3の外用や接触免疫療法などがある．

　治療に関するトラブルとしては，内服療法の場合，上記治癒機転に伴う炎症症状が，局所療法の場合，これに加えて使用薬剤による接触皮膚炎がある．また，診断に関する場合もある．例えば，臨床症状が酷似する疣贅状表皮発育異常症（EV）が扁平疣贅と誤診され，治療になかなか反応せず悪化する場合などである．治療にあたり，これらについての十分な説明と患者の理解がない場合，いずれも"治療による悪化"と捉えられかねない．

対応策

　外用薬による接触皮膚炎の場合は，速やかに原因薬剤の特定を行い対処する．薬効としての治癒

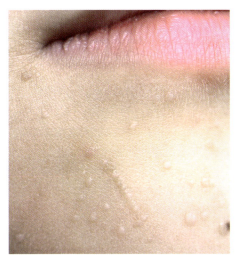

図1 扁平疣贅の臨床像
女児の顔面に生じた扁平疣贅．ケブネル現象を認める．

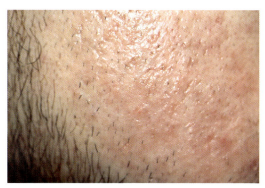

図2 "悪化"を心配して受診した扁平疣贅
20代男性．処方された軟膏の外用後に急激な発赤を認め，悪化を心配して受診した．

機転の発動（炎症症状）の場合は，患者に対して詳しい説明を行い，患者の同意のもとにその後の対応策を決める（後述）．他疾患との鑑別を要する場合は，診断確定のために以下の検査を行う．また，剃毛に伴う微小外傷や自家接種，免疫不全をきたす基礎疾患が悪化の原因になるため注意する．

1．生検

必須ではないが，病理組織学的診断確定は治療の妥当性を担保する．扁平疣贅様皮疹を特徴とするEVとの鑑別は，両者の予後が大きく異なるため特に重要である．軽度の乳頭腫症を伴う台形状の表皮肥厚，"basket-weave"状の角質肥厚や"bird's eye cell"と呼ばれる空胞細胞の出現が，扁平疣贅の病理組織学的特徴である（図3）．

2．PCR法

臨床病型とHPV型の相関がわかっている．病理組織学的診断が困難な場合に，"HPVタイピング"が助けになる．扁平疣贅では，主にHPV3/10/28が検出される．

3．問診

HPVは，剃毛に伴う微小外傷を通じて感染拡大するため（図4），顔面の剃毛習慣について問診しておく必要がある．また，発症年齢，家族歴や基礎疾患の有無に関する情報が，EVやacquired EVとの鑑別上，あるいは皮疹の悪化原因について考えるときの参考になる．

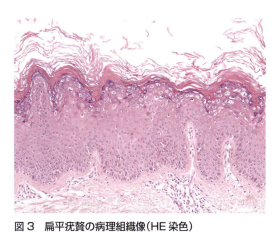

図3 扁平疣贅の病理組織像（HE染色）
軽度の乳頭腫症を伴う表皮肥厚．"basket-weave"状の角質肥厚と顆粒層を中心に"bird's eye cell"を認める．

4．ダーモスコピー検査

顔面の生検は，傷痕が問題となる可能性がある．生検が躊躇される場合，ダーモスコピー検査が補助検査として有用である（図5）．

回避策

トラブル回避のためには，確実な診断と病態把握に努め，診断確定後は疾患と治療方針についての患者説明を十分に行い，患者の理解と同意を得て治療を開始することが大切である．

予防策

1．接触皮膚炎の予防

外用薬は，初めから顔面全体の皮疹に使用する

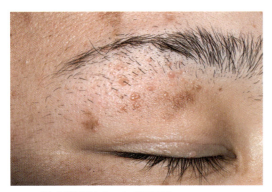

図4　剃毛が誘因となった扁平疣贅
30代男性の右上眼瞼に生じた扁平疣贅．発症と悪化に眉剃りが関与したと考えられた．

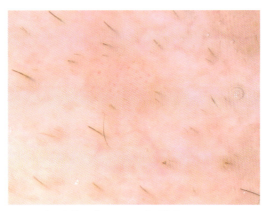

図5　扁平疣贅のダーモスコピー所見
図2と同症例．"野いちご様"とも表現される所見．

ことは避け，一部の皮疹に試して安全性を確かめた後に，全体に(あるいは，その後も慎重を期して一部ずつ選んで)使用する．

2．薬効による治癒機転（炎症症状）の惹起

治癒機転の惹起は，むしろ望むところである．治療開始前の「説明と同意」と開始後の細やかなケアがあれば通常トラブルになることはない．

3．病態に起因する悪化の予防

剃毛による微小外傷や自家接種は悪化の重要因子であり注意喚起しておく．免疫不全をきたす基礎疾患があれば治療する．

4．誤診による悪化の予防

EVのほか，脂漏性角化症，汗管腫，尋常性痤瘡や顔面播種状粟粒性狼瘡なども鑑別を要することがある．治療開始前に診断を確実にしておく．

トラブル後のフォロー

薬剤による接触皮膚炎によるものか，治療による治癒機転の惹起によるものか，その他の理由によるかで対応は異なる．接触皮膚炎の場合は使用薬剤を中止し，接触皮膚炎の治療を行う．治癒機転の惹起による場合は，炎症反応の強度に応じて，①経過観察のみで治癒を待つか，②抗炎症治療による炎症のコントロールを行いつつ治癒を待つ等の方針を決定し，一定期間待っても治癒しない場合は，副作用に注意しながら同じ治療を再開するか他法による治療を開始する．

患者への説明

①扁平疣贅は，強い炎症を伴って免疫的に治癒することが知られている．治療でも同様のことが起き，通常炎症症状が起きた数週後に治癒する．
②患者にみられた炎症症状が治癒機転の現れであれば，そのあと治癒する可能性が大きいことを説明して，患者を安心させる．
③とはいえ，薬剤による接触皮膚炎の可能性も否定できないため，治療は一旦中止し，炎症のコントロールを行いながら経過をみる．
④疣贅が治癒しないようであれば，注意しながら元の治療を再開するか，別の治療を行うか患者と相談して決める．
⑤必要に応じ，診断の再評価と基礎疾患の有無について精査する．

MEMO

疣贅状表皮発育異常症 epidermodysplasia verruciformis（EV）

EVは遺伝性のHPV感染症で，HPV5/8型をはじめEV-HPV型（β属PV）と呼ばれるHPV型が検出される．責任遺伝子として，*EVER1*と*EVER2*が同定されている．小児期に扁平疣贅様皮疹として発症し，"澄明変性細胞"の出現を病理組織学的特徴とする．中年期以降に主として日光裸露部の皮疹に皮膚癌を発症し問題となる．免疫不全状態でEV様皮疹が発症することが知られ，"acquired EV"と呼ばれている．EVやacquired EVが鑑別に挙がる場合は，病理組織検査を行い，診断を確定する必要がある．

II章 治療トラブルケース

ストーマトラブル

梅林芳弘

✓ Check List

- ☑ 皮膚保護剤・剝離剤・テープなどのアレルギー性接触皮膚炎の可能性（貼布試験の必要性）はないか．
- ☑ 水様便が続いていないか．
- ☑ 潰瘍，過剰肉芽，偽上皮腫性肥厚などの慢性病態はないか．
- ☑ 感染症は否定できるか．
- ☑ ストーマ周囲以外に同様の皮膚病変はないか．
- ☑ 皮膚の脆弱性をもたらす全身疾患や治療歴はないか．
- ☑ ステロイド外用薬で皮膚が菲薄化していないか．
- ☑ 傍ストーマヘルニアにより皮膚保護剤が浮いていないか．

問題背景・疾患解説

ストーマとは消化管や尿路を人為的に体外に誘導して造設した開放口である[1]．ストーマに装着する器具（ストーマ装具）は，排泄物を収集する袋（ストーマ袋）とストーマ袋を身体に固定するための平板（面板）からなる（図1）．ストーマ周囲皮膚に生じるトラブルをストーマ周囲皮膚障害という．

トラブル発生の原因

ストーマには括約筋がないため，周囲皮膚は常に便・腸液・尿の刺激にさらされている．ストーマ周囲皮膚障害の原因の多くは，これらの排泄物による刺激性接触皮膚炎（図2）である．その他，装具やテープによる皮膚炎もあるが，ほとんどは刺激性のものでまれにアレルギー性接触皮膚炎がある[2]．これらをストーマ周囲皮膚炎という．

その他のストーマ周囲皮膚障害として，感染症，

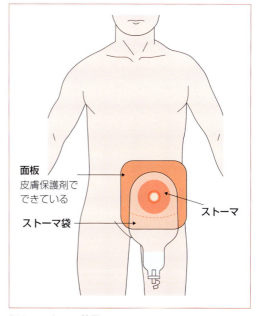

図1 ストーマ装具

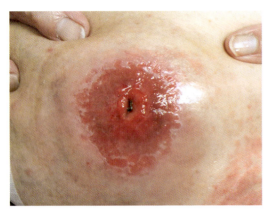

図2 便の刺激によるストーマ周囲皮膚炎
(東京医科大学八王子医療センター皮膚・
排泄ケア認定看護師 土田 学氏提供)

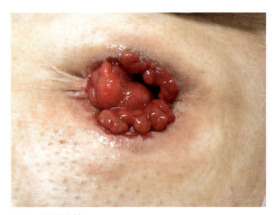

図3 過剰肉芽
(東京医科大学八王子医療センター皮膚・
排泄ケア認定看護師 土田 学氏提供)

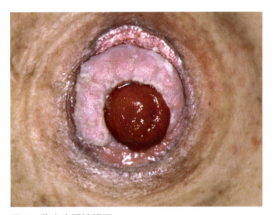

図4 偽上皮腫性肥厚
(自治医科大学附属さいたま医療センター
皮膚科 梅本尚可氏提供)

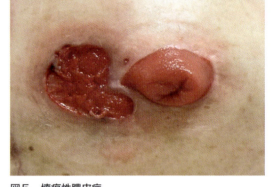

図5 壊疽性膿皮症
(自治医科大学附属さいたま医療センター
皮膚科 梅本尚可氏提供)

過剰肉芽(図3),偽上皮腫性肥厚(図4),壊疽性膿皮症(図5)などがある(表1)[3].

表1 ストーマ周囲皮膚障害の概要

診断名	頻度(%)
排泄物による刺激性接触皮膚炎	68.3
皮膚保護剤による接触皮膚炎	18.8
テープによる接触皮膚炎	8.4
感染症	4.7
偽上皮腫性肥厚	6.3
剥離刺激	17.8
壊疽性膿皮症	1.8
不良肉芽	7.6
その他	13.1

頻度の合計が100%を超えているのは,複数併存例があるため.　　　　　(文献3)より引用改変)

対応策

ストーマ周囲皮膚炎にはステロイド外用薬を用いるが,皮膚一般に用いられる油脂性軟膏は面板の密着性を妨げるため,液剤やローション剤を用いる.

回避策

ストーマ周囲に生じる感染症としてはカンジダ症など真菌感染症が多い[4].ステロイドローションを使用する際は,鱗屑のKOH直接鏡検により,真菌感染症を否定しておく必要がある.また,面板貼付部の毛は電気カミソリで剃毛するが,毛包

炎にも注意する.

予防策

　ストーマ装具交換時，面板剥離時の機械的刺激を避けるため，剥離剤を使用し愛護的に剥がす.弱酸性の洗浄剤と微温湯を使ってストーマ周囲の皮膚を十分に洗い流す.面板は,ストーマサイズより4 mm大きな(両サイドに2 mmの隙間をもたせた)既製孔を選ぶ,あるいは同サイズの穴をあける[5].皮膚の湿気や皺は面板の密着を妨げ,隙間から排泄物が侵入して皮膚炎の原因になるため,面板再装着の際には,皮膚に水分や皺がないことを確認する.

トラブル後のフォロー

　上述のストーマ装具交換は患者,あるいは家族が施行するため,指導を行う.装具は,設定された装着期間を目安に定期的に新しいものに交換する.ただし,皮膚保護剤(材)の溶解や膨潤が5〜10 mm以上なら,交換時期を早めたほうがよい.また,皮膚障害悪化時には受診するよう指導する.

MEMO

傍ストーマヘルニア
　ストーマに接する体壁に起こったヘルニア(図6).面板が浮いた隙間に排泄物が付着してストーマ周囲皮膚炎の原因になる.

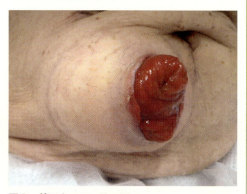

図6　傍ストーマヘルニア
(自治医科大学附属さいたま医療センター皮膚科　梅本尚可氏提供)

COLUMN

ABCD-Stoma®とケア法

　ストーマ周囲の部位は,近接部(adjacent),皮膚保護剤部(barrier),皮膚保護剤外部(circumscribing)に分ける(図7).これに色調の変化(discoloration)を加え,それぞれの頭文字を繋いだABCD-Stoma®というストーマ周囲皮膚障害の重症度評価スケールがある[2,5].

　文献5)では,全身状態に応じた皮膚障害の原因・要因・ケア法,ABCD別の皮膚障害の原因・要因・ケア法,皮膚障害の程度に合わせたケア法が詳細なアルゴリズムで示されている.ストーマのケアは主に皮膚・排泄ケア認定看護師(WOCナース)が行っているが,医師の協力が求められる項目がある.これを冒頭のCheck Listに列挙した.

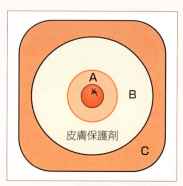

図7　ストーマ周囲皮膚
A：ストーマ接合部から皮膚保護剤まで,B：皮膚保護剤の接触範囲,C：テープ,ストーマ袋,ベルトなどの接触範囲

■文　献
1) 日本ストーマ・排泄リハビリテーション学会(編)：ストーマ・排泄リハビリテーション学用語集.第3版,金原出版,p.30,2015
2) Lyon CC, et al：The spectrum of skin disorders in abdominal stoma patients. Br J Dermatol 143：1248-1260,2000
3) 紺家千鶴子,ほか：ABCD-Stoma®：ストーマ周囲皮膚障害の重症度評価スケール．日WOCN会誌 16：361-369,2012
4) 上出良一：ストーマ周囲皮膚障害の診断と治療．J Visual Dermatol 17：147-149,2018
5) 日本創傷・オストミー・失禁管理学会学術教育委員会(オストミー担当)(編)：ABCD-Stoma®ケア,p.6-40,2014

II章 治療トラブルケース

冷や汗度 ●●●●○○　頻度 ★★★☆☆

アトピー性皮膚炎の顔面の皮膚炎でプロトピックが使えない
～カポジ水痘様発疹症頻回再発への対応など～

片桐一元

✓ Check List

- ☑ プロトピック®軟膏は強い炎症を抑制する薬剤ではない．
- ☑ 炎症が強い場合には very strong 群以上のステロイド外用薬で症状を改善させてからプロトピック軟膏を使用する．
- ☑ プロトピック®軟膏による刺激感(灼熱感)の発生には個人差があり，使用前に説明が必要．
- ☑ ロキソプロフェン，アスピリンによる喘息の誘発リスクがなければ，これらの薬剤を内服して 1 時間後にプロトピック®軟膏を使用することで刺激感を抑制することができる．
- ☑ 再発性の顔面の湿疹性病変や，他部位に比べて顔面のみ皮疹が高度な場合は，日用品，外用薬，点眼薬に対する接触皮膚炎に注意する．
- ☑ カポジ水痘様発疹症を繰り返す患者は日頃の治療不足によりアトピー性皮膚炎のコントロールが不良のことが多く，発症しやすい時期がある．
- ☑ カポジ水痘様発疹症ではピリピリする自覚症状でごく早期に発症に気づき，patient's initiated treatment を行えるように教育するとともに薬剤管理を指導する．

問題背景・疾患解説

　アトピー性皮膚炎では高率に顔面に皮疹を生じる．乳児期にはよだれや，首が短いことによる摩擦などによる刺激，小児期では眼瞼周囲の乾燥や痒疹，成人型では高度な皮疹が長期に持続する．これらの症状が生じるメカニズムは明確でなく，症状が高度で難治なことが多い．さらに，顔面への使用が推奨されている mild 群のステロイド外用薬では病勢を抑えることが困難であるために，治りにくい状況が持続あるいは繰り返すこととなる．strong 群のステロイド外用薬に匹敵する抗炎症を有するプロトピック®軟膏の登場により，一部の患者ではこれらの問題が解消されやすくなったが，本剤特有の刺激感(灼熱感)のために使用することができない患者も多い．

トラブル発生の原因

　プロトピック®軟膏特有の刺激感に対する説明が不足する場合や，高度な炎症があるにもかかわらず使用するために強い刺激感を生じる．

対応策

　刺激感が強い場合はプロトピック®軟膏の使用を中止する．軽度の場合は 1 週間を目処に使用を継続すると，刺激感が減少する可能性があることを伝える．

　本来であれば，初回投与時に，刺激感のためにプロトピック®軟膏が使用できない場合に備えて，別の薬剤を処方し，変更するように指示をしておくことが望ましい．

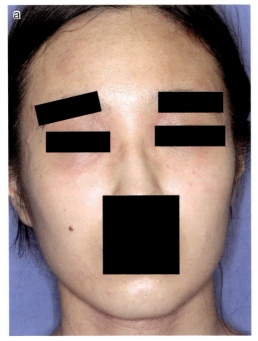
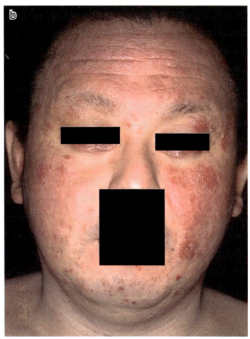

図1　アトピー性皮膚炎の顔面の皮疹
a．全体としては軽症だが顔面の皮疹が高度．工夫してプロトピック®軟膏を使用していたが，苦痛が強くデュピクセントを使用し軽快．
b．症状が高度で搔破するため難治．プロトピック®軟膏では改善傾向が少なく，中断しがち．

回避策・予防策

1．軽症のアトピー性皮膚炎患者（図1a）

プロトピック®軟膏の最も良い適応であり，製剤特有の刺激感の説明が不足するために，一度，刺激感を経験すると使用をためらうようになることがあるので，事前に以下のような説明を十分行う．
①対象患者の症状は，本剤の最もよい適応である．
②刺激感が出現しやすく，軽度であれば1週間程度で慣れる，あるいは減少・消失する．
③我慢できる程度の刺激感であれば，連日外用するほうが刺激感は消失しやすく，一旦中断すると，刺激感が再燃する．
④我慢できない刺激感がある場合は，使用を中止し，プロトピック®軟膏と同時に指示・処方した別の外用薬を使用する．
⑤一旦使用をあきらめても，繰り返し使用を勧めるかもしれない，と患者に予告しておく．その際，喘息やアレルギー反応がなければ，アスピリン®やロキソニン®を1時間前に内服することで刺激感を抑制し，外用が可能になることが多いことや，軽症患者では一度の内服だけで継続的に外用できることが多いことも伝えておく．

2．重症のアトピー性皮膚炎患者（図1b）

プロトピック®軟膏の刺激感は，上述したようにアスピリン®やロキソニン®の内服で軽減されることが多く，プロスタグランディンが関与していることが推測される．正確なメカニズムは不明だが，皮膚炎の症状が高度であれば，製剤の性質と相加・相乗的に作用し，強い刺激感を生じると推測される．

具体的な対策としては，以下の2方法を行う．
① very strong 群のステロイド外用薬を1週間程度続けて，炎症を十分抑制してからプロトピック®軟膏を外用させる．
②アスピリン®やロキソニン®を内服し，1時間後に外用する．

重症患者では炎症を確実に制御することが難しく，very strong 群のステロイド外用薬の使用頻

度が高くなることも多い．また，炎症が残っているためか，アスピリン®などの内服による予防効果も軽症例と比べると不十分になりがちであり，刺激感が残ることも多い．

さらに，このような方法を駆使してプロトピック®軟膏を外用できるようになったとしても，重症患者の炎症はプロトピック®軟膏で制御できないことも多く，満足いく治療効果が得られない場合も多い．

3．プロトピック®軟膏外用中に皮疹が悪化した患者

プロトピック®軟膏を外用中に皮疹が悪化した場合は以下のように考える．

① 前額，耳前部の暗赤色局面や苔癬化が主症状であれば，プロトピック軟膏の治療効果不足である．
② 上眼瞼と頬骨部などの再発性紅斑ではシャンプーなどによる接触皮膚炎である．
③ 単発性あるいは数個の膿疱が限局した部位に生じる場合は痤瘡や毛嚢炎であり，外用を控え，抗菌外用薬を用いる．
④ 眉間，鼻唇溝部，上口唇の紅斑は酒さ様皮膚炎を考え，さらに，小膿疱があれば毛包虫性痤瘡の併発を疑う．
⑤ 発熱，局所熱感，局所の疼痛がある場合は，単純ヘルペス，丹毒などの感染症を疑う．

トラブル後のフォロー

軽症患者ではプロトピック®軟膏が使用できなくてもmild群のステロイド外用薬で治療可能なことが多く，刺激感が苦痛な患者に無理強いする必要はないが，一旦使用できるようになると利益が大きいことを説明し，複数回使用を試みるべきと考える．一方，重症患者では上述したように，刺激感で使いにくいうえに効果も得られにくいので，デュピクセント®やシクロスポリンなどの他の全身療法を用いるほうがよい．

MEMO

顔の接触皮膚炎

再発性の顔面の湿疹性病変は重症患者に多いが，他部位に比べて顔面のみ皮疹が高度な場合は，シャンプーや化粧品などの日用品，外用薬，点眼薬に対する接触皮膚炎に注意する（図2）．日用品の変更などで対応する場合もあるが，難治の場合にはパッチテストで診断する．頻回の通院を避けるために，貼付のみ行い，判定は自宅で実施できるようにすると検査しやすい．薬剤の中止・変更で対応する場合には，含有される成分で被疑薬を推測する．眼軟膏のネオメドロールEEにはフラジオマイシン硫酸塩が含有され，プレドニン眼軟膏には含まれていない．点眼薬では主剤以外にも防腐剤でかぶれるケースも多く，塩化ベンザルコニウムなどを含まない製剤に変更することで改善する場合もある．

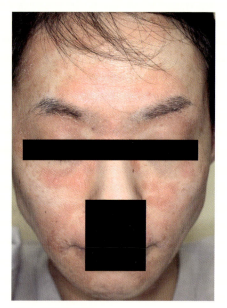

図2 接触皮膚炎
軽症のアトピー性皮膚炎患者だが，顔面の皮疹が高度．リンデロンVG®軟膏を繰り返し外用していた．シャンプーのパッチテスト陽性．

COLUMN

カポジ水痘様発疹症頻回再発への対応

〈トラブル発生の原因と予防〉

カポジ水痘様発疹症を繰り返す患者は日頃の治療不足によりアトピー性皮膚炎のコントロールが不良であり，悪化してからしか来院しない患者も多い（図3a）．定期的な受診により病勢を抑えることが基本だが，3月頃など発症しやすい時期があるので，その時期を患者に自覚させるとともに，その1ヵ月前から治療を強化するように指示すると，実践頻度が増す．

〈対応策〉

ピリピリする自覚症状でごく早期に発症に気づき，patient's initiated treatmentを行えるように手元に抗ウイルス薬を準備し，常に携帯することを教育する．小児の場合は，慣れてくると母親が気づくことが多く，大人と同様に対応できる．

〈診 断〉

痂皮性膿痂疹（図3b），接触皮膚炎，丹毒などの鑑別疾患に注意する．視診やダーモスコピーにより中心臍窩を検出し診断根拠とすることが多い．片側性に皮疹が存在する場合は帯状疱疹も鑑別診断に挙がる．三叉神経三枝への分布，硬口蓋での片側性の分布などにより帯状疱疹を診断する．判断に迷う場合は，Tzanck testを行うが，水疱蓋があり，膿疱化する前でなければ判断できないことが多い．単純ヘルペスウイルス・帯状疱疹ウイルス抗原検出法（蛍光抗体法，イムノクロマト法）などの使用も考慮する．

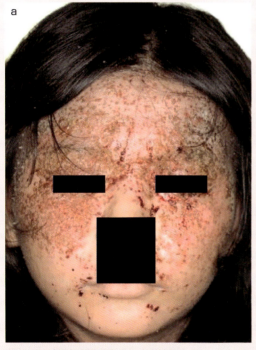 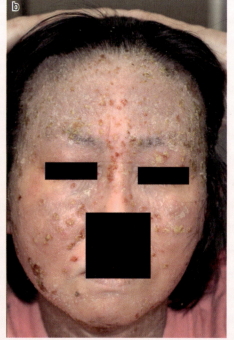

図3 カポジ水痘様発疹症と痂皮性膿痂疹
a．カポジ水痘様発疹症．治療不十分なアトピー性皮膚炎．
b．ステロイド忌避患者に繰り返す痂皮性膿痂疹．

II章 治療トラブルケース

冷や汗度 💧💧💧💧💧　頻度 ★★☆☆☆

眼瞼皮膚炎の治療中，検診で眼圧が上昇したといわれた

宮野恭平

✓ Check List

- ☑ 眼瞼炎治療にステロイド外用薬を処方した際，それによる眼圧上昇やステロイド緑内障を誘発する可能性があることを常に念頭に置き，以上の可能性に関して患者にあらかじめ十分説明する．
- ☑ 眼瞼にステロイド外用薬を処方したときには，少なくとも2〜3ヵ月に一度は眼科受診を指導する．
- ☑ ステロイドによる眼圧上昇を指摘された場合，タクロリムス軟膏による治療を考慮する．

問題背景・疾患解説

眼瞼皮膚炎は眼瞼部の痒みを伴う紅斑やびらん，潰瘍を生じ，時に睫毛の脱毛がみられる．また，睫毛が角膜を刺激することで角膜障害を生じることがある．原因は感染症やアレルギー性（化粧品や点眼薬などによる接触皮膚炎やアトピー性皮膚炎など）があり，慢性に経過することも少なくない．アレルギー性眼瞼炎治療にはステロイド外用薬がよく用いられるが，眼圧上昇やステロイド緑内障を生じるリスクがある．注意したいのは，高眼圧状態のみでは自覚症状に乏しく，片眼のみの視野欠損は自覚されないことも多いことである．ステロイド緑内障は発見が遅れた際は不可逆的な視力障害を引き起こす可能性があることに十分留意する必要がある．本稿ではアトピー性皮膚炎に伴う眼瞼炎（アトピー性眼瞼炎）()での対応を中心に述べる．

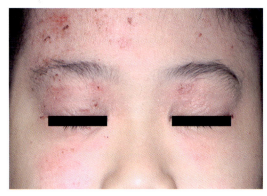

図1　12歳男児．アトピー性皮膚炎
両眼瞼に搔破痕，紅斑を認める．前額部にも同様の皮膚症状がある．

トラブル発生の原因

眼瞼周囲の皮膚は構造上ステロイド外用薬の吸収率がきわめて高いため，眼瞼炎治療に用いるステロイド外用はweak群が主となる．しかし漫然とステロイドを外用することで，さらに皮膚が菲薄化し，痒みの閾値が低下し，より強い搔破行動がみられるようになる．これにより眼瞼炎が遷延化し，ステロイド外用加療を長期間要した結果，眼圧上昇を誘発する．眼瞼部へのステロイド外用による眼圧上昇のメカニズムとして，眼瞼皮膚へ塗布した際に結膜囊内へ迷入している可能性や，

皮膚炎によりバリア機能が低下しているために塗布した軟膏が結膜嚢内に直接浸潤している可能性が指摘されている[1]．「weak群のステロイド外用薬であれば長期使用しても大丈夫だろう」といった慢心はトラブルの発生原因となりうる．

対応策

眼瞼部へのステロイド外用による眼圧上昇が生じるまでの期間や，その反応には個人差や左右差がある．ステロイドレスポンダーではより注意が必要だが，臨床上識別することは困難である．眼瞼炎の治療にステロイド外用薬を処方した場合，眼圧上昇やステロイド緑内障を誘発する可能性を患者に十分説明する．そのうえで，早期発見・発症予防には眼科医の協力が不可欠であり，少なくとも2～3ヵ月に一度は眼科受診を指導することが好ましい[1]．

MEMO

ステロイドレスポンダー

遺伝的素因によりステロイド投与で眼圧が上昇しやすい人のことであり，正常人の約30～40%に存在するといわれる．眼圧上昇のリスクファクターとして，緑内障の既往，若年，糖尿病の既往，強度近視が挙げられる[2]．

回避策

眼圧上昇を指摘された場合，極力眼周囲へのステロイド外用の減量，休薬する必要がある．しかし，症例によってはステロイド外用の減量・中止が困難であることが少なくなく，またステロイドを減量せず眼圧下降剤を投与しても効果的ではない．このようなリスクを回避するため，免疫抑制薬タクロリムス軟膏外用での治療を考慮する．

予防策

1. タクロリムス軟膏の有効性

タクロリムス軟膏はmild～strong群のステロイド軟膏と同程度の効果があり，止痒効果を有するとされる．また，懸念されていた皮膚癌やリンパ腫の発症リスクは高めるとはいえないとされる[3]．以上よりアトピー性眼瞼炎治療には，ステロイド外用薬でみられる局所副作用はなく，また眼圧上昇作用もないタクロリムス軟膏が有効である．ただしびらん部や滲出液がみられる炎症部位や感染症を疑う際は外用を避けるよう徹底する．

2. 痒みの軽減

痒みを抑制することは眼瞼炎の悪化を防ぎ，ステロイド外用量の軽減につながる．抗アレルギー薬内服やシクロスポリンの短期内服，精神的ストレスの軽減，生物学的製剤の投与はその一助となり，症例によっては有効である．

トラブル後のフォロー

眼圧上昇を指摘されたことで急にステロイド外用を中止すると，眼瞼皮膚炎の悪化，それにより強い眼掻破行動を惹起することは想像に難くない．眼圧上昇を指摘後も眼科医と密に連携しつつ治療にあたることが，アトピー性眼瞼炎を含めた眼合併症の改善・悪化予防につながる．

COLUMN

アトピー眼症

白内障・網膜剥離・円錐角膜など，アトピー性皮膚炎に合併する眼疾患を指す．アトピー白内障はアトピー性皮膚炎の約10%に発症し，10～20代に急速に増悪しやすい[4]．アトピー網膜剥離はアトピー性皮膚炎の0.5～8%に発症する[5]．これらは強い眼掻破・叩打行動が関与するとされ，治療・予防にはアトピー性眼瞼炎の治療が必須である．

■文　献
1) 海老原伸行：眼科と皮膚科の境界領域に対するそれぞれの見解　アトピー眼瞼炎　眼科の立場から．あたらしい眼科 33：357-361，2016
2) 原　祐子：アレルギー疾患治療薬の注意すべき眼合併症．アレルギーの臨 35：649-651，2015
3) 大槻マミ太郎，ほか：小児のアトピー性皮膚炎に対するタクロリムス軟膏0.03%小児用の長期の安全性と有効性について　長期特定使用成績調査の中間報告．日小児皮会誌 32：127-137，2013
4) 鈴木重成，須田雄三：アトピー白内障．アレルギーの臨 32：226-230，2012
5) 海老原伸行：アトピー網膜剥離の成因・予防．アレルギーの臨 32：231-235，2012

II章 治療トラブルケース

冷や汗度 💧💧💧
頻度 ★★★★★

アトピー性皮膚炎治療中に妊娠が判明した

幸野 健

✓ Check List

- ☑ 妊娠可能年齢の女性患者の場合，初診時のみならず，適宜妊娠の可能性についてたずねる．
- ☑ 突然，妊娠の話が持ち出されても，通常の診療をしていれば，問題になる薬剤はほとんどないので落ち着いて説明する．
- ☑ 担当産婦人科医との連携が重要である．
- ☑ 妊娠が判明してからは，従来，安全とされている薬剤での治療に切り替えるほうがよい．

問題背景・疾患解説

アトピー性皮膚炎（AD）は，日常診療上，頻繁に遭遇する慢性炎症性疾患であり，当然妊娠可能年齢の患者も多く，妊婦で最も多い皮膚疾患であるという報告もある．本症は，妊娠中悪化することが多いとされる．これは妊娠により，ADの病態に不利なTh2サイトカイン優位の環境が成立するためという説があるが，患者が薬剤の影響に不安を感じ，治療を中断するという関連もあると思われる．可及的に患者の不安を除き，適切に治療を続ける意欲をもたせることが望まれる．

一方，妊娠しているのに自覚しておらず，産婦人科で指摘されて発覚という「ウッカリ妊婦」の問題がある．妊娠6ヵ月以上気づかない例も多いとされ，「腹痛で救急受診したら出産だった」というような信じがたい症例も報告されている．原因としては，妊娠初期の月経様出血を誤解した，悪阻が軽く気づかなかった，生理が元々不順なので気にかけなかった，あるいは閉経が早く来たと思った，単に太ったと思っていた，さらに妊娠を認めたくないという心理的な問題（意識的あるいは無意識的）など，さまざまな要因がある．

本テーマで考えられる場面としては，産婦人科医より「胎児に異常が発生している」，「流産しかけている，あるいは流産した」と告げられた場合と，そうでない場合とがありえるが，本稿では「突然，妊娠判明を告げられ，患者・医師共に不安になった」ということを中心的な「トラブル」として考察したい．結論からいうと，「ガイドラインに則って，通常の治療を行っていれば妊娠に影響を及ぼすことはない」ので，あくまで患者と家族の不安を取り除くことが眼目となる．

トラブル発生の原因

厳密にいえば，「妊娠可能年齢の患者に対し，医師が予め妊娠時の自己報告に関する注意を怠っていたため」（つまり医師側の認識不足と責任）ということになる．「妊娠していれば，普通，患者が自分から言うだろう」というわけにはいかない．もちろん，患者側にも問題があることは当然だが，医師には危険予見・回避義務がある．医師側の注意深さと，医師-患者関係の構築（ラポールの成立）が見直されなければならない．

対応策

まずは,妊娠を祝福すること.驚いたとしても,決して「何で早く言わないの!」とか「そんなの聞いてない!」等と,責めたり,取り乱したりしてはいけない.「先生は,私に妊娠についての注意をしましたか?」と逆襲されれば反論できない.

「じゃあ,薬は止めよう」等という投げやりな態度も無用の誤解を招くおそれがある.「これまでの治療薬は妊娠に有害であった」と示唆しているようなものだからである.

想像妊娠(心身症的患者で時にみられる)や妊娠検査薬の擬陽性もありうるので,産婦人科に受診していない場合,必ず受診するよう勧め,とりあえず,外用は続けるとしても内服は一旦中止し,後述「トラブル後のフォロー」の項目に則って,不安を煽らないよう注意しつつ説明する.当日では十分な説明が困難な場合,後日,患者と,できるだけ夫や家族を交えて,十分な時間をとり説明して,不安を取り除くことが肝要である.

産婦人科医から「胎児に異常が発生している」,「流産しかけている,あるいは流産した」と告げられた場合も,通常の AD 治療をしていれば,訴訟になるような問題はないので,決してあわてないこと.早急に担当産婦人科医と連絡をとり(手紙でなく,できるだけ面談あるいは電話など),それまで処方していた薬剤の製薬会社 MR に情報収集を依頼すること(海外での誤用例を含め豊富なデータ蓄積がある.ジェネリックメーカーは情報不足のことが多い).場合により医師会や保険医協会の担当部門に予め報告しておくのもよい.

回避策

既婚・未婚を問わず,妊娠可能年齢の女性患者に対しては,初診票の「妊娠の有無」記載だけでなく,適宜,妊娠可能性について尋ねる(男性医師よりナースからのほうがよい).ただし,あまり頻回だと,あらぬ誤解や反感を招くので(COLUMN参照),初診時や雑談時に,治療方法が妊娠に与える影響などについて,さりげなく話しておくことが望ましい.また,特に男性医師の場合,この

ようなひとつ間違うとセクハラととられかねない微妙な話題でも,対話できるようなラポールを普段から成立させておくことが肝要である(女性医師や女性ナースの臨席がのぞましい).

予防策

患者とは定期的な面談に努めること.また,担当の産婦人科医と連絡を取り合い,処方薬剤やこれまでの経過,検査結果等についての情報を共有しておき,何らかの問題が発生した場合には,すぐ対応できる体制を整えておくこと.

トラブル後のフォロー

1. 行うべき処置

一般的に,外用治療は変更する必要はないが,内服治療については,後述のように安全性が確立されているものに変更する.さらに,妊娠判明時までの加療内容が心配であろうから,以下のような説明がきわめて重要となる.

2. 患者(家族)への説明

①妊娠 3 週末まで

受精から 2 週間,すなわち妊娠 3 週末までに投与された薬剤に関して,この時期は「all or none(すべてか無か)の時期」であり,影響がないとされており問題がない(仮にあれば流産するし,なければ修復される.不妊で悩んでいる人など,「流産」という言葉に過剰に反応する人があるので注意).

②外用療法

外用療法は大量でない限り妊娠に影響を与えることはほとんどなく,安全で今後も続けて欲しい.

③内服治療

内服治療でも,シクロスポリン等を除いて,抗ヒスタミン薬は,ほぼ危険性がないが,今後はできるだけ,安全性が確立されているものを使う方針でいく旨を説明する.後述「薬剤のチェック」の項目に則って,使われてきた薬剤,今後使用予定の薬剤について説明する.

④妊娠中の治療の必要性

妊娠中は AD が悪化する可能性もあり,適切に

治療していくことが望ましいことを説明する．

薬剤のチェック（表1）

上述のように受精から2週，すなわち妊娠3週末までは問題にならないが，妊娠4～12週までは器官形成，その後は薬剤の胎児への経胎盤移行が問題になるため，詳細なチェックが必要である．国立成育医療センター・妊娠と薬情報センターのホームページ（https://www.ncchd.go.jp/kusuri/）は有用である．

1．ステロイド外用薬

先天奇形，口唇口蓋裂への問題が指摘されてきたが，複数の大規模疫学調査により，無関係とされている[1]．

胎児発育との関連で，よく引用されるのがChiらによる「全妊娠期間中に300g以上の強力なステロイド外用薬使用例で低出生体重児が多かった」という報告である[2]．しかし，この後ろ向きのコホート研究は，「ステロイド外用薬は妊婦に影響を与えない」というのが総括的結論であり，総合的解析後に，「予備的（報告者自身の記載）」に行ったサブグループ解析の付帯的結果である点に注意すべきである．結果の95％信頼区間が非常に広く，妊婦の喫煙，社会経済学的背景は統計学的に補正したとの記載があるが，妊婦の疾患名，皮膚症状，全身状態等の記載がないという問題もある．総合結果が無視され，後付け的補助データのみが取り沙汰される傾向になっている．しかし，エビデンスの質云々はともかく，妊婦に説明して何とか安心感を与えるという実際的な配慮からも，米国皮膚科学会の「妊娠後期（28～40週）にvery strongのステロイド外用薬を300g（100g/4週＝月）以上使用する場合は注意する」という方針[3]は参考にすべきである．

2．タクロリムス外用薬

以前は妊婦には禁忌とされていたが，実際には患者の納得のうえで使用されてきた．2018年7月の添付文書改訂で，有益性が危険性を上回る場合は使用可能とされている．

3．保湿外用薬

ヘパリン類似物質含有外用薬が問題になるが，

表1　妊婦へのアトピー性皮膚炎治療薬処方の注意点

1．ステロイド外用薬

妊婦に影響を与えないという報告はあるが，米国皮膚科学会の「妊娠後期（28～40週）にvery strongのステロイド外用薬を300g（100g/4週＝月）以上使用する場合は注意する」という方針は参考にすべきである．

2．タクロリムス外用薬

以前は妊婦には禁忌とされていた．しかし，2018年7月の添付文書改訂で，有益性が危険性を上回る場合は，使用可能とされている．

3．保湿外用薬

ヘパリン類似物質含有外用薬が問題になりうるが，注射用ヘパリンであっても妊婦に禁忌とはなっていない（有益性が危険性を上回ると判断される場合は使用可能とされている）．

4．抗ヒスタミン・抗アレルギー薬

1．妊娠発覚時までに処方されていた場合
多くの抗ヒスタミン薬，抗アレルギー薬の添付文書では禁忌とはされていない．ヒドロキシジンなどの添付文書上，妊婦に禁忌の場合も，海外では「有益性が危険性を上回る場合使用可能」とされ，禁忌とはなっていない場合も多い．いずれもヒトで催奇形性が報告された例はないことを説明する．

2．妊娠判明後に処方する場合
妊婦の不安を取り除くために，海外のガイドラインや日本皮膚科学会蕁麻疹診療ガイドラインで推奨されているクロルフェニラミンなどを使用するのが望ましい．妊娠中期以降の抗ヒスタミン薬内服の影響は否定されているが，出産前に第1世代抗ヒスタミン薬を大量に内服していた母親の新生児にけいれんや易刺激性がみられたとの症例報告があり，注意は必要である．

5．内服ステロイド

プレドニゾロン，ベタメサゾンは以前より膠原病の妊婦に継続使用されており，非妊娠時同様に処方可能とされてきた．しかし，前期破水などのリスク上昇の懸念があるので，妊娠判明後は速やかに漸減し，著明な増悪時に有益性が危険性を上回ると判断されたときのみの使用が望ましい．

6．シクロスポリン

以前は妊婦に禁忌とされていたが，2018年7月改訂の添付文書では，有益性が危険性を上回る場合使用可能とされている．ただし，早産・低出生体重や先天奇形の報告があり，妊娠判明後には中止が望ましい．

7．生物学的製剤

デュピルマブは有益性が危険性を上回る場合使用可能とされている．しかし，胎盤を通過する妊娠後期～授乳期終了までは使用しないほうが無難である．

注射用ヘパリンですら，禁忌とはなっていない（治療上の有益性が危険性を上回ると判断される場合のみ投与すること）．

4. 抗ヒスタミン薬・抗アレルギー薬

ヒドロキシジン（アタラックス®），オキサトミド（セルテクト®），トラニラスト（リザベン®）の添付文書には「妊婦には禁忌」と記載されている．しかし，これらでヒトに催奇形性があったわけではない．特にヒドロキシジンは，動物で奇形が認められているが，海外においては「有益性が危険性を上回る場合使用可」とされている場合が多い．

その他の抗ヒスタミン薬，抗アレルギー薬（アイピーディ®）の添付文書では，禁忌とされてはいないし，ヒトで催奇形性があったという報告もない．さらにセチリジン（ジルテック®），ロラタジン（クラリチン®）では多数例において催奇形性が否定されている．

妊娠発覚時までに処方されていた抗ヒスタミン薬については上記のように説明し，妊娠判明後は，不安を除くため，多数例で安全性が報告されており，海外のガイドラインや日本皮膚科学会蕁麻疹診療ガイドラインで推奨されている，クロルフェニラミン（ポララミン®等），ロラタジン（クラリチン®），セチリジン（ジルテック®）などを使用するのが望ましい．

妊娠中期以降，薬剤の経胎盤移行が問題になるが，これまでの報告では，抗ヒスタミン薬との関連は否定されている．ただし，出産前に第1世代抗ヒスタミン薬を大量に内服していた母親から出生した新生児にけいれんや易刺激性がみられたとの報告があり，注意は必要．

5. 内服ステロイド

プレドニゾロンやベタメサゾンは以前より膠原病の妊婦に使用されており，処方可能とされてきた．ただし，妊娠高血圧症候群，妊娠糖尿病，前期破水等のリスク上昇の懸念もあり，妊娠判明後は速やかに漸減し，以降は，著明な増悪時など，有益性が危険性を上回ると判断されたときのみの使用が望ましい．

6. シクロスポリン

以前は妊婦に禁忌とされていたが，2018年7月改訂の添付文書では，「有益性が危険性を上回る場合は使用可能」とされている．ただし早産，低出生体重や先天奇形の報告があり，妊娠判明後には中止が望ましい．

7. 生物学的製剤

最近，ADに対しデュピルマブ（デュピクセント®）が使用されるようになり効果を上げている．本剤は「有益性が危険性を上回る場合使用可能」とされている．免疫グロブリンは妊娠初期には胎盤を通過しないので問題がないが，後期には胎盤を通過するので，重症の場合を除き，後期から授乳期終了までは，使用しないほうが無難だろう．

MEMO

想像妊娠

偽妊娠ともいう．妊娠に対する過度の願望あるいは恐怖が原因とされる．女性ホルモン異常により月経停止，子宮内膜増加，乳頭・乳輪の変化，腹部膨満，胎動自覚から初乳分泌まで起こる．hCGは変化がないので妊娠検査では陰性になる．

COLUMN

妊娠に関する質問

男性が妊娠に関して，しつこく尋ねることはセクハラ，マタハラに該当するとされる．未婚者でも妊娠はありえるし，既婚者でも不妊に悩んでいる人は多いので，慎重な対応が重要である．また妊娠は潜在意識的に性交と結びつくので，ラポールがとれている患者でも要注意である（女性の年齢は無関係なのでさらに注意）．若い男性医師の場合，特に困ることだが，女性ナースからの患者への話しかけが大いに支援となる．

■文　献

1) 多田弥生：妊婦・授乳婦，アトピー性皮膚炎治療のためのステロイド外用薬パーフェクトブック（塩原哲夫編），南山堂，p.138-145, 2015
2) Chi CC, et al：Pregnancy outcomes after maternal exposure to topical corticosteroids：A UK population-based cohort study. JAMA Dermatol **149**：1274-1280, 2013
3) Murase JE, et al：Safety of dermatologic medications in pregnancy and lactation：part I. pregnancy. J Am Acad Dermatol **70**：401. e1-14, 2014

Ⅲ章

しまった！
検査・手術の併発症

Ⅲ章 しまった！検査・手術の併発症

冷や汗度 💧💧💧💧💧　頻度 ★★★★★

皮膚腫瘍摘出したが，単純に閉創できず，きずがよらない！

丸山英里

Check List

- ☑ 皮膚腫瘍切除術前には綿密な皮膚切開デザインを行う必要がある．
- ☑ 皮膚腫瘍摘出術は必ず術前に切除の最大幅が縫い寄ることを皮膚をつまみあげて確認しておく．
- ☑ 身体の部位によって皮膚の伸展性が異なる（縫い寄りやすさが違う）ことを知っておく．
- ☑ きずが寄らなかった場合の対処法も考えて手術を行うようにする．

問題背景・疾患解説

母斑や粉瘤など皮膚切除を伴う皮膚・皮下腫瘍摘出術は日常診療において高頻度で遭遇する手術である．紡錘形に皮膚を切除し，真皮縫合と皮下縫合を行い閉創するのが最も多く行われている手術方法であるが手術部位や腫瘍のサイズなどによっては単純に閉創ができなくなるということも起こりえる．また，無理に縫い寄せようとすることで周囲の皮膚の緊張が強くなり，創の離開，創縁の壊死や縫合後の変形が発生してしまうことがある．よって適切でない皮膚切開デザインや無理な閉創は，再度の処置，術後の変形や瘢痕形成などの原因となる．

トラブル発生の原因

皮膚腫瘍切除術の術前のデザインが適切でない場合，術中の操作により想定よりも切除範囲が広くなってしまうことにより閉創が困難になることがある．また関節周囲などの可動部では術後の動きによって予想以上の緊張がかかり離開することがあるので注意を要する．どのような縫合創になるかのイメージが曖昧なまま手術を行うことで，皮膚腫瘍切除後に閉創ができなくなる．

対応策

1．アンダーマイン（皮下剥離）

紡錘形に皮膚を切除し腫瘍摘出を行ったが縫い寄せられないという場合は，アンダーマインをおくのが最も単純で簡便な対応方法である．アンダーマインとは創部の左右の皮下組織を剥離することで伸展性を増し，閉創できるようにする手技である．

剥離層は脂肪中間層，筋膜上がある．浅層を走行する神経がある部位の剥離はその損傷に十分に注意を要する．神経走行の解剖を熟知しておく必要がある．広い範囲を剥離すると皮下血腫発生のリスクが高くなる．剥離範囲は必要最小限にするべきである．また剥離層が薄くなるほど皮膚血流が不安定になり，創縁壊死を招くので注意が必要である．

2．皮下縫合，真皮縫合

皮膚縫合部の張力回復は，正常皮膚の破断強度と比し，縫合後1週間で5％，2週間で10％，4週間で40％程度の回復である．よって通常1〜2週間で抜糸するとすれば，張力が強い部位では創

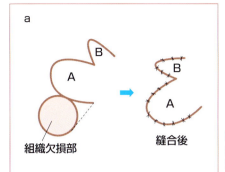
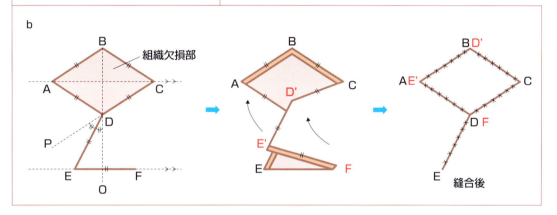

図1 局所皮弁作成
a. bilobed flap
b. Dufourmentel flap

離開することは容易に考えられる．太めの縫合糸でしっかりと皮下縫合，もしくは真皮縫合を行い，抜糸後も抗張力を保っておくことが創離開予防につながる．

3．シーネ固定，テープ固定

関節部では必要に応じて一定期間のシーネ固定を行い，創に緊張がかかるのを防ぐ．顔面，体幹ではテープ固定などを工夫する．

4．局所皮弁作成

単純な縫合閉鎖で皮膚の余裕がない場合に，隣接する部位より皮弁を移動し減張する．皮弁は最も皮膚の余裕がある部位に作成する．

① bilobed flap（図1a）

茎を共有するA，Bという2つの転位皮弁を作成し移動する方法．両皮弁の長軸がなす角度は通常90°である．皮弁の作図に際しては血流の確保という点から十分な幅を持った皮弁を作成するようにする．皮弁B挙上部の皮膚に余裕があり，皮弁Aの挙上部を一時閉鎖できない場合に用いる．

② Dufourmentel flap（図1b）

正方形や菱形などのような皮膚欠損創にも応用可能な皮弁である．欠損部の一辺CDの延長線DPを作図する．菱形の短径BDの延長線DOを作図し，∠PDOを二等分する線上に菱形の一辺と等長のDEを作図し，皮弁の一辺とする．菱形の長径ACと平行な線上に菱形の一辺と等長のEFを作図し，皮弁CDEFを作図する．

5．分割切除（図2）

大きな皮膚腫瘍を段階的に切除する方法である．サイズの大きな母斑や，小児での母斑症例は単純切除縫合では1回で取り切れない場合や，縫合後に変形をきたしやすくなる．そのため2回に分けて腫瘍切除を行う方法が分割切除である．

6．二期的な閉創

腫瘍を切除した後に，植皮などによって創部を閉じる方法である．例えば，悪性皮膚腫瘍を切除し一期的には人工皮膚を縫合しておき病理の断端評価を待って植皮術を行う方法などがこれにあたるが，もちろん良性皮膚腫瘍の切除においても用

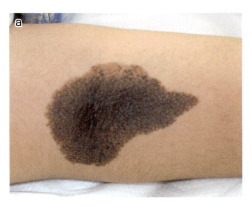
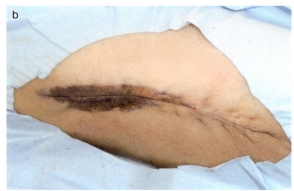
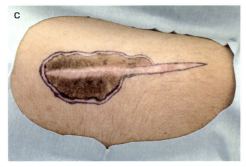
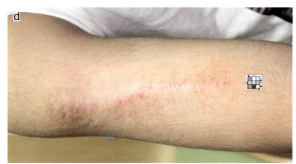

図2　14歳男児．右前腕の色素性母斑
a．術前：1回の手術で切除縫縮すると，きずが縫い寄らないおそれがある．
b．1回目の術後色素性母斑の中央部分のみを切除し縫合した．
c．1回目の手術から8ヵ月後：1回目の手術の瘢痕部も併せて残存色素性母斑の腫瘍切除を行った．
d．2回目の手術から4ヵ月後：創部の治癒は良好であった．
（医療法人社団誠馨会新東京病院形成外科・美容外科　瀧川恵美氏提供）

いることができる．

回避策

皮膚腫瘍切除術を行う際，術前に創部が縫い寄るか皮膚をつまみあげて確認する．切除範囲が大きい，もしくは皮膚の余裕がない部位で，縫合閉鎖がきついと予測される場合は，対応策をあらかじめ準備しておく．

予防策

患者に対しては術前に，「紡錘形切除＋単純縫合」の方法だけでなく，皮弁作成や分割切除，二期的な閉創を行う可能性についても触れ，「あとは術中所見に応じて最適な方法で手術をします」と説明しておくとよい．術前の説明内容とは異なる手術をされたと患者が感じると，手術に失敗があったのではないかなど余計な不安を煽ることにもなりかねないため，術前の説明は十分に行うべきである．

トラブル後のフォロー

緊張の強い縫合創が離解してしまった場合は早期に再縫合などの処置を行う（図3）．

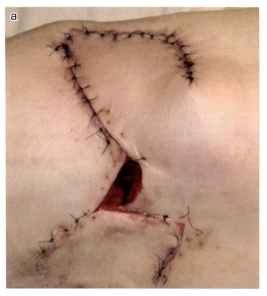
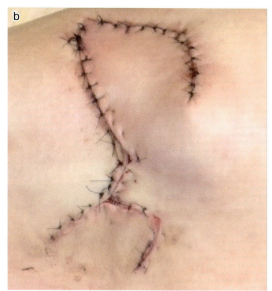
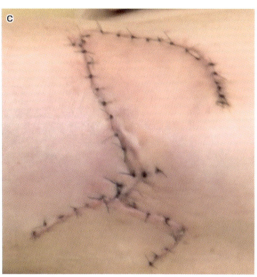

図3 縫合創が離解してしまった場合
a. 大腿部の悪性黒色腫切除術後に皮弁による閉創術を行ったが,術後2日目に創部が離解してしまった.
b. 局所麻酔下で再縫合を行った.3-0黒ナイロン
c. 再縫合より17日後,創部治癒は良好であった.

■文 献
1) 波利井清紀:皮弁移植法 最近の進歩.克誠堂出版,p.51-59,1993
2) 市田正成:ホクロ手術図鑑.文光堂,p.7-11,2013
3) 市田正成:スキル外来手術アトラス.文光堂,p.317-320,1988

III章 しまった！検査・手術の併発症

冷や汗度 💧💧💧💧💧　頻度 ★★★★★

美容施術による皮膚潰瘍

瀧川恵美

✓ Check List

- [x] 原因不明の皮膚潰瘍や皮疹，色素沈着においては美容施術後の合併症も念頭に入れる．
- [x] 問診で美容施術の有無を聞く．患者は初回に言わないこともあるため，何度か聞く．
- [x] 美容施術を受けたことがある場合は，可能な範囲でいつ，どこで，何を，どうしたか？を聞く．
- [x] 既往症については，アレルギーの有無，光線過敏症，サプリメントも含めた内服薬歴等も聴取する．
- [x] 美容施術を行う前に，合併症を含めた説明をしっかり行う．
- [x] 異物が残存している場合には，外科的な摘出が必要である．

問題背景・疾患解説

　レーザー脱毛機器をはじめとするさまざまな美容医療機器や，しわ・たるみ治療に用いるボトックス製剤やヒアルロン酸製剤など，この10年で続々と美容医療に用いる機器等が厚生労働省の製造販売承認を受けるようになり，より身近に美容医療を受けることが可能になってきた．2017年に日本美容外科学会（JSAPS）が日本美容外科学会（JSAS）と日本美容皮膚科学会（JSAD）と協力して行った国内美容医療実際調査[1]では，美容施術数は約190万件，そのうち外科的手術が約27万件，非外科的施術が約163万件であった．外科的手術の78％が顔面・頭部であり，乳房が5％，四肢が17％であった．非外科的施術では，44％が注入剤（乳房除く），26％が顔面若返り関連，30％がその他（脱毛や再生医療など）であった．この調査に関しては，調査対象施設がやや外科系に偏っているため，非外科施術数が実際より少なくなっていると思われるが，治療内容の傾向は概ね日本の傾向を反映しているものと思われる．この調査においても非外科的施術ではヒアルロン酸注射，脱毛，ボトックス，シミ取りレーザーなどの低侵襲のものが主流であり，以前よりも気軽に美容医療を受ける人が増加している．それに伴い，美容施術によるトラブルも増加している[2]（**表1**）．

　美容施術の内容により，トラブルはさまざまである．ヒアルロン酸注入治療で生じるトラブル（**図1**）には，内出血，製剤に対するアレルギー，感染，硬結，まれではあるが血管塞栓による皮膚壊死，皮膚潰瘍，視力障害，脳梗塞など重篤なものもある．最も気軽に受けにくるピアスでも感染や皮膚炎，埋入などのトラブルは生じうる（**図2**）．レーザー機器，光治療器による治療のトラブル（**図3**）は熱傷，それに伴う皮膚潰瘍，色素沈着，色素脱失，瘢痕形成などがある．ピーリングでは深く作用しすぎると皮膚のびらんや潰瘍を生じさせ，瘢痕形成が問題となることもある．また，過去に手術でインプラント挿入を受け，十数年以上経過してから，感染や露出が生じることがある（**図4～6**）．特に高齢者では既往を隠す傾向が強く，悪性腫瘍を疑われて紹介されてくることがある．

表1　国民生活センターに寄せられた危害・危険情報

危害情報の上位5商品・役務等の推移

順位	2017年度 11,265件			2016年度 11,675件			2015年度 10,700件		
	商品・役務等	件数	割合(%)	商品・役務等	件数	割合(%)	商品・役務等	件数	割合(%)
1	健康食品	1,847	16.4	健康食品	1,877	16.1	化粧品	1,041	9.7
2	化粧品	1,577	14.0	化粧品	1,175	10.1	医療サービス	916	8.6
3	医療サービス	800	7.1	医療サービス	933	8.0	健康食品	907	8.5
4	エステティックサービス	446	4.0	エステティックサービス	567	4.9	エステティックサービス	523	4.9
5	外食	390	3.5	外食	468	4.0	外食	506	4.7

危害内容別上位5位の推移

順位	2017年度 11,265件			2016年度 11,675件			2015年度 10,700件		
	危害内容	件数	割合(%)	危害内容	件数	割合(%)	危害内容	件数	割合(%)
1	皮膚障害	3,168	28.1	皮膚障害	3,061	26.2	その他の障害および諸症状	2,863	26.8
2	その他の障害および諸症状	2,758	24.5	その他の障害および諸症状	2,834	24.3	皮膚障害	2,601	24.3
3	消化器症状	1,849	16.4	消化器症状	1,931	16.5	消化器症状	1,232	11.5
4	擦過傷・挫傷・打撲傷	741	6.6	擦過傷・挫傷・打撲傷	782	6.7	擦過傷・挫傷・打撲傷	838	7.8
5	熱傷	634	5.6	熱傷	680	5.8	刺傷・切傷	748	7.0

（文献2）より引用）

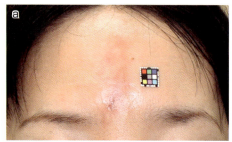
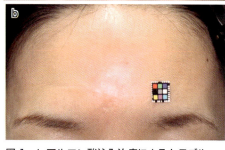

図1　ヒアルロン酸注入治療によるトラブル
a. 前額部瘢痕にヒアルロン酸注入後，血行障害によると思われる皮膚炎および皮膚潰瘍
b. 保存的治療後半年でほぼ回復

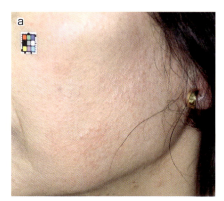
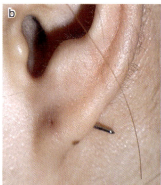
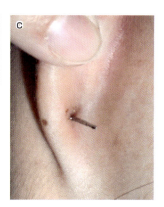

図2　ピアスによるトラブル
a. ピアスの消毒液による接触皮膚炎が疑われた．保存的治療で軽快．
b, c. ピアスの皮膚への埋入．切開し摘出．

トラブル発生の原因

　トラブル発生の患者側の要因として，既往症や内服中の薬，アレルギーなどについての申告漏れ，自分の理想通りになる，自分にだけは合併症は起こらないというような主観的な思い込みを持っている場合がある．施術者側の要因として，合併症などの悪いことについての説明をしない，施術中の患者観察が不十分，そもそも技量不十分などが考えられる．美容施術を行う際には，あらかじめ起こりうる合併症・偶発症について，事前にしっかり説明をしたうえで同意を得て，患者が説明内容を理解しているか確認のうえ，治療を行うことが重要である．患者の主観的な理想を100％実現することは不可能であることも併せて説明し，治療に限界があることを納得してもらうことも必要である．また，合併症などが起こった際には真摯に対応していくことは言うまでもない．これらを怠ると，クレームの対象となる．

　また，他院での施術の後に受診することもあり，美容施術が原因のトラブルであることを隠すこともあるため，注意が必要である．

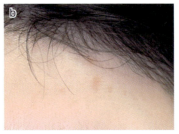
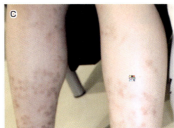

図3 レーザー機器，光治療器によるトラブル

a．光治療後のⅠ度熱傷．産毛が濃い患者であり，紅斑は毛孔に一致していた．保存的治療で軽快．
b．レーザー脱毛による熱傷後の色素沈着．保存的に軽快．
c．両下腿の紅斑と色素沈着．半年前，エステでの脱毛後1週間後に生じたとのこと．他院にて治療中．

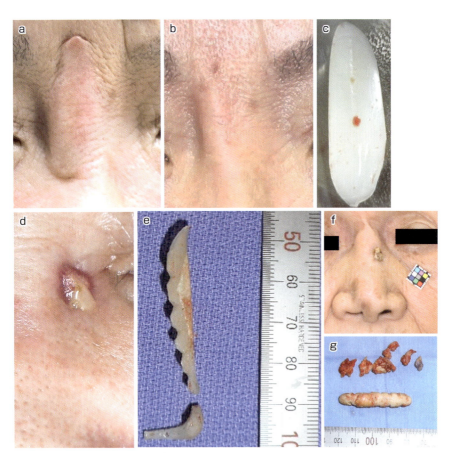

図4 インプラントによるトラブル(隆鼻術)
a～c．シリコンプロテーゼによる隆鼻術後の長期合併症．インプラントが露出しかかっていた(a)．プロテーゼを摘出(b, c)し，軽快．
d, e．難治性皮膚潰瘍として他院より紹介．患者は隆鼻術の既往を隠していた(d)．プロテーゼを摘出(e)し，軽快．
f, g．皮膚癌の疑いもありと他院より紹介．患者は隆鼻術の既往を隠していた(f)．プロテーゼを摘出(g)し，軽快．悪性所見なし．

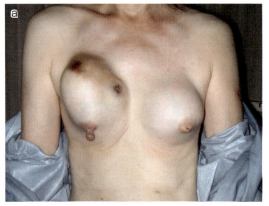
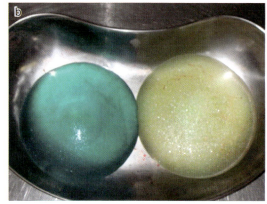

図5 インプラントによるトラブル（豊胸術）
シリコンプロテーゼによる豊胸術後の長期合併症．プロテーゼの破裂による乳房の変形と皮膚潰瘍を認める（a）．摘出したプロテーゼ（b）

（自治医科大学附属さいたま医療センター形成外科 山本直人氏提供）

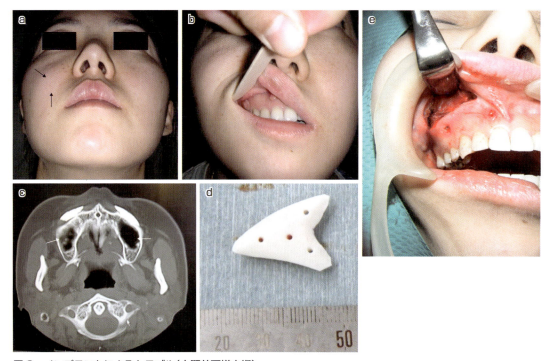

図6 インプラントによるトラブル（上顎前面増大術）
シリコンブロック挿入による右上顎前面の増大術後，異物感染の合併例．
a．矢印に腫脹を認める．
b．口腔前庭に挿入時の瘢痕あり．
c．上顎洞内にも炎症が波及している．
d．摘出したプロテーゼ．
e．排膿し，洗浄した後．

（自治医科大学附属さいたま医療センター形成外科 山本直人氏提供）

対応策

　生じてしまった合併症に関して，皮膚潰瘍，皮膚炎，熱傷や色素沈着の場合は保存的な対応で経過観察することが多いが，異物の露出，感染などで異物が残存している場合には治癒が遷延するため，外科的に異物を除去することが基本となる．異物がヒアルロン酸であれば，分解酵素を注射することも考慮する必要があるため，他院での施術の場合には何を注入したのかを聞き出す必要がある．

回避策・予防策

　基本的に美容施術は必ずやらなくてはいけない治療ではないため，施術をしないことが一番のトラブル回避策であり，予防策であるといえる．しかしながら，そういうわけにもいかないため，施術者側が正しい知識を持ち，トレーニングを積み，注意深く行うことが重要である．それでも合併症のリスクはゼロにはできないため，前述したが，患者説明をしっかりと行い，理解を得ることも必要である．

トラブル後のフォロー

　合併症が起きた場合には，その合併症の治療を優先する．患者の思い込みによりトラブルになった場合には，第三者に介入してもらい，客観的に評価してもらうことも必要である．

COLUMN

ジェル豊胸術の健康被害

　美容目的の豊胸術で手軽に行われる注入治療だが，2018 年の日本美容外科学会（JSAPS）の調査では，日本の豊胸術の 46％がヒアルロン酸を含む充填剤で行われていた．24％がシリコンインプラント，30％が脂肪注入であった．国際的にはシリコンインプラントと脂肪注入が豊胸術の標準的な治療である．

　しかし注入は手軽な半面，合併症の報告が多い．症状は腫瘤が最も多く，感染，皮膚潰瘍，変形，炎症などである．留意すべきは，合併症発生は 1 年以内が 1 割程度で，5 年以上経過してからが 5 割以上を占めることである．特に非吸収性充填剤（アクアフィリング，ポリアクリルアミド，ハイドロジェルなど）は注意が必要であり，2016 年に韓国でアクアフィリングの使用禁止声明が発表され，わが国でも関連学会により注意喚起がなされている現状である．

■文　献

1）日本美容外科学会（JSAPS：第 1 回全国美容医療実態調査報告書（公表用）．（https://www.jsaps.com/jsaps_explore.html）

2）国民生活センター：2017 年度の PIO-NET にみる危害・危険情報の概要．（http://www.kokusen.go.jp/pdf/n-20180808_2.pdf）

Ⅲ章 しまった！検査・手術の併発症

手術後に発熱 術後感染の早期発見と治療！

長野寿人

Check List

- [x] 手術部位感染（SSI）は最も予防可能な医療関連感染症のひとつである．
- [x] SSIのリスクを理解し，術前マネジメントを行う必要がある．
- [x] SSIのリスクを低減させるような手術手技を心掛ける．
- [x] 診断した際には感染の原因を検討する．皮下膿瘍，瘻孔，異物の見逃しは治療が長期化する．

問題背景・疾患解説

1999年に米国疾病予防管理センターCenters for Disease Control and Prevention（CDC）から発表された「手術部位感染の予防のためのガイドライン」[1,2]では，手術部位感染 surgical site infection（SSI）は手術創の汚染リスクにより清潔，準清潔，不潔，汚染・感染の4種類に，部位により表層，深層，体腔・臓器の3種類にそれぞれ分類される．本稿で解説する単純縫合や植皮術は，主に表層から深層の清潔手術創のことが多い．表層SSIの診断は，表1の①～③を満たすものである．

表1のように診断自体は比較的容易である（図1）．体腔・臓器などのSSIと比較すると表層SSIは軽症であることが多いが，診断の遅れや見逃しは再手術や治療期間の延長につながる可能性もあり軽視はできない．

トラブル発生の原因

表層・清潔創SSIの発生頻度自体が低いので，患者・医師の双方が発生を予想していないケースも多い．患者が治療に不安を抱くことも多く，トラブル発生の原因となる．

表1 表層SSIの診断基準

①術後30日以内に生じた感染．
②切開部の皮膚または皮下組織のみに限局した感染．
③以下の（1）～（4）のうち少なくとも1つを認める．
　（1）切開部の表面から排膿を認める（検査室での確認の有無を問わない）．
　（2）切開部の表層から無菌的に採取された検体から病原菌が分離された．
　（3）以下の中から少なくとも1つの感染兆候がある（疼痛，圧痛，限局性腫脹，発赤，発熱，外科医が開創した）．
　（4）外科医または主治医がSSIと診断した．

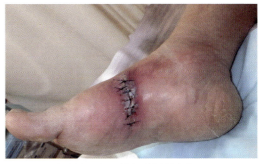

図1　70代女性．右足内側の単純縫合後のSSI
発赤，圧痛，限局性腫脹から診断は容易である．

対応策

　十分な説明を行い，信頼関係を再構築して治療を開始する．治療は切開・排膿，デブリードマン，異物の除去，洗浄などの処置と抗菌薬の投与が基本である[3]．切開・排膿は小切開にしすぎると排膿が消失する前に表層が癒合し，感染が再燃することがあるので注意する．この場合切開を大きくするか，ドレーン等を留置してドレナージルートを維持する方法が有用である．

回避策

　表層SSIを早期発見し，重症化する前に原因を診断することが重要である．皮下膿瘍，瘻孔，異物の3つは表層SSIの原因として重要である．

①皮下膿瘍

　比較的診断しやすいが，深部に存在するときは波動が触れにくいことがある(図2)．臨床所見で悩む際には画像検査を行う．超音波検査は侵襲がなく診断にも有用である(図3)．膿瘍かどうか迷う際は試験穿刺や造影CT検査で確認を行っている．

②瘻　孔

　疑われた場合は鑷子やゾンデで，その方向と深度を確認する．瘻孔先に血管などの臓器が疑われる場合は，無理にゾンデを挿入せず画像検査を行う．瘻孔に希釈した造影剤を流し込む造影CT検査も有用である．

③異　物

　異物が存在している場合，感染巣と連続しているかを判断する．連続している場合は基本的に異物の摘出が必要となる．異物(人工物)が肉眼的にきれいなため保存療法や創閉鎖が行われるケースもあるが，治療の長期化，感染の再燃，創傷治癒の失敗につながるリスクが高いことを念頭に入れる必要がある．

予防策

　SSIは最も予防可能な医療関連感染症ともいわれており予防が重要である．創部の観察を行えば

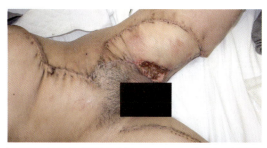

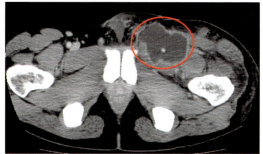

図2　30代男性．左大腿内側の粘液型脂肪肉腫
大腿動脈再建，有茎腹直筋皮弁，植皮術術後．超音波検査と試験穿刺でSSI(皮弁下膿瘍：赤丸部)と診断した．発赤や波動では診断できなかった．

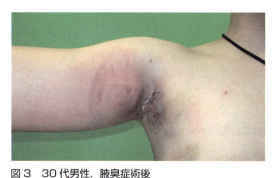

図3　30代男性．腋臭症術後
剪除法術後．上腕内側に発赤と疼痛を認める．皮下膿瘍が疑われたが超音波検査で液体貯留なし．抗菌薬投与で改善した．

容易なケースがほとんどであるので，早期発見のためには創部の観察を怠らないことが重要である．感染リスクを事前に評価することで，リスクの高い症例にはより注意を向けることができる．リスクには，年齢，栄養状態，糖尿病，喫煙，肥満，他部位の感染巣，細菌の定着(colonization with microorganisms)，免疫応答の変化，術前入院期間の長さなどが挙げられている[1]．治療可能な場合は術前に治療を済ませておくのが望ましい．また外来手術の場合は，患者のコンプライア

ンスも重要である．術後創部の観察を患者に委ねる機会が多く，観察できない場合はリスクとなりうる．また，優れた手術手技はSSIのリスクを低減できることがわかっている．

1. 血流への配慮

血流不良な組織は，壊死組織や創治癒遅延を引き起こし感染源となりうる．しかしながら組織血流への配慮は熟練が必要である．組織血流を評価できる検査（皮膚還流圧測定：SPP検査，経皮酸素分圧測定：$TcpO_2$検査）もあるが，小さな組織を評価するのは困難である．臨床医の眼と経験に依るところも大きく，症例に応じた対応が必要である．また術中操作で連続性が乏しくなった不活性な組織は，術後壊死して感染源となりうるので除去する必要がある．

2. 十分な止血

術後血腫の予防になりSSIのリスクを低減させうる．手術終了前に止血を確認する際は見えにくい場所を展開しながら観察する以外に，一度手術操作を止めて術野全体を見渡す．見えない場所からの出血は筋鉤などの展開で一時的に止血されていることがあり注意が必要である．

3. 死　腔

術後血腫や漿液の貯留をきたして感染源となることがあるので対策が必要である．CDCのガイドラインでも止血の不備による血腫，死腔の残存による漿液腫は，感染に発展しうる血流の途絶えた不活性組織とされる．創底部へのアンカリング縫合，陰圧閉鎖式ドレーンの留置，術後圧迫療法などは操作も簡単で有用である．これらの方法で埋められないほど大きな死腔の場合は脂肪・筋弁などの方法で充填できるがここでは割愛する．

4. 縫　合

基本的に感染に強いモノフィラメント糸がよく用いられる．皮下縫合を行う際には浅筋膜や深筋膜で行うのが望ましい．筋膜で減張縫合を行うのは，脂肪よりも強靱で寄せやすく水平方向の血流が豊富なため阻血に陥りにくいなどの理由がある[4]．また縫合時の緊張が強すぎると組織血流の低下を招くため，この際はアンダーマイン（主に皮下組織での剥離）を行う．アンダーマインは剥離したい層に左右または上下方向に適切に緊張（カウンタートラクション）をかけると均一に剥離が可能である．真皮縫合では浅層を通る糸が浅すぎる場合に術後糸が露出してトラブルを生じやすい．

トラブル後のフォロー

感染の再燃がないかフォローする．感染創と連続した異物を残したまま治癒した症例は，特に感染の再燃に注意が必要である．

COLUMN

NPWTとNPWTi-d

SSI治療後の開放創の治療として陰圧閉鎖療法negative pressure wound therapy（NPWT）は有用である[5]．NPWTは有効な治療法であるが，感染が沈静化していない場合再燃するリスクがある．2017年から洗浄液周期的自動注入機能付き陰圧創傷治癒システムnegative pressure wound therapy with instillation and dwelling（NPWTi-d）が日本でも使用できるようになった（KCI社，V.A.C ULTA®）．これまでのNPWT単独使用と比較すると，NPWTi-dはより早期から開始することができSSI治療においても新たな治療の選択肢となりうると思われる．

■文　献

1) Mangram AJ, et al : Guideline for Prevention of Surgical Site Infection, 1999. Centers for Disease Control and Prevention (CDC) Hospital Infection Control Practices Advisory Committee. Am J Infect Control **27** : 97-132, 1999

2) Berrios-Torres SI, et al : Centers for Disease Control and Prevention Guideline for the Prevention of Surgical Site Infection, 2017. JAMA Surg **152** : 784-791, 2017

3) 小川　令：手術部位感染(SSI)の概念と対策. PEPARS **129** : 1-7, 2017

4) 漆舘聡志：感染創の管理. 形成外科治療手技全書I 形成外科の基本手技1. 克誠堂出版, p.60-66, 2016

5) 日本形成外科学会, ほか：感染創診療ガイドライン. 形成外科診療ガイドライン2　急性創傷/瘢痕ケロイド. 金原出版, p.62-72, 2015

III章 しまった！検査・手術の併発症

冷や汗度 💧💧💧 頻度 ★★★★★

ラップでくるんだ創部がどろどろ！「ラップ療法」による感染

高見佳宏, 杉本貴子

✓ Check List

- ☑ 食品用ラップは医療用として認可されていないので，「ラップ療法」は患者・家族に十分な説明をして同意を得たうえで行われるべきである．
- ☑ 「ラップ療法」が，すべての創状態に適した湿潤環境を提供することは困難であるので，治療中は慎重な創部の観察が必要である．
- ☑ 「ラップ療法」により創感染を生じることがあり，褥瘡学会・熱傷学会から注意喚起がなされている．
- ☑ 創の被覆治療には，医療用として認可された創傷被覆材の使用が第一選択である．

問題背景・疾患解説

近年創部を食品用ラップで被覆する治療，いわゆる「ラップ療法」が広く行われている[1]．この治療法は治療に精通した医療従事者が行えば，安価で有効な治療となる場合もある．しかし「ラップ療法」により重症の創感染を生じた症例も報告されるなど，本療法の問題点も指摘されてきた[2]．本稿では「ラップ療法」で増悪したリウマチ性下腿潰瘍の一例(図1)を供覧し，本療法の功罪について考えたい．

トラブル発生の原因

「ラップ療法」は湿潤環境下の創傷治療 moist wound healing の一方法と考えられるが，創傷の治療法としては湿潤環境の保持だけでは十分ではない．Shultz らの提唱する wound bed preparation にも示されているように[3]，湿潤環境の保持には感染のコントロールやデブリードマンが適切に行われていることが前提であり，また湿潤の程度も個々の創状態に応じた適切なものでなければならない．過度の湿潤状態は治療上不適切であるため，現在認可されている創傷被覆材の多くは適度な水分蒸散機能を有している．

対応策

創感染を認めたら直ちに「ラップ療法」を中止し，創部培養，創洗浄，適切な創治療を行う．

回避策・予防策

「ラップ療法」が広く普及していく一方，「ラップ療法」による創感染や敗血症を生じた症例が報告されるようになり，日本褥瘡学会[4]と日本熱傷学会[5]からその利用には慎重であるべきという注意喚起がなされている．食品用ラップは医療材料に比しきわめて安価であり保険上の使用期間制限もないので，長期間創被覆治療を要する場合の経済的なメリットは大きい．しかし創傷の治療には医療用に認可された創傷被覆材の使用が第一選択

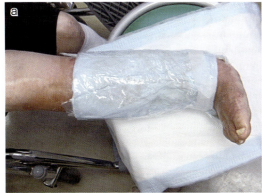
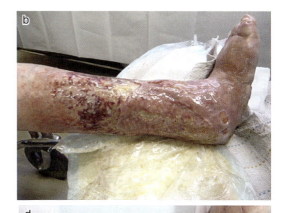
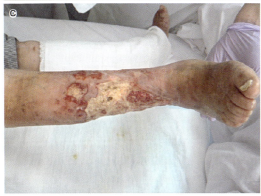
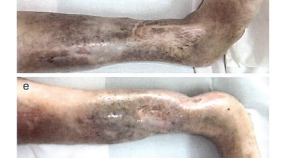

図1　54歳女性．「ラップ療法」で増悪した両側下腿潰瘍
(現病歴)40代後半から悪性関節リウマチに合併する両下腿潰瘍を反復し，植皮術を含む種々の治療が行われてきた．54歳時に近医にて「ラップ療法」が施行された．治療開始2ヵ月後より下腿潰瘍の拡大，滲出液の増加，悪臭，疼痛を認めるようになったため当科を受診した．
(既往歴)悪性関節リウマチに対しプレドニゾロン，アザチオプリンを内服中であり，両膝には人工関節置換術が施行されていた．
(治療経過)
a．初診時，両下腿は食品用ラップと給水シートで覆われていた．
b．ラップを除去すると，壊死組織と膿汁を伴う広汎な皮膚潰瘍を認めた．また，創部は過度の湿潤状態であり，緑膿菌が検出された．
c．人工関節感染への進行を考慮し，直ちに入院，創洗浄と抗菌薬療法を行った．
d, e．(dは左足，eは右足)創部は外用療法にて徐々に縮小．初診から4ヵ月を要したが完全な創治癒が得られた．

であることを忘れてはならない．「ラップ療法」を行うに当たっては，その問題点を含めて患者・家族の理解と同意が必要である．

トラブル後のフォロー

「ラップ療法」中止後は創治癒促進に努める．他医でのトラブル発生症例に対しては，診療情報を前医にフィードバックすることが望ましい．

■文　献
1) 鳥谷部俊一，ほか：食品包装用フィルムを用いるⅢ〜Ⅳ度褥瘡の治療の試み．日医会誌 **123**：1605-1611, 2000
2) 盛山吉弘：不適切な湿潤療法による被害 いわゆる"ラップ療法"の功罪．日皮会誌 **120**：2187-2194, 2010
3) Shultz G, et al：Wound healing and TIME；new concepts and scientific applications. Wound Repair Regen **13**：s1-s11, 2005
4) 日本褥瘡学会：いわゆる「ラップ療法」に対する日本褥瘡学会理事会見解について．2010. http://www.jspu.org/jpn/info/pdf/20100303.pdf
5) 日本熱傷学会：いわゆる「ラップ療法」に対する日本熱傷学会の見解．2012. http://www.jsbi-burn.org/kenkai/pdf/kenkai.pdf

Ⅲ章 しまった！検査・手術の併発症

冷や汗度 💧💧💧💧💧　頻度 ★★☆☆☆

外来で褥瘡のデブリードマンしたら出血が止まらないと救急外来を受診！

伏間江貴之

✓ Check List

- [x] 外科的デブリードマンを施行する際は患者の既往，内服薬，血液検査を確認する．
- [x] 外科的デブリードマンの適応となる"時期"，"状態"を知り，保存的デブリードマンで様子をみれるのではないか疑う．
- [x] 褥瘡の外科的デブリードマンは焦る必要はない．分界（demarcation）がはっきりするまで待って，少しずつ行う．
- [x] 手術，外傷すべてに通ずる止血術を知り，出血に慌てない．

問題背景・疾患解説

褥瘡のデブリードマンは，一般外来や訪問診療，病棟患者のベッドサイド処置とわれわれ皮膚科医が日常診療の中で遭遇する機会は多い．デブリードマンは，メスや剪刀を用いる外科的デブリードマンと，蛋白分解酵素を含む外用剤や医療用ウジ（maggot）を用いる保存的デブリードマンとに大別されるが，外科的デブリードマンは，剪刀ひとつあればどこでも行うことができる一方で，安易に行われることが多いため，処置時の強い疼痛や出血など患者にとって不利益を生じるリスクを孕んでいる．

発生した直後から3週間までの急性期褥瘡は局

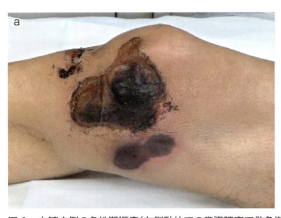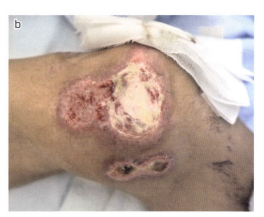

図1　右膝内側の急性期褥瘡（左側臥位での意識障害で救急搬送された患者）
a．搬送3日目，膝窩側は紫斑．
b．搬送21日目，膝窩側も硬い壊死組織を付す褥瘡となっている（膝蓋側の褥瘡はdemarcationがついた段階で外科的デブリードマンを施行）．

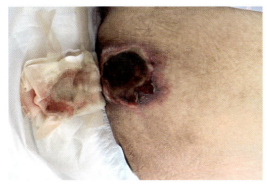

図2 発熱で救急搬送された患者の仙骨部褥瘡
周囲に発赤，熱感，腫脹を伴い，上層への滲出液は悪臭を伴っていた．緊急で切開すると融解した脂肪織に続いて大量の排膿を認めた．

所病態が不安定であることが多く，発赤・紫斑・水疱・びらん・潰瘍といった多彩な病態が短時間に次々と出現する(図1)．また不可逆的な阻血性障害がどれくらいの深さまで達しているかを判定することが難しい．そのため，急性期褥瘡では，褥瘡発生要因を徹底して除去することに努め，創面をまめに観察することが肝要となる．

一方で，それ以降の局所病態が安定する時期の慢性期褥瘡が外科的デブリードマンの適応となるが，切除する組織と温存する組織との見極めが外科的デブリードマンには重要であり，健常組織と壊死組織との分界(demarcation)がはっきりしてから行うのがよい．

多くの褥瘡は保存的デブリードマンで様子をみることができるが，硬い壊死組織が固着した状態で，発熱，局所の発赤・熱感・腫脹・疼痛・悪臭を認める場合(図2)は壊死組織の下に膿瘍が形成されている可能性があり，早急に切開が必要となる．

トラブル発生の原因

患者背景を確認せずに，出血や強い疼痛を伴うような外科的デブリードマンを施行すると，処置日の夜間に褥瘡からの出血のために救急外来を受診し，当直医が対応を迫られるケースにつながる．

対応策

1．十分に止血する
①圧迫法
創部の被覆材を除去するとoozing(滲み出し)が止まらず焦ることもあると思うが，圧迫はあらゆる状況における止血術の基本である．創部にガーゼなどを当てて，5〜10分程度圧迫を継続してみるとよい．小血管や毛細血管からの出血であれば止血が期待され，動脈性の出血であっても，一時的に視野が確保されることで以降の止血操作が行いやすくなる．圧迫止血の間に必要な器具を用意してもらう．

圧迫解除後のoozingの具合によって，以下のステップに移行する．
②アルギン酸塩などの被覆材で被覆(oozingが軽度になった場合)
止血作用のあるアルギン酸塩(ソーブサン®，カルトスタット®など)で創部を被覆しガーゼを厚めに当てて圧迫する．
③圧迫以外の止血術(oozingが改善しない場合)
(1) バイポーラーなどのデバイスによる止血
(2) 止血鉗子(モスキート鉗子など)による止血

モスキート鉗子で出血点をつまんで3-0絹糸で結紮止血を行う．または電気メスを鉗子に接触して通電して止血する(図3a，b)．

褥瘡の壊死組織は，その脆弱さゆえに出血点を把持できないことも少なくない．そういった場合は，3-0絹糸・角針を用いてZ縫合(8の字縫合)止血する(図3c，d)．

2．止血の確認をする：処置日および翌日の2回

創部を被覆後30〜60分程度経過した段階で止血を確認し，翌日の外来受診を指示する．ガーゼ上層まで出血があるようなら，再度止血を行い1泊程度の入院管理も検討する．

回避策

処置前の評価・準備と，処置後の止血確認が重要となる．

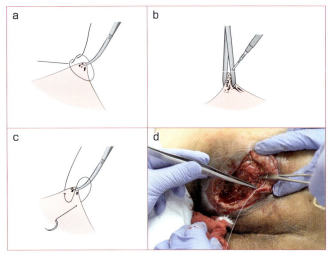

図3 圧迫以外の止血術
a. 組織の結紮止血
b. 止血鉗子を介した電気メス凝固止血
c. Z縫合止血
d. 壊死組織がもろく出血点の把持が困難であったため，Z縫合止血を行っているところ．

1．処置前
①患者情報の把握
　既往歴・内服歴から，糖尿病や自己免疫性疾患などの創傷治癒が遅延する因子がないか，抗凝固薬や抗血小板薬を内服していないか確認する．

　発熱や全身状態の悪化の原因となっている場合でなければ，基本的に褥瘡の外科的デブリードマンは急ぐ必要はないため，止血困難が予想される場合は，保存的デブリードマンを優先させればよい．

②止血用デバイスの準備
　抗凝固薬や抗血小板薬を内服しており，易出血性の場合は，電気メス，バイポーラーなどの止血用デバイスを用意しておく．

2．処置後
　外科的デブリードマンにより出血を認めた場合は，処置後30〜60分で止血の確認を行う．一般外来であれば，待合室や処置室のベッドで待機してもらい，病棟患者であれば，看護師にガーゼへの滲み出し具合の確認をお願いしておく．

予防策

　褥瘡の外科的デブリードマンの際は，出血させないような処置をするのがポイントとなるため，緊急性のある場合を除き，"焦らず"，"少しずつ"行う．

1．"焦らず"
　重要組織の露出がなく，早期の創閉鎖を必要としない限りは，分界(demarcation)がつくまで待つ．

2．"少しずつ"
　疼痛や出血をきたさない範囲で少しずつデブリードマンしていくほうが安全で，切除によりすぐに出血がみられる，疼痛を伴う場合には保存的デブリードマンで数日様子をみる．その際，乾燥した壊死組織は，11番メス（尖刃）で浅く網目状の切開を加えておくと，酵素的デブリードマンの効果が上がるので併用するとよい．

3．外科的デブリードマンのコツ
①剪刀とメスの使い分け
　剪刀は層を剝離しながら壊死組織を除去する際（図4a）や柔らかい壊死組織の除去に適する．一方で，メスは硬く乾燥した壊死組織の除去に適する．

②メスによる外科的デブリードマンのポイント
　黒色痂皮の辺縁を有鉤鑷子で把持し，壊死組織の辺縁より内側で切開を加える（図4b）．健常部との近傍で切開すると，出血や疼痛を伴うことが多いからである．下床に関しては，壊死組織と健常組織が十分に融解していない場合は，深く切り込んで出血させないように留意する．

トラブル後のフォロー

　再度出血するリスクがあるため，止血後のガー

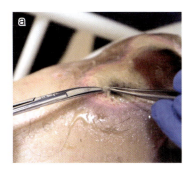
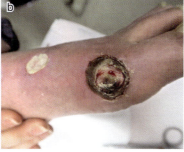

図4 剪刀とメスによる外科的デブリードマン
a. 剪刀により層を剥離しながら柔らかい壊死組織を除去している.
b. 硬い壊死組織の内側をメスで切開し, 疼痛はなく無麻酔で外科的デブリードマンを行った.

ゼの除去は医療者側で行うのが望ましい.

患者および看護師(外勤先の病棟)への説明

①翌日の外来受診までは創部のガーゼは剥がさないようにする. 万が一, ガーゼがずれてしまった場合は, その上からガーゼを当ててテープで固定する.
②ガーゼが創面に固着している可能性があるため, 十分な洗浄液(水道水でも生理食塩水でも良い)でガーゼを湿らせてから愛護的に剥がすようにする.

MEMO

外科的デブリードマン:シャープデブリードマンとサージカルデブリードマン

外科的デブリードマンには, 剪刀やメスを用いて無麻酔で行うシャープデブリードマンと, 全身・腰椎麻酔下に電気メスなどを用いて周辺の新鮮な健常組織が露出するまで壊死組織を切除するサージカルデブリードマンとがある. 本稿では, 日常診療の中で頻繁に行われる前者について言及している.

COLUMN

ガーゼ圧迫法にもうひと工夫を

圧迫止血の際は, 20万倍エピネフリン(ボスミン®)生食を用意しておけば, 静脈性出血であればほとんどがボスミン®ガーゼによる圧迫法で止血可能である. エピネフリン入りキシロカイン®注射液は10万倍エピネフリンを含有しているため, 余った局所麻酔薬を生理食塩水で2倍希釈して代用すると簡便である.

COLUMN

外科的デブリードマンが推奨されない場所もある

踵部褥瘡は, 硬い壊死組織自体が創保護になっていることがある. また, 外科的デブリードマンによって骨が露出しやすく, その後の管理が悪いと創面が乾燥し, 再び固い壊死組織が付着してしまう. そのため, ゲーベン®クリームなどを用いた保存的デブリードマンをしつつ, 辺縁から浸軟した壊死組織を少しずつ外科的デブリードマンするのがよい. 全身状態が悪く治癒が望めないような場合は, ユーパスタ®などのヨウ素製剤で創面を乾燥させておくのも一つである(図5).

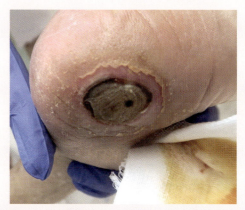

図5 踵部褥瘡
往診医により外科的デブリードマンされていたが, 拡大傾向であった. 踵部褥瘡からの局所感染を繰り返していたため, イソジンシュガーパスタ®軟膏外用加療のみとした.

III章 しまった！検査・手術の併発症

冷や汗度 ★★★☆☆☆　頻度 ★☆☆☆☆

生検したら傷が大きく目立つとのクレーム

岩田洋平

✓ Check List

- ☑ 皮膚生検の目的と必要性を十分に説明し，患者の理解が得られたことを確認する．
- ☑ メスプローベや全摘生検では，術創（キズあと）の長さ，dog ear が生じる可能性を説明する．
- ☑ 皮疹が全身に分布している場合は，可能な限り非露光部で，ケロイド好発部位を避けて生検する．
- ☑ 皮膚生検のみで 100％診断がつくとは限らないことを説明しておく．
- ☑ 修正手術の可能性についても言及しておく．

問題背景・疾患解説

皮膚科診療では，さまざまな炎症性・腫瘍性病変の診断に皮膚生検は欠かすことのできない検査である．皮膚生検の傷跡に関するトラブルを避けるためには，①検査の必要性についての十分な説明，②生検部位・方法の適切な選択，の2点がポイントとなる．

1. 検査の必要性についての十分な説明

皮膚生検の必要性を事前に患者が十分に理解していることが必須である．特に整容面に留意が必要な露光部（顔面，頸部）や，傷跡のひきつれが起こりうる関節部，ケロイド好発部位（前胸部，肩周囲など）の生検では時間をかけて十分に検査の目的と必要性を説明する．また，患者は皮膚生検で 100％確定診断できると考えていることが多いため，生検の病理組織所見で確定診断に至らなかった場合には，たとえ傷跡は小さくとも患者は不満に感じる．そのため，「確定診断のために必要」という説明ではなく，「診断精度を高めるために必要」という説明のほうが誤解を生じにくい．

2. 生検部位・方法の適切な選択

念頭に置く皮膚疾患によって生検方法を選択することとなるが，パンチ生検ではなく全摘生検やメスプローベを選択する際には傷が長くなるため，より慎重な患者説明が必要である．全摘生検が選択される例としては，比較的小型の悪性黒色腫が否定できない皮膚腫瘍や，部分生検では大量出血が危惧される血管性病変などが挙げられる．また，確定診断にある程度の組織量を要する皮膚病変にはメスプローベが選択される．病変が全身に存在している皮膚疾患（多形紅斑，菌状息肉症など）では，可能な限り非露光部を生検部位として選択する．

トラブル発生の原因

皮膚科医からの皮膚生検の部位・方法・傷跡の長さなどの説明と，患者の理解に解離が生じた場合にクレームが発生する契機となる．また，生検後に縫合糸膿瘍（図1）が生じたり，辺縁部の dog ear の修正が十分でなく凹凸が目立ったりする（図2）と，整容的にクレームにつながりうる．小

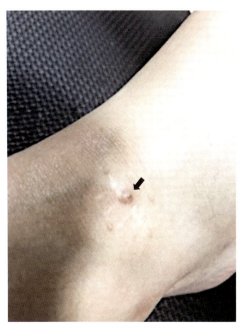

図1 40代女性．足関節部の全摘生検の傷跡
縫合部中央に縫合糸膿瘍を認める(➡).

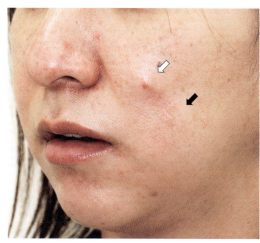

図2 40代女性．顔面小腫瘍の全摘生検後の傷跡
上方のdog ear(⇨)が下方(➡)と比較して修正が不十分であったため，凹凸が生じ，傷跡が目立っている.

さな生検創では，表皮縫合のみで閉創することが多いが，メスプローベや全摘生検では真皮縫合を行ったほうが傷跡は目立ちにくくなる．真皮縫合は，表皮に近接した真皮で縫合すると，後の縫合糸の原因となったり，皮表から縫合糸が出てきたりすることがある．表皮縫合の際には，結び目を過剰な力で締めすぎると縫合糸跡が残りやすい．生検時の適切な真皮縫合と表皮縫合，辺縁のdog earの修正が肝要である．

対応策

傷跡が整容的・機能的に問題となった場合には修正手術が検討される．縫合糸膿瘍が疑われた際には，局麻下に原因となっている縫合糸を抜糸する．関節部の引きつれや肥厚性瘢痕などが生じた場合には，Z形成やW形成などの修正手術も検討されるが，皮膚外科手術に習熟していない場合は形成外科医へのコンサルトが必要である．dog earが問題となっている症例では，隆起した部位を切除して平坦化させることで改善できる．

回避策

生検時の縫合は，丁寧に行う．特に全摘生検やメスプローベでは，真皮縫合を確実に行うこと，縫合線を皮膚割線に沿うように切開デザインを行うこと，顔面や頸部などの部位ではdog earを確実に修正すること，などが留意点である．

予防策

可動部など縫合部にテンションのかかる部位の生検では，抜糸後に肥厚性瘢痕の予防のため，2～3ヵ月間テーピング固定を行う．露光部では色素沈着の予防のため，遮光指導を行う．

トラブル後のフォロー

生検部のトラブルが発生した場合には，時間経過で目立ちにくくなっていく傷跡であるか，解決手段(手術を含めて)について丁寧に時間をかけて説明する．

Ⅲ章 しまった！検査・手術の併発症

冷や汗度 💧💧💧💧💧　頻度 ★☆☆☆☆

衝撃！ 術後全身皮膚が真っ青になった！ ブルーマン症候群

塚原理恵子

✓ Check List

- ☑ パテントブルー投与後に全身皮膚色の青緑色調変化と SpO_2 低下が起こることがある.
- ☑ 一見，重篤にみえるが，生命に関わることはなく，特別な治療も必要ないため，慎重に経過を観察する.
- ☑ SpO_2 低下の鑑別に，血液ガス分析を行う.
- ☑ 患者本人や家族に術前に説明をしておく．また病棟スタッフにも周知が必要である.
- ☑ ブルーマン症候群 blue man syndrome の呼称を提唱する.

問題背景・疾患解説

悪性黒色腫において，リンパ節の評価は病期分類の判定やその後の治療方針を検討するうえで必要である．センチネルリンパ節 sentinel lymph node (SLN) は腫瘍原発からリンパ流が最初に到達するリンパ節であり，その領域リンパ節の中で最も早期に転移する可能性が高いリンパ節である．肉眼的（臨床的）リンパ節転移がなく，かつ遠隔転移のない悪性黒色腫に対して，センチネルリンパ節生検 sentinel lymph node biopsy (SLNB) を行う．SLN の同定方法には色素法，radioisotope 法，蛍光法の3つがある．日本では色素法の色素にパテントブルーを用いることが多い．SLNB のほか，リンパ節郭清術によるリンパ漏部の同定にもパテントブルーを用いることがある．パテントブルーを注入した後に，経皮的酸素飽和度（SpO_2）の低下がみられた報告が，主に麻酔科から散見される．

また皮膚科と関連するものでは，皮膚が青緑色に染まることがあるが，報告数が少ないこともありあまり知られていない．これらのことを知らなければ，SpO_2 の低下を気管挿管のチューブトラブルやパルスオキシメーターの装着異常，パテントブルーによるアナフィラキシー，肺塞栓，気管支喘息などと勘違いしてしまうことがある．皮膚の色調変化は，数時間後から出現する場合や，覆布に覆われていることから術後に気が付くことがある（図1, 2）．これらの事態は，いずれも生命予後には関わらず，通常は SpO_2 は数時間で改善を認め（図3），皮膚の色調変化は数日持続後に消退することが多い（図4〜6）．

このようにパテントブルー投与後に全身皮膚色の青緑色調変化と SpO_2 低下が起こることを，バンコマイシン薬疹のレッドマン症候群に対比して，見た目のインパクトからブルーマン症候群という呼び方を提唱したいと思う．

トラブル発生の原因

パテントブルー投与後の全身皮膚色の青緑色調変化や SpO_2 低下の知識もしくは経験がなければ，担当医が遭遇した場合にかなり動揺する事態である．特に皮膚の色調変化は，あらかじめ説明して

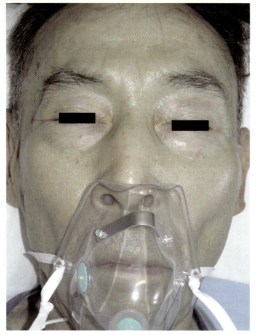
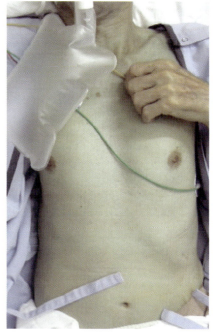

図1 パテントブルー投与90分後の皮膚色調変化
83歳男性．左足底の悪性黒色腫に対し，腫瘍切除とSLNBを施行．パテントブルー投与90分後．抜管後に，全身皮膚，眼粘膜，口蓋の青緑色の変化に気がついた．

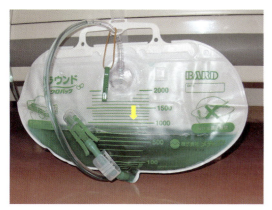

図2 パテントブルー投与90分後の尿色調変化
図1と同症例．パテントブルー投与90分後．抜管後に，皮膚の色調変化とともに尿も青緑色の変化に気がついた．

いなければ，術後にそれを目にした患者やその家族，病棟スタッフに与える衝撃と不安は大きい．

対応策

パルスオキシメーターは660 nmの赤色光（R）と940 nmの赤色外光（IR）の異なる2波長における吸光度の比からSpO_2を算出する．還元ヘモグロビン（HHb）は660 nm付近の吸光度が酸化ヘモグロビン（O_2Hb）よりも高く，940 nm付近ではHHbよりもO_2Hbのほうがやや大きい吸光度を示す．パテントブルーの最大吸光度は635～640 nmで940 nm付近での吸光度は0であるため，パテントブルーが体内に存在すると660 nmの吸光度が大きくなり，R/IR比が増加してSpO_2が低下してしまう．SpO_2の低下がパテントブルーの影響で起こっているのか，その他，真の低酸素の状態で起こっているのか，速やかに血液ガス分析を行うことで，データ結果からPaO_2低下，$PaCO_2$上昇，アシドーシス等の異常がないかを確認し鑑別する．また同時に血圧などの循環動態に異常はないかも注意を行う．

全身皮膚色の青緑色調変化はパテントブルーの一部が，静脈内に注入されたことが考えられ，また投与量が多い場合には起こりやすいとされる．郭清術後のリンパ漏部の確認で使用される場合は，大血管が露出していることや，術後の弾性包帯による圧迫によりパテントブルーが吸収されやすかった可能性も指摘されている．術中は露出皮膚は限られてしまうが，皮膚の色調に変化が起きていないか，目視で確認を行っていく．

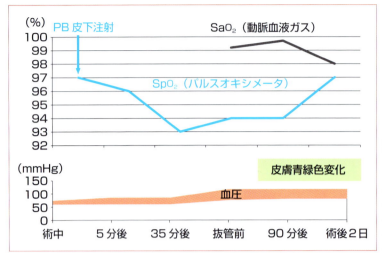

図3 SpO₂の変化
図1と同症例．SpO₂は，パテントブルー投与後5分で下がり，35分後に最低の93%となった．5時間後に，術前の値に回復した．血圧低下はなく，動脈血液ガス所見ではSaO₂の低下はなく，パルスオキシメータ値と解離した．

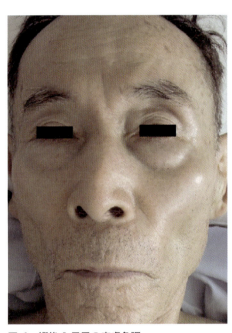
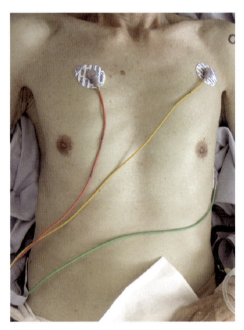

図4 術後1日目の皮膚色調
図1と同症例．術後1日目．若干，皮膚の青緑色が淡くなった．

回避策

術中，術者は麻酔科医にパテントブルーを投与することを知らせ，SpO₂低下が起きる可能性を予測することが大切である．SpO₂低下が起きた場合は，速やかに血液ガス分析を行い，その他低酸素の鑑別を行う．

予防策

あらかじめ予防することは難しいが，こういった事態が起こることを知っていれば冷静に対応できる．

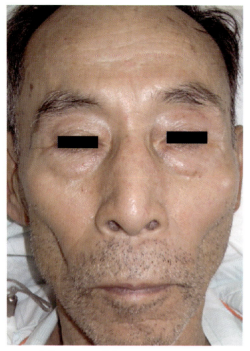
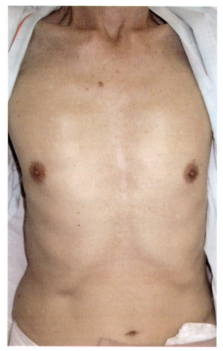

図5　術後4日目の皮膚
図1と同症例．補液を行い，術後4日目で，皮膚は常色へ戻った．

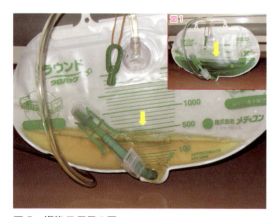

図6　術後7日目の尿
図1と同症例．術後7日目で，尿の色も戻った．

トラブル後のフォロー

いずれも特別な治療は必要なく，時間とともに自然軽快が望めるものであり，入念に経過観察を行う．皮膚の色調変化については明確な対応策はないものの，術後に補液による wash out は行ってもいいかもしれない．

> **MEMO**
>
> **冷や汗必至！私のブルーマン症候群体験談**
>
> 　図1の症例を経験した日のことはよく覚えている．手術が終わり病棟へ向かっていると，院内PHSが鳴り，「青いんです．急いで来てください．」と手術室から連絡があった．訳がわからないまま向かうと，確かに全身の皮膚が真っ青になった患者がベッドに寝ていた．まだ鎮静状態だったため，思わず息をしていないんじゃないかと，かなり焦った．まさか，人の皮膚が"ブルー"になるなんてことがあるとは信じられなかった．

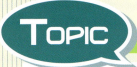

訴訟になりそうなとき，実際に医療事故を起こしてしまったときの対応や手続き

井上多恵

　医療事故は多忙なとき，診療終了時間間際，休日前の夕方など，余裕がない診療時間帯に起こりやすい．診療にはなるべく余裕を持ち，周囲スタッフと日頃からチームワークの構築に努めたい．

■ 医療事故発生直後

①現場対応
　医療事故が疑われる場合にすべきことは現場対応（事故直後から必要）である．つまり患者に対する1次，2次の救命処置である．これは事故に限らず患者の容態が急変した場合にも必要になる．

②業務管理上の対応
　現場対応と同時に遅滞なく行われるべきことは，業務管理上の対応として（下記a〜e）が挙げられる．

a．病院管理者への報告
　発生状況と患者の状態を院長，医療安全対策委員長などの病院管理者に報告する．

b．家族への緊急報告
　家族に直接来院してもらい，面会して具体的な状況を説明する．第1連絡先に連絡がつかない場合には，第2，第3の連絡先に連絡，それでも連絡が取れない場合は，その後も連絡を取り続ける．カルテには，その旨も経時的に記載しておく．

c．現場の保全
　事故現場を可能な限り，「そのまま」保存する．医療機器の設定はそのままの状態にしておく．死因究明の手段として病理解剖やAI（autopsy imaging）を家族に奨める．AIが可能な病院（医師会で案内可能）に連絡し，指示を受ける．AIのためにもチューブ，ルート類は抜去せずそのまま保存する．

d．しっかり記録
　記録係を決めて処置や経過を時系列に正確に経時記録する．記録係の記録をもとに，関わったスタッフが処置や治療，経過，説明内容などの詳細を正確に漏れなく記録する．院内で定められたアクシデント報告書を作成，提出する．

e．万が一に備えてシミュレーション研修
　また，日頃からあらゆる危険を予測して，その回避と対策に万全の準備を行う．例えば，万が一に備えての初期対応シミュレーション研修は非常に有効である．

■ 訴訟になりそうなときの対応

①医療事故後，患者に損害が発生し最初の苦情がきた場合
　苦情の主な内容は，下記a〜dである．

a．なぜ悪い結果となったかその原因・理由が知りたい．
b．謝罪してほしい．
c．損害を補償または賠償してほしい．
d．同じことが2度と起こらないようにしてほしい．

　混雑している時間帯を避け，余裕のある時間帯を再度予約して来院してもらい，苦情の詳細を聞く時間に充てる．

②患者に誠意をもって十分な説明を行う．
　患者に誠意をもって十分な説明を行う．前医や他科の批判はしない（不用意な発言は患者に不信感を募らせるきっかけとなる）．スタッフとの情報共有に努め，患者からの相談窓口は担当医師に統一し，不用意な発言を慎むよう徹底させる．

③損害賠償や補償を求められたら？
　損害賠償や補償を求められたときは，下記a，bのように対応する．

a. 病院勤務医の場合「医療安全(担当)部署に相談してから返事をしたい」
b. 開業医の場合「医師会に相談してから返事をしたい」

　請求が少額で確実にその金額内で解決できる確信があっても，患者側との直接の金銭のやり取りは避ける．事故報告の手続きを医師会宛てにせずに自己解決した場合には，一度解決しても，また後日さらなる請求があった場合に医師会の損害賠償保険の適用は受けられない．

④一人で処理しない

　当人同士では，患者が感情的になり，医師も動転し，お互いに冷静に対応できず，処理が難しい．患者側からいきなり文書(患者が書いた，あるいは弁護士からの文書)で具体的な要求をしてくることがある．病院勤務医の場合は院内医療安全担当部署，開業医の場合は所属医師会に報告し，都道府県医師会の協力を求める．患者との最初の接触(面談，文書など)があったら直ちに地区医師会に連絡し，医事紛争自己顛末報告書に所定の様式に従った記載をして地区医師会を経て，都道府県医師会に提出することが重要である．

⑤弁護士照会(弁護士法23条2)や証拠保全(民事訴訟法234条)の知らせが来た！

　患者から直接の苦情がなかった場合でも，ある日突然診療記録に対する弁護士照会や裁判所からの証拠保全の通知が来ることもある．出廷日が迫ってから慌てて医事紛争自己顛末報告書を医師会に提出しても，医療者側(弁護士，医師会)の事前の調査，打ち合わせの時間等が足らず，応訴するのが困難である．弁護士照会や証拠保全がされた事例はすべて速やかに報告書を地方医師会から都道府県医師会に提出されたい．

証拠保全とは？

　医療事故では(民事訴訟234条)，事前に患者側がカルテ等の医療記録の改竄のおそれありとして申し立てると，裁判所は患者の主張や提出資料に基づいて証拠保全の実施を決定するのが一般的である．これに対して医療機関側は不服を申し立てることはできない．したがって証拠保全はその目的を達成するため，不意打ち的に実施される．裁判所執行官が実施の1～3時間前に突然医療機関を訪れ，証拠保全決定謄本等を送達する．これにより医療機関は初めて証拠保全が行われることを知るが，多忙な診療中に突然の裁判所の訪問は心情的には心穏やかであるはずがない．しかし協力しなければ後の訴訟手続きでは患者側の主張が真実とみなされる．証拠保全で提出しなかった決定的な証拠が訴訟で採用されない危険性があるため，できるだけ裁判所には協力する．対応としては，決定謄本に添付されている検証物目録の内容を確認，事前に対象物の有無を確認し，保有しているものに関して準備をしておく．証拠保全では，裁判官，裁判所の職員，患者の代理人弁護士およびカメラマンといった複数人が医療機関を訪れ診療録などを写真撮影するため，他の患者に配慮し個室を用意しておいたほうが良い．初めて経験する場合には非常に困惑するが，証拠保全は医療機関の責任の有無を判断する手続ではないことを理解いただきたい．証拠保全の決定通知が来たら速やかに都道府県医師会に連絡，顧問弁護士に相談し，時間が合えば証拠保全に立ち会ってもらうとよい．

IV章

どうする！
難治・反復・重症例

IV章 どうする！ 難治・反復・重症例

1年中出没して消えることのない口腔アフタ

西部明子

Check List

- [x] 再発性口腔アフタは，口腔病変としては頻度の高い疾患であるが，全身疾患の一症状の可能性を念頭に置き鑑別を行う．
- [x] 結節性紅斑や毛嚢炎などの皮膚症状，眼症状，発熱，関節痛などの全身症状を評価する．
- [x] 口腔カンジダ症はアフタの原因であるだけなく，治療による二次感染でも生じうるため，適宜KOH法を行う．

問題背景・疾患解説

アフタは口腔粘膜に発症する有痛性の類円形の潰瘍性の粘膜疹である．好発部位は口唇粘膜，頬粘膜，舌辺縁で，硬口蓋から軟口蓋，咽頭や扁桃粘膜にもみられる．

再発性口腔アフタは1年に1個の潰瘍が数回生じるものから持続性病変のこともある．成人の20〜30％が罹患するとされており，小児のほうが罹患率が高い．病変出現1〜2日前に疼痛や灼熱感を自覚し，潰瘍形成後は疼痛を伴う．通常7〜10日程度で治癒するが，1cm以上の大きな潰瘍では，治癒に10〜40日程度かかり瘢痕化することもある．病因は不明であるが，家族内発症の傾向があり，口腔外傷やストレスが誘因となることが多い．

治療は，自身の口腔内を噛むなどの外傷を避け，疲労や睡眠不足などのストレスの回避を指導し，口腔洗浄，ステロイド外用を行う．ステロイド塗布および貼付は治癒期間を短縮することが報告されているが，口腔カンジダ症の誘発に留意する．

再発性口腔アフタは，口腔内病変のなかでは最も頻度が高く，ほとんどが基礎疾患を有しない．しかしながら，ベーチェット病や炎症性腸疾患などの全身疾患の一症状として生じる場合があり，他病変の評価が必須である．

トラブル発生の原因

アフタが口腔に限局する場合，全身疾患を見落とす可能性がある．

対応策・回避策

再発性口腔アフタは歯科・口腔外科領域ではまれな疾患ではない．全身疾患の有無や感染症の評価をしっかりと行い鑑別する必要がある．

1．ベーチェット病（図1）

外陰部潰瘍は陰嚢と大陰唇に好発し，激痛を伴う．深い円形の潰瘍を呈することが多い．他の皮膚病変（結節性紅斑，血栓性静脈炎，毛嚢炎様皮疹）を観察する．ぶどう膜炎の評価のため，眼科へコンサルトする．

2．炎症性腸疾患（クローン病，潰瘍性大腸炎）

腹痛，下痢，発熱がみられる．クローン病では，口腔アフタが10〜20％に生じるとされている．

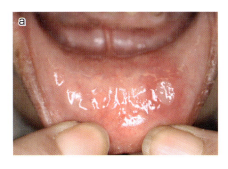
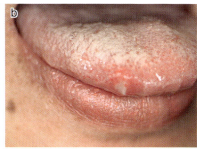

図1　ベーチェット病
a. 口唇粘膜に米粒大のアフタを形成.
b. 舌先端右側にアフタを形成, 口腔カンジダ症を併発.

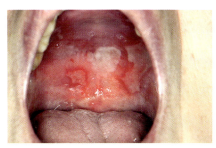

図2　粘膜類天疱瘡
硬口蓋から軟口蓋にアフタ性潰瘍を形成.

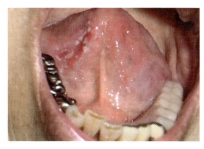

図3　口腔カンジダ症
舌裏面に境界不整な白苔を付着するびらん・潰瘍を形成.

また，結節性紅斑，壊疽性膿皮症の有無を観察する．他の合併症には，貧血，末梢関節炎，強直性脊椎炎，虹彩炎が挙げられる．

3. 自己免疫性水疱症（天疱瘡，類天疱瘡）（図2）

口腔病変が先行したり限局する場合，肉眼的鑑別が困難な場合もある．採血で自己抗体（抗Dsg1, Dsg3, BP180抗体等）を測定する．生検により粘膜や基底膜に免疫複合体の沈着がみられ，鑑別に有用である．粘膜上皮が欠損した潰瘍底には好中球の浸潤がみられ，その周囲にはリンパ球，組織球が混在し，病理所見のみでの鑑別は困難である．

4. 単純ヘルペスウイルス感染症

Tzanck試験は有用であり，多角巨細胞の有無を確認する．再発頻度が多い場合，悪性腫瘍や血液疾患など免疫抑制をきたしうる疾患を鑑別する必要がある．

5. 口腔カンジダ症（図3）

KOH法を行い，カンジダ菌の胞子や仮性菌糸を観察する．

6. 口腔内悪性腫瘍

難治性潰瘍の場合は，病理組織学的検討を行う．

予防策

口腔内を清潔に保つよう心掛ける．また，疲労やストレスによる再発を予防するためにも十分な休息も必要である．基礎疾患がある場合，その治療が必須である．

トラブル後のフォロー

口腔病変の再発の有無をフォローする．また，局所治療としてステロイド外用や貼付剤が用いられることが多く，口腔内カンジダ症が誘発される可能性がある．カンジダ症を疑ったときは速やかにKOH法を行う．

COLUMN

口腔アフタの鑑別疾患

初発や初期病変では，感染性疾患をしっかりとスクリーニングしなければならない（麻疹，風疹，手足口病，水痘・帯状疱疹，ヘルパンギーナ，口腔カンジダ症，AIDS等）．

また，SLEでもしばしば口腔潰瘍を伴うが，粘膜疹が先行することは通常ない．

IV章 どうする！難治・反復・重症例

頻回に再発する単純ヘルペス 口唇・性器ヘルペス

松尾光馬

Check List

- ☑ 口唇，性器に多いが，顔面，殿部などにも生じることがある．
- ☑ 初感染時に皮疹を生じることは少なく，感染機会が不明の症例も多い．
- ☑ 口唇などの上半身に再発する場合は HSV-1 型，性器ヘルペスなどの下半身では HSV-2 型によることが多い．
- ☑ 典型的な水疱が出現せず，紅色丘疹，毛包炎様の所見のみ認めることがある．陰部ではジッパーカット，毛切れのような症状でも繰り返す場合はヘルペスを疑う．
- ☑ 皮疹がヘルペスによるものかどうか，その部位からの病原診断を行うことが望ましい．
- ☑ 血清学的検査により，HSV に対する IgG 抗体が陽性であるからといって皮疹が単純ヘルペスと診断することはできない．

問題背景・疾患解説

ヒトヘルペスウイルス感染症の特徴は，初感染の後，ウイルスが排除されることなく持続感染 persistent infection することである．そのため，初感染以外でも，再感染，あるいは潜伏ウイルスの再活性化によって病変を形成する．単純ヘルペスはヒトヘルペスウイルス 1，2 型（human herpes virus：HSV-1，2）により生じる．HSV-1 は主に三叉神経節に潜伏感染し口唇ヘルペスの原因に，HSV-2 は腰仙骨神経節に感染し性器ヘルペスを生じやすいという傾向がある．また，高齢者では下半身に生じる場合，殿部ヘルペスの頻度が高い．口唇ヘルペスは，年に 2，3 回程度の再発を認める患者が多くを占めるが，性器ヘルペスは再発回数が多く，1 年に 6 回以上の症例が 15％程度でみられる．今回の訴えのように頻回に再発する単純ヘルペスは HSV-2 による性器ヘルペスのことが多い．このような再発型は，前駆症状として数時間から数日前に刺激感，感覚異常，疼痛などを認め，片側に生じ皮疹も少ない（図1）．また，男性では亀裂や線状の潰瘍など非特異的な皮疹もみられることもあり注意を要する（図2）．さらに足の痺れや，パートナーへの感染に対する不安など，感染患者における QOL の低下は著しい．

トラブル発症の原因

再発の回数が多い性器ヘルペスの場合は，再発後に抗ウイルス薬を投与する episodic therapy（再発時投与）を行っていると再発回数は減らず，不満を覚える患者もみられる．

対応策

単純ヘルペスによると考えられる症状が頻回にみられる場合は，本当に HSV-1，2 によるものかどうかを病原診断（病変部にウイルス，もしく

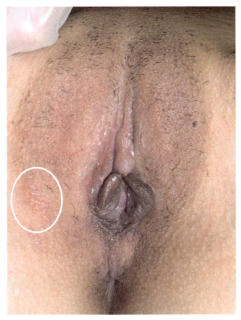

図1　33歳女性．再発型性器ヘルペス
HSV-2による初感染後，1ヵ月での再発．

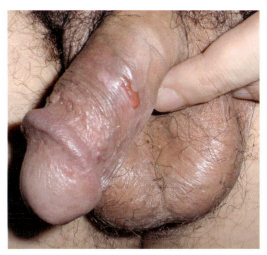

図2　30歳男性．再発型性器ヘルペス
明らかな水疱はみられず，びらんを認める．

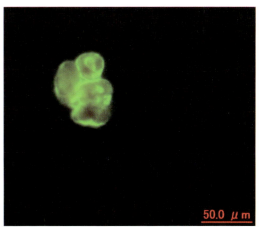

図3　HSV-1モノクローナル抗体染色陽性所見
HSVの場合，核，細胞質がドット状に染色されることが多い．

はウイルスにより変性した細胞，核酸を検出すること）もしくは，血清抗体の測定により確定する必要がある．口唇，性器を含めた単純ヘルペス感染を考える患者のなかには，患者が感染していると思い込んでいるだけのこともあるからである．

1．抗原検査

①蛍光抗体法

蛍光色素（FITCなど）を抗ウイルス抗体に標識し，抗原と反応させる．蛍光抗体法の利点は1時間程度で診断が可能な迅速性，簡便性に加えて，HSV-1，2型の判定が可能なこと，保険適用があることである．ただし，外注する場合は，結果を得るのに3，4日を要する．HSV感染細胞は蛍光顕微鏡で観察すると，緑色の特異蛍光を発し，非感染細胞は赤色に染色される（図3）．

② Tzanck test

ヘルペスウイルスに感染し，変性した巨細胞を観察する．HSV-1，2の型判定，水痘・帯状疱疹ウイルスvaricella-zoster virus（VZV）との鑑別はできないが，10〜15分ほどで結果がでるため，外来での迅速診断に適する．病変部から感染細胞を採取し，スライドガラス上で希釈したギムザ液，もしくは原液で染色する（図4）．

③イムノクロマト法

単純ヘルペスでは2013年7月から保険適用となっている．金コロイド標識抗HSVマウスモノクローナル抗体と検体中のHSV抗原が免疫複合体を形成し，キットに陽性のラインを認める（図5）．反応は15分以内に出るため外来での迅速診断に適している．ただし，性器ヘルペスの診断補助として用いられるプライムチェック®HSVではHSV-2に対する抗体を用いているため，HSV-1

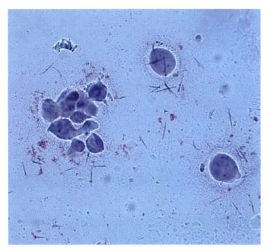

図4　Tzanck test 陽性所見
写真はギムザ液原液で染色した簡易的なもの（原液のためバックのブルーが濃くなる）．ケラチノサイトより大きい巨細胞を認める．

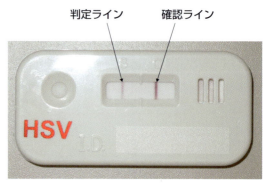

図5　イムノクロマト法陽性所見
HSV-2による性器ヘルペス患者の検体．確認ラインは陽性となる．判定ラインは薄いが陽性である．

による単純ヘルペスでは反応が弱いこと，抗ウイルス薬による治療を行っていると陽性所見が得られにくいなどの欠点はある．また，1，2型の判別はできない．

2．核酸増幅法

① PCR 法　real-time PCR 法

ウイルス DNA を検出する PCR 法は感度，特異度とも良好であるが，サーマルサイクラーなどの特殊な機器が必要でありかつ，DNA 抽出や増幅 DNA をアガロースゲル上で電気泳動にて確認する必要であり，広く一般の検査室に普及するには至っていない．real-time PCR 法はウイルス定量ができ病勢をみる場合などに有用であり，単なる PCR 法よりも感度がよい．水疱でなく痂皮でも検出が可能である．免疫不全状態の患者で，HSV 感染を強く疑う場合には，real-time PCR 法のみ保険適用となっている．

② LAMP 法

LAMP（loop-mediated isothermal amplification）法は，PCR 法に代わる安価・迅速・簡易な検査法としてわが国の栄研化学が独自に開発した核酸増幅法である．電気泳動が必要なく，リアルタイムに増幅曲線が付属の PC に表示される．従来の PCR と同等以上の増幅効率，感度を実現しており，全工程は1時間以内の1ステップで終了

する．

3．ウイルス培養

ウイルスそのものを培地にて増殖させる．まれではあるが抗ウイルス薬に耐性ウイルスが出現することがあり，感受性をみる場合には有用である．

以上の1～3の方法が病原診断法といわれる．

4．抗体検査

血清抗体価測定には，CF（補体結合反応），NT（中和反応），EIA（酵素抗体法）が用いられるが，保険上すべての検査を同時に行えない．CF はスクリーニングとして広く用いられるが，感度が低く本法のみでの診断は避けるべきである．EIA は高感度であり，免疫グロブリンサブクラス別に IgG と IgM が測定できる．しかし，再発時での IgG の変動は少なく初感染の診断においてのみ有用である．NT では HSV-1，2に対する抗体が測定できるが，正確な型判定は難しく，ウイルスのエンベロープに存在する糖蛋白 G glycoprotein G（gG）に対する抗体測定法（ELISA）が用いられる．ただし，この検査は保険適用がなく自費となる．

回避策

誤診を回避するためには，単純ヘルペスを疑うとともに，病原診断法にてその部位にウイルスが存在することを証明する必要がある．ただし，性器ヘルペスや臀部ヘルペスなどの下半身に再発を繰り返す症例はほとんどが HSV-2 によっている．

わが国での HSV-2 保有率が 5 ～ 10% 程度と低いことを勘案すると，疑わせる症状があり，HSV-2 に対する gG 抗体が陽性であれば診断されることもある．性器ヘルペスで最も誤診されていることが多い疾患がベーチェット病である．抗ウイルス薬を投与しても軽快せず紹介されることが多い．陰部潰瘍では水疱はほとんどみられず，潰瘍は深く疼痛を伴うことが多い．ほかに口腔内アフタ様皮疹，ぶどう膜炎などの症状も参考になる．

予防策

再発時はアシクロビル 200 mg × 5/日（経口）を 5 日，バラシクロビル 500 mg × 2/日（経口），もしくはファムシクロビル 250 mg × 3/日（経口）を 5 日投与を用いた episodic therapy が行われるが，発症から 1 日以内に服用を開始しないと有意な効果が得られない．また，再発の前後では無症候性排泄の頻度も高まるため，理想の治療は発症自体を予防することである．そのため，頻回に再発を繰り返す患者での episodic therapy は無症候性排泄を抑制できないため勧められない．また，2019 年 2 月からはファムシクロビルの patient-initiated treatment（患者の開始する治療）で承認された．これは，前駆症状でみられた時点で 1,000 mg 内服し 12 時間後に 2 回目の摂取を行う．再発時投与よりはウイルス排泄の期間が短くなり，他人への感染リスクは減少する．最も理想的な治療は，suppressive therapy（再発抑制療法）で，わが国で承認されている方法はバラシクロビル 500 mg/日を毎日投与する．再発頻度，パートナーへの感染も低下し有用性は非常に高い．

トラブル後のフォロー

再発回数が多く QOL の低下した患者では，ま ず再発抑制療法を考慮する．再発回数を減らすとともに，生活習慣のなかでどのようなことに注意をするべきなのか，パートナーへの感染リスク，妊娠予定のある女性であれば出産におけるリスクなどを伝える．また，何に対して不安，不満をもっているのかを聞きだし，適切なアドバイスと治療を行う必要がある．

COLUMN

単純ヘルペスの治療

単純ヘルペスで行われる治療には，発症後に治療を始める episodic therapy（再発時投与），皮疹はないが前駆症状が出現した場合にすぐ抗ウイルス薬を投与する patient-initiated treatment（患者の開始する治療），抗ウイルス薬を継続的に内服する suppressive treatment（再発抑制療法）が挙げられる．episodic therapy は改善までの短縮される期間が 1 日程度で，患者にとっては満足できるものではない．patient-initiated treatment は治癒までの期間が短縮し，しいては症状が出現しないこともあり有用な手段といえる．

COLUMN

あなどれない無症候性ウイルス排泄

無症候性ウイルス排泄は，臨床症状がないにもかかわらず，ウイルスもしくはウイルス DNA の排出がみられる状態で，性器ヘルペスの伝播に関与する重要な病態である．性器ヘルペスは初感染時，60 ～ 70% の症例で無症状といわれており，その後も明らかな病変を生じない無症候性ウイルス排泄からの感染が多くみられる．また，再発を 12 回以上繰り返す症例と再発のない症例では明らかに再発の多い症例での排泄が多く，再発前後 1 週間に集中している．

頻回に再発する単純ヘルペス 口唇・性器ヘルペス

IV章 どうする！難治・反復・重症例

腫瘍随伴性天疱瘡で全身が熱傷様のびらんを呈する皮膚病変

石井文人

✓ Check List

- ☑ 口唇，口腔内の難治性のびらんを認めたときは本症を鑑別疾患に挙げる．
- ☑ 天疱瘡に準じた各種検査を行う必要がある．
- ☑ 本症の疑い，または診断確定時には随伴腫瘍の検索を行う．
- ☑ 尋常性天疱瘡に準じて治療方針を立てる．
- ☑ 経過中に呼吸器症状の発症に注意する．

問題背景・疾患解説

腫瘍随伴性天疱瘡 paraneoplastic pemphigus (PNP)は，天疱瘡の一型で，悪性または良性の新生物を伴い，びらん形成を主体とした重篤な粘膜病変と多彩な皮膚病変を呈する．

随伴する腫瘍は，主に血液系腫瘍(リンパ球系増殖性疾患)が多い．

皮膚病変は多彩で，紅斑，水疱，びらんが主体であり，多形滲出性紅斑や扁平苔癬に類似する皮疹を呈することがある(図1)．重篤な粘膜病変が特徴とされ，主に口唇や口腔内に血痂を伴う出血性のびらん，潰瘍を生じる(図2, 3)．また眼粘膜病変を伴うことが多く，偽膜性結膜炎や眼瞼癒着を生じることがある．尋常性天疱瘡，粘膜類天疱瘡等の自己免疫性水疱症のほかに，重症型の薬疹である Stevens-Johnson 症候群，中毒性表皮壊死症 toxic epidermal necrolysis (TEN)や多形滲出性紅斑との鑑別を要することがある．

悪性腫瘍に伴う PNP は予後不良とされ患者の90％が原疾患，合併症により死の転帰をたどるという報告がある．

また，閉塞性細気管支炎の合併が知られている．

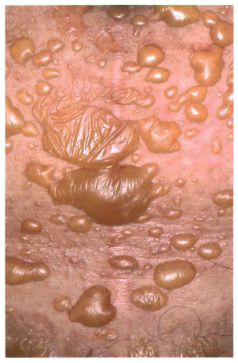

図1 50代女性．PNP の皮膚症状
腹部にびまん性の浮腫性紅斑と多数の緊満性水疱を認めた．

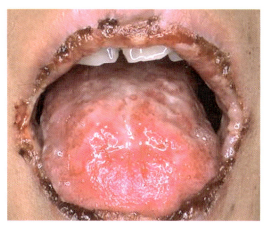

図2 60代男性．PNPの口唇・口腔内症状
口唇・頬粘膜に高度のびらん，潰瘍を認めた．

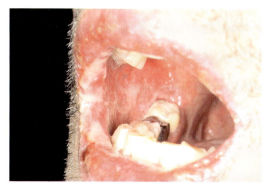

図3 30代女性．PNPの口唇・口腔内症状
口唇・舌にびらんがみられ，口唇には血痂が付着していた．

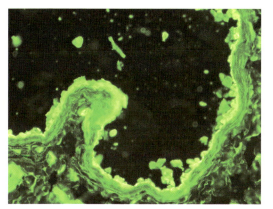

図4 ラット膀胱上皮を基質とした間接蛍光抗体法
移行上皮にIgGが反応している．

トラブル発生の原因

確定診断に至らなければ，随伴腫瘍の検索と治療が遅れる可能性がある．さらに生命予後に大きく影響を及ぼす合併症である閉塞性細気管支炎の発症に留意を要する．

対応策

臨床症状より尋常性天疱瘡をはじめ自己免疫性水疱症を疑う，または鑑別疾患として挙げた場合は本疾患も念頭に病理組織学的・免疫学的検査をすすめる．

1. 生検

病理組織では多彩な皮膚病変を反映しさまざまな所見を得る．天疱瘡でみる棘融解像のほかに苔癬型反応 interface dermatitis を示すことがある．

2. 蛍光抗体法

直接蛍光抗体法ではIgGが表皮全層の表皮細胞膜に沈着する．さらに表皮基底膜部に沿ってIgGと補体が線状または顆粒状に沈着することがある．多くの症例でラット膀胱を基質とした直接蛍光抗体法で移行上皮に反応するIgG抗体を検出する(図4)．

3. CLEIA/ELISA法

CLEIA/ELISA法でデスモグレイン(Dsg)に対する自己抗体を検出する．ほとんどの患者で抗Dsg 3抗体を検出する．

4. イムノブロット法

プラキン分子に対するIgG抗体を検出することが特徴であり，表皮抽出液を用いたイムノブロット法で患者血清の多くが210 kDaエンボプラキンと190 kDaペリプラキンに反応する(図5)．

本疾患では，抗Dsg抗体以外に，多くの抗原蛋白に対する自己抗体を有することを特徴とし，免疫沈降法によりプラキンファミリーに属する分子を中心とした蛋白群(250 kDa，230 kDa，210 kDa，190 kDa，170 kDaなど)に対する自己抗体を検出することが知られている[1]．さらに一部の症例では，類天疱瘡抗原であるBP180(XVII型コラーゲン)領域の蛋白にも反応することがある[2]．しかしこれらの自己抗体がどのように病態形成に関与しているかは現在まだ明らかにされていない．

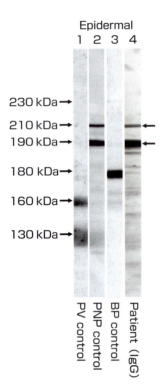

図5 イムノブロット法(免疫ブロット法)
患者血清にて210 kDa(エンボプラキン), 190 kDa(ペリプラキン)に陽性.

5. 随伴腫瘍の検索

随伴腫瘍に関して本症を診断または疑ったときは, 全身画像検査等の精査を行う必要がある.

回避策

誤診を回避するためには, 病理組織学検査に加え免疫学的検査が必須である.

治療について, 随伴腫瘍に対する治療と, 重症尋常性天疱瘡に準じた治療方針を立てる. 高用量ステロイド内服(プレドニン 1.0 mg/kg/日)から始まりステロイドパルス療法, 種々の免疫抑制薬, 血漿交換療法や大量ガンマグロブリン静脈注療法 intravenous immunogloblin(IVIG)の併用が検討される. 治療による副作用や合併症のコントロールが重要となる.

まれな疾患であり認知度は低いが, 腫瘍に携わる皮膚科以外の他科との診療連携が重要となる.

予防策

口腔内のびらんや潰瘍の疼痛が原因で摂取困難や口腔ケアが不十分となり, 二次的に栄養障害や歯周病の発症が懸念されるため, 適切な口腔ケアの指導が重要である. 過度の歯磨き, 硬い食材の摂取への注意が必要である.

閉塞性細気管支炎の原因は不明である. 閉塞性細気管支炎について画像検査などによる精査が不可欠である.

トラブル後のフォロー

随伴腫瘍や皮膚症状に対して治療が奏効していても, 閉塞性細気管支炎が進行し致死的になることがあるため, 経過中は呼吸状態について注意深い観察が必要となる.

■文 献
1) Anhalt GJ : Paraneoplastic pemphigus. J Investig Dermatol Symp Proc **9** : 29-33, 2004
2) Tsuchisaka A, et al : Immunological and statistical studies of anti-BP 180 antibodies in paraneoplastic pemphigus. J Invest Dermatol **134** : 2283-2287, 2014

IV章 どうする！難治・反復・重症例

冷や汗度 💧💧💧💧💧　頻度 ★★☆☆☆

ステロイド内服による副作用をきたした難治性蕁麻疹

田中暁生

✓ Check List

- ☑ われわれが日常の現場で診察する蕁麻疹で，ステロイドの投与が必要となる症例は少ない．
- ☑ 病型や個々の症例レベルではステロイドの効果が期待でき，治療選択肢になりうる．
- ☑ ステロイドは長期投与により副作用が必発であるため，投与については効果と副作用のバランスや投与期間の見通しなどについて十分に考慮したうえで，慎重に行うべきである．
- ☑ ステロイドを使用する場合はその副作用についてインフォームド・コンセントを行う．
- ☑ ステロイドの投与中には，その副作用に対する定期的なモニタリングを行う．

問題背景・疾患解説

蕁麻疹の診療では，まず病型を明らかにし，病型に基づいた治療方針を立てることが大切である．蕁麻疹は，自発的に皮疹が出現する「特発性の蕁麻疹」と，誘因がある程度はっきりしていて皮疹の誘発が可能な「刺激誘発型の蕁麻疹」に大別することができる．また，これらの蕁麻疹のほかに，真皮下層から皮下組織にかけて浮腫がみられる血管性浮腫や，蕁麻疹様血管炎や色素性蕁麻疹などの「蕁麻疹関連疾患」もある．

蕁麻疹の治療の基本は，原因や悪化因子の回避と抗ヒスタミン薬（H₁受容体拮抗薬）を中心とした薬物療法である．それでも十分に症状が制御できない場合に，時としてステロイドの内服が行われることがあるが，同時にその副作用の出現に注意が必要となる．ステロイド内服には，表1のような副作用がある．特に慢性蕁麻疹に対するステロイドの長期使用は副作用を生じやすく，また，ステロイドによって治癒を早めることを示すエビデンスもないため推奨されない．多くの蕁麻疹症例ではステロイドの内服の効果はあまり期待でき

表1　ステロイド内服の副作用

・免疫機能低下	・肥満・満月様顔貌（図1）
・骨粗鬆症	・耐糖能低下
・血小板機能亢進	・脂質異常・動脈硬化
・無菌性骨壊死	・消化性潰瘍
・高血圧	・ステロイド筋症
・副腎不全	・白内障・緑内障
・精神障害（不眠症，多幸症，うつ状態）	

ないが，病型や個々の症例によっては著効することがあり，皮膚科医にはステロイドを使うべき蕁麻疹とそうではない蕁麻疹を見極める力が求められる．

トラブル発生の原因

ステロイドの内服が長期になってしまった場合，および副作用に対する定期的なモニタリングがおろそかになり，副作用の出現を見落としてしまった場合にトラブルになることがある．

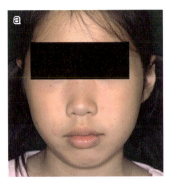
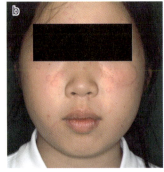

図1　11歳女児．難治性の慢性蕁麻疹に対してステロイドを内服した症例
a. 初診時．
b. ステロイド内服開始3ヵ月後．満月様顔貌を呈している．

表2　蕁麻疹の種類とステロイド全身投与への反応性

直接的な症状抑制を	期待できる	期待できない
特発性の蕁麻疹	急性蕁麻疹・慢性蕁麻疹（自己免疫性蕁麻疹を含む）	―
刺激誘発型の蕁麻疹	遅延性圧蕁麻疹	アレルギー性蕁麻疹，アスピリン蕁麻疹，その他の物理性蕁麻疹など
血管性浮腫	特発性の血管性浮腫	その他の血管性浮腫，HAE・ACE阻害薬内服によるものなど
蕁麻疹関連疾患	蕁麻疹様血管炎	色素性蕁麻疹，Schnitzler症候群，クリオピリン関連周期性発熱症候群

(文献1)より引用)

対応策

ステロイドが必要な症例か，病型と経過から判断し，不必要なステロイド投与を避ける．必要な症例には最低限の量かつ，できるだけ短期間の使用にとどめ，投与中は副作用のモニタリングを定期的に行う．副作用出現時にはステロイドを漸減・中止し，副作用に対する治療も行う．

1. 病型診断

表2にステロイドの全身投与が短期的な症状抑制に有用である可能性のある病型をまとめた[1]．

まず特発性の蕁麻疹は，症状がひどくとも抗ヒスタミン薬が奏効する症例が多いため，症状の程度のみでステロイドの使用の是非を判断するべきではない．しかし，抗ヒスタミン薬では症状の制御が難しく，振り返ってみてステロイドが有効であったと感じる症例も存在し，臨床現場では経過や皮疹の性状などの臨床像からステロイドを使用するべきか否かを決定することが求められる．

エキスパートオピニオン（広島大学　秀道広教授）ではあるがステロイドが必要になることがある蕁麻疹には下記のような特徴が挙げられる．

- 紅斑が紫斑に近い（図2）
- 多数の正円に近い膨疹（図3）
- 連圏状・細環状紅斑（図3）
- 掌蹠の膨疹
- 1日以上持続する

上記のような蕁麻疹は珍しいが，抗ヒスタミン薬や抗ロイコトリエン薬のような補助的な治療薬のみでは病勢のコントロールが難しいことが多い．

それとは逆に，症状がひどくともステロイドを必要としない蕁麻疹には下記のような特徴が挙げられる（図4）．

- 表在性の浮腫が強い
- 個々の皮疹の持続時間が2～3時間程度
- 主として躯幹，四肢に分布（掌蹠にはない）
- 皮疹の大きさと形がさまざま

また，特発性の血管性浮腫や蕁麻疹様血管炎も

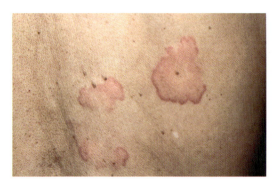

図2 紅斑が紫斑に近いタイプの蕁麻疹

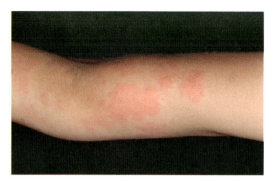

図4 11歳女児．大きさと形がさまざまな皮疹
抗ヒスタミン薬の内服で皮疹は速やかに消褪した．

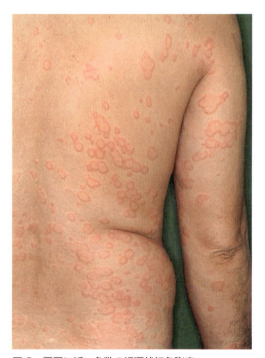

図3 正円に近い多数の細環状紅色膨疹

特発性の蕁麻疹と同様に，まずは抗ヒスタミン薬を中心とした治療を行い，症状の程度によりステロイドの内服を考慮する．このような症例で，1ヵ月以上にわたり，減量または中止の目途が立たない場合は，シクロスポリン（保険適用外）やオマリズマブ（既存治療で効果不十分な特発性の慢性蕁麻疹に対してのみ保険適用あり）などを併用して，ステロイドの漸減と中止を試みる．

一方，遅延性圧蕁麻疹は抗ヒスタミン薬が無効な症例が多く，ステロイドが奏効する[2]．

2. 副作用に対する定期的なモニタリング

定期的なモニタリングには，肥満に対しては体重測定，耐糖能異常や脂質異常に対しては血液検査や尿検査，高血圧に対しては血圧測定を行う．投与量や年齢によっては骨粗鬆症に対して血液検査や骨塩定量も考慮する．また，白内障や緑内障の既往の有無や，消化性潰瘍による症状や精神症状などの，日常の診察の中での問診も重要である．

回避策・予防策

正しい病型の診断を行い，安易なステロイドの使用を避ける．ステロイドを使用する場合はその副作用について必ず説明し，副作用に対する定期的なモニタリングを行う．

トラブル後のフォロー

ステロイドの副作用が出現したときには速やかにステロイドの漸減または中止を行う．同時に，副作用の種類によって内科や眼科に紹介するなど，副作用に対する治療も行う．

■文献
1) 秀 道広：蕁麻疹の診療，日皮会誌 **122**：2627-2634，2012
2) Morioke S, et al：Pressure challenge test and histopathological inspections for 17 Japanese cases with clinically diagnosed delayed pressure urticarial. Arch Dermatol Res **302**：613-617，2010

IV章 どうする！難治・反復・重症例

冷や汗度 💧💧💧💧💧　頻度 ★★★★★

食後アナフィラキシーの反復 原因が思いつかない

矢上晶子

✓ Check List

- ☑ アナフィラキシーショックが誘発された症例では食後に症状が誘発されている症例が多い．
- ☑ 幼少時期より問題なく摂取できていた食材でも成人になり突然発症することも少なくない．
- ☑ 問診でどのような食材（加熱，生）を摂取したか，食事から誘発されたまでの時間，食後の運動や同時に内服した薬剤の有無などを詳細に問診する．
- ☑ 原因検索には，血液検査や皮膚テスト（プリックテスト）を実施する．
- ☑ 他のアレルギーとの交差反応性も考慮し生活指導を行うことが大切である．
- ☑ アナフィラキシーショックなど症状が重篤な症例には自己注射製剤を処方し常時携帯するよう指示する．

問題背景・疾患解説

食物アレルギーは，口腔粘膜症状（口がイガイガする，喉が痒い）から全身の蕁麻疹，さらにはアナフィラキシーショックに至るなど症例が多岐にわたり，救急搬送される症例もまれではない．また，以前は問題なく摂取していた食物の摂取により突然アナフィラキシーショックが誘発されアレルギーとして発症し，原因不明のまま重篤な症状を反復する成人例も少なくない．

原因となる食材は多岐にわたるが，アナフィラキシーショックを誘発する頻度の高い食材を知っておくと診断に至る問診の際に役に立つ．

日常診療で遭遇するアナフィラキシーショックを誘発する食物アレルギーを下記に述べる．

1. 食物依存性運動誘発性アナフィラキシー

原因食材（小麦や甲殻類，果物）摂取後にランニングなどの運動を行う，または非ステロイド系抗炎症薬を内服することでアナフィラキシー症状や全身の蕁麻疹が誘発される（図1）．

2. 石鹸に含まれる加水分解小麦による小麦アレルギー

アレルゲンとなる加水分解小麦を含有する石鹸を使用することで経皮，経粘膜的に感作が成立し，その後，パンやパスタ，うどんなどの小麦製品を摂取後に家事などの日常的な動作とともに眼瞼腫脹やアナフィラキシーショックが誘発される（図2）．

3. 交差反応性に基づく食物アレルギー

ハンノキやシラカンバ花粉症患者の多くはリンゴやイチゴなどの果物により口腔過敏症状 oral allergy syndrome（OAS）が誘発されるがそれらの患者は豆乳摂取後にアナフィラキシー症状が誘発されることがあるため豆乳に関しては特別な注意が必要である．この疾患は，花粉抗原と食物抗原との交差反応性に基づいている．同様の発症機序による疾患であるラテックス-フルーツ症候群では，ラテックスアレルギー発症後にバナナ，キウイ，アボカド，栗などの摂取後に比較的重篤な即時型アレルギー反応が誘発される（図3）．

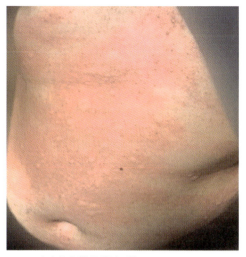 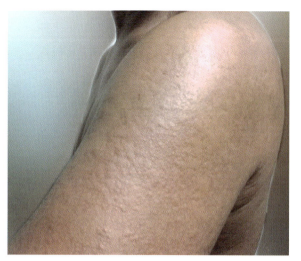

図1 小麦依存性運動誘発性アナフィラキシー
パン摂取後にジムで運動した後に症状が誘発された．腹部，上肢など広範囲に膨疹を認める（写真は患者提供）．

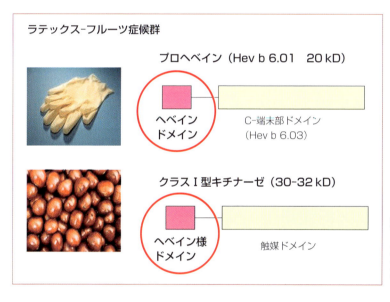

図3 交差反応性に基づく食物アレルギー
アレルゲンの交差性は，アレルゲン蛋白分子間の相同性に強く関与する．

4. エビアレルギー

学童期～成人期に発症することが多く，アナフィラキシーなど重篤な症状を引き起こすことが多い．また，エビアレルギーの耐性獲得は容易ではないとされる．

5. 魚アレルギー

魚は，成人の食物アレルギーの新規発症率で上位を占める食材である．成人で突如，魚アレルギーを発症する背景に，経皮感作による職業・環境性の抗原曝露が挙げられる．魚アレルギー患者の最大の特徴は，1種の魚のみでなく，多種の魚に対

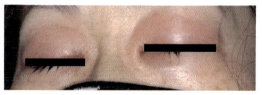

図2 加水分解小麦末含有石鹸により発症した小麦アレルギー
パン摂取後，著しい眼瞼腫脹を認める．

してもアレルギー症状を有する可能性が高いことである.

トラブル発生の原因

原因を明らかにできていないと患者は再度アナフィラキシーショックに陥る可能性がある. 生命のリスクに関わるためしっかりとした問診, 診断, 生活指導が必要である.

対応策

採血検査, 皮膚テスト(プリックテスト)を行う.

1. 採血検査

問診において患者より症状の訴えのあった食材に対する特異IgE抗体を測定する. 通常は, 粗抗原による特異IgE抗体(CAP-FEIA)を測定するが偽陰性があるため陰性だからといって患者の訴えを否定してはいけない. 現在は, より診断精度の高いコンポーネントアレルゲンとしてω5-グリアジン(小麦), Hev b 6.02(ラテックス), Gly m 4(大豆), Ara h 2(ピーナッツ)特異IgE抗体などが保険収載され簡便に測定できる.

また, 交差反応が疑われる場合は, シラカンバやハンノキなどの花粉抗原を測定する.

2. 皮膚テスト(プリックテスト)

プリックテストは, 即時型アレルギー反応に対する検査として, その安全性や有用性, 簡便さから欧米で高く推奨されている検査である. 方法はプリック針(プリックランセット〈SmartPractice社〉など)によりアレルゲンを少量皮膚に入れ, 15分後に出現した膨疹径を測定する(図4). すべての年齢の患者に適している. しかしながら, 検査により全身症状(呼吸困難や検査部位の著しい発赤腫脹など)が誘発される可能性があるため, 重症度を正しく評価し, 特に全身症状を誘発しやすい食材(スパイスなど)は希釈系列を作製し, 点滴ルートを確保したうえで行う. また, 一度に多数の検査を行わないようにする.

3. 負荷試験

重篤な症状が誘発される可能性があるため, 筆者の施設では通常は行っていない.

4. 問　診

問診の際には, いつ, どのような食材を摂取し, それらが生か, 加熱したものか, そして, 摂取後どのくらい経過してから症状が誘発されたか, 症状は顔面や眼瞼が腫脹していたか, 全身に赤みや膨疹が出現したか, 咳や呼吸困難感など呼吸器症状の有無があったかなどを詳細に聴取する. 詳細な問診が診断の決め手となるといっても過言ではない. そのため, 食物摂取後の運動や鎮痛薬内服の有無, 花粉症の有無, 職業の関与(経皮感作食物アレルギー), 日常的に使用している化粧品や石鹸などについて確認する. これらの問診により症状が誘発された食材と同時に経皮感作など感作の原因となる物質がないか抽出する.

回避策(生活指導)

通常は症状を誘発した食材の摂取を避けるように指示する. 食物依存性運動誘発性アナフィラキシーの場合, 原因食材を摂取した後, 4時間は運動を避ければ症状は誘発されない. また, 加水分解小麦末による小麦アレルギーでは, 感作源である石鹸の使用を避けると多くの症例は再度摂取できることが明らかとなっている.

予防策

1. アナフィラキシーショックに備えて

アナフィラキシーに対する緊急補助治療としてエピペン®(マイラン社)(0.3 mg〈成人用〉, 0.15 mg〈小児用〉)を処方する(図5). アナフィラキシーを起こす可能性の高い患者が常時携帯し, 症状が誘発された際に使用することで進行を一時的に緩和する作用を持つ. 症状の誘発時に患者自身が注射できるとは限らないため家族や職場の同僚などにも本製剤の携帯を周知しておくよう伝えるよう指示する.

2. アナフィラキシーを起こしたがエピペン® を打つほどではない場合

症状がエピペンを打つほどではない場合があり, そのような機会に備え, 経口ステロイド薬や抗ヒスタミン薬を処方する. 通常はプレドニン錠

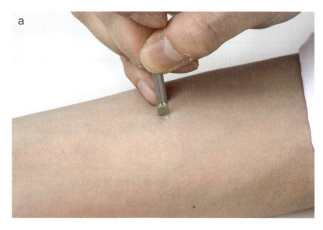
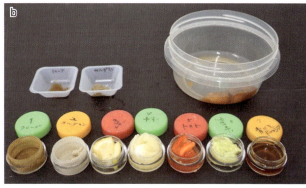
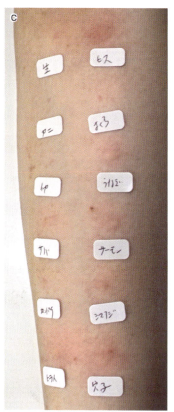

図4 プリックテスト
a. プリックテストの様子
b. 患者が持参した食材（例）
c. プリックテスト判定時の反応

①症状：蕁麻疹程度

蕁麻疹程度であれば，即効性のある抗ヒスタミン薬を内服あるいは注射する．

処方例1：抗ヒスタミン薬常用量〜倍量内服とする．

処方例2：抗ヒスタミン薬静脈注射を行う．脱力感，眠気などの副作用に注意する．

②症状：アナフィラキシー症状

アナフィラキシー症状が誘発されている場合は，バイタルサインの確認，患者を仰臥位にする．酸素投与，静脈ルートの確保，必要なら，心配蘇生，バイタルの測定など初期対応にあたる．

③症状：ショック症状

ショック症状が誘発されている場合にまず行うべき治療は以下の通りである．

処方例：ボスミン®注1 mg/1 ccアンプルを成人で0.5 cc筋肉注射する．年齢，体重等により増減する．症状により適宜，追加投与する．

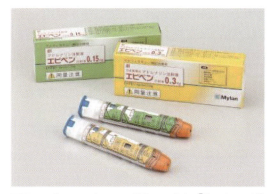

図5 アナフィラキシーの備え，エピペン®（マイラン社）

（10〜20 mg）と抗ヒスタミン薬常用量1回分を内服するように指示する．

トラブル後のフォロー（治療）

症状の重さによって治療法は異なる．

IV章 どうする！難治・反復・重症例

冷や汗度 ●●○○○　頻度 ★★★☆☆

脊髄損傷患者の褥瘡治療

東　隆一

Check List

- [x] 脊髄損傷患者の発熱では，褥瘡をまず疑う．
- [x] 好発部位は踵，外果，仙骨下端，坐骨部．
- [x] 見逃してはいけない化膿性股関節炎，化膿性脊椎炎，化膿性滑液包炎．
- [x] 手術では，再発予防と将来の皮弁資源の温存を考慮する．
- [x] 再発予防のためのモチベーションを保つ．

問題背景・疾患解説

　脊髄損傷患者の8割以上は褥瘡を経験するといわれている．また急性傷病者や高齢ねたきり患者とは異なり，一度治癒しても長期にわたって再発を繰り返すので，再発の予防がとても重要である．脊髄損傷受傷直後も褥瘡は発生しやすいが，急性期は一般的な褥瘡の対処と変わりはない．本項では慢性期の在宅脊髄損傷患者の褥瘡治療と予防について解説する．

トラブル発生の原因

1. 発見の遅れ

　脊髄損傷患者は知覚障害があるため褥瘡発生に気づくのが遅れがちで，感染を起こして高熱が出て初めて気づくこともまれではない．

2. 車椅子生活に特有の発生原因

　褥瘡は，主に「圧迫」と「ずれ」の2つの外力により発生するが，車椅子生活の患者の褥瘡は「ずれ力」の影響が大きいことが多い．この場合，褥瘡は深部脂肪組織の損傷deep tissue injury（DTI）から始まり，初期には皮膚表面の変化に気づきに

くい．また，長時間車椅子に乗る患者は，坐骨部にずれ力のため滑液包炎が発生しやすく，難治である．

3. 長期に繰り返す褥瘡

　脊髄損傷患者の褥瘡は，高齢寝たきり患者等と比べて皮膚の血流障害や低栄養などの内的要因は少なく，局所安静が保てれば創は治りやすい．反面，生活スタイルなどを含めた外的要因は根本的な予防とその継続が難しく，一度治っても必ず再発するといっても過言ではなく，その結果QOLの低下や介護・看護力の消費の問題が長期に存在する．さらには皮膚の損傷と再生を繰り返すことによる「皮膚癌発生のリスク」を伴う（図1）．

対応策

1. 手術適応について

　褥瘡を外科的に閉鎖するには，皮弁作成や広めの皮下剝離が必要で，これは一時的に皮下ポケットを拡大させているともいえる．術後の圧迫やずれ，感染のために創が離開することも多く，創が離開した場合，大きなポケットが残り，術前より創を拡大させてしまう．一般に，手術で治せる褥

COLUMN

褥瘡部に発生する有棘細胞癌の発生

褥瘡を繰り返すことにより，まれに有棘細胞癌を発生することがある．

肉芽面にいぼ状の不整があったり，隆起性の病変を見た場合は必ず生検を行う．

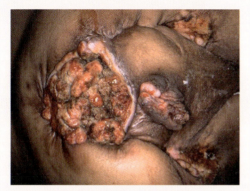

図1　仙骨部褥瘡に発生した有棘細胞癌

瘡は保存的治療でも治せることが多い．手術の目的は治療期間の短縮と再発しにくい強靱な皮膚皮下組織の再建である．手術しても長期的にはいずれ再発するので，安易に手術するべきではないという意見もあるが，一方，数年治らなかった褥瘡を手術したあと，10年以上再発しない症例もある．また，褥瘡予防は患者の「モチベーションの維持」が最も大切である．一度塞いでキズのない体にしてあげて，褥瘡を治しきることをあきらめかけた気持ちをリセットしてあげるのも患者への愛である．

2. 術前の注意

多くの場合は局所麻酔または無麻酔で手術可能であるが，知覚残存の程度，術中の体位が取れるかどうかを確認しておく必要がある．なお腹臥位は鎮静なしでは2時間ががまんの限度である．仙骨部，坐骨部の手術でも，方法によっては側臥位の手術も十分可能である．不随意な痙攣がある場合手術の妨げとなるので，全身麻酔にしたほうがよい．

3. 部位別の注意

①踵部，外果部

最も発生頻度の高い部位である．創面積が小さ

ければ，保存的治療でもたいていの場合1～3ヵ月で治癒させることができる．肉芽の増生が乏しい場合は，就寝時の圧迫のほかに車椅子のフットサポートに当たっていないかチェックする．また，下肢虚血や深部静脈血栓症がないか評価する．手術する場合，遠位腓腹皮弁(図2)や外側上外果皮弁，外側踵部皮弁が有用であるがやや難易度が高い．

②仙骨部，坐骨部

要因として，臥位での圧迫のほか，車椅子移乗，床やベッド上でのずり移動で発生しやすく，車椅子坐位で臀部が前方に滑ってしまう「仙骨座り」で発生しやすい．「ずれ力」により発生した褥瘡は創口が小さくポケットが大きい組織欠損となる．皮下の組織欠損が大きい場合は，保存治療では治癒まで長時間を要し，治癒後も瘢痕が薄く褥瘡が再発しやすいので，手術を積極的に考慮する．再建材料は，大殿筋筋膜皮弁(VY前進法，横転皮弁など)(図3)，大腿筋膜張筋皮弁，大腿二頭筋皮弁，後大腿皮弁など多種あるが，将来の再発再手術のために，次回以降の隣接部位からの皮弁採取の妨げにならないような皮弁デザインとする．術後は創離開を防ぐために少なくとも3週間は側臥位または半側臥位とし，創部の圧迫を避ける必要がある．

回避策

1. 治療開始前の説明

褥瘡発見時に皮膚壊死が小範囲でも，皮下脂肪や筋肉筋膜の壊死が広範囲に存在することはよくあり，デブリードマンを行うとかなり大きな組織欠損が生じる．こういったケースで入院後見かけ上褥瘡が拡大したようにみえることがあり，「入院したのに悪化した」と患者に不信感を抱かれるおそれがある．褥瘡の程度を過小評価しないように注意して，デブリードマンで生じる組織欠損を予測し，説明しておくことは患者との信頼関係を構築するうえで，きわめて重要である．

2. 感染源の検索

褥瘡患者が発熱した場合，皮下に壊死組織の残存やドレナージの効いていない皮下ポケットの存在をまず疑うが，皮膚表面から感染徴候を察しに

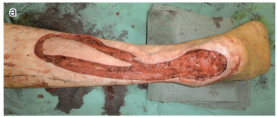
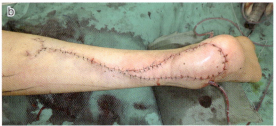

図2 遠位茎腓腹皮弁
a. 小伏在静脈と腓腹神経の伴走動脈を茎として，下腿後面に皮弁を作成できる．
b. 適度な厚みのしなやかな皮弁で踵後部の褥瘡再発を予防できる．外果の褥瘡にも適応である．

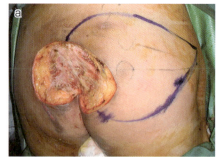
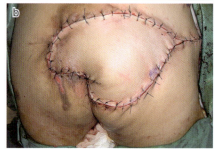

図3 大殿筋筋膜皮弁
a. 仙骨部褥瘡には最も汎用性が高い皮弁である．
b. 荷重部に皮下脂肪の多い厚めの組織を移植できるため，褥瘡が再発しにくい．

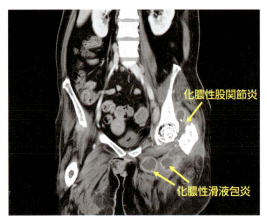

図4 化膿性股関節炎および化膿性滑液包炎
造影される厚い被膜内の均一な低吸収域が膿瘍の典型的所見である．左大腿骨頸部骨折を伴っていたが知覚脱失のため無症状であった．

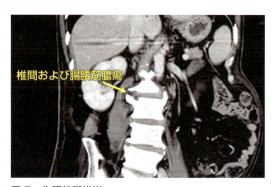

図5 化膿性脊椎炎
椎間と腸腰筋内にガス像を伴った低吸収域を認める．

くく知覚低下によって自覚症状が現れにくい，化膿性股関節炎(図4)，化膿性滑液包炎(図4)，化膿性脊椎炎(図5)を見逃してはならない．デブリードマンを行っても熱が下がらないときは造影CT検査を行い，褥瘡の範囲の評価とともに他の感染源の検索を行うのがよい．

予防策〜再発予防について〜

褥瘡の具体的な予防策は，車椅子移乗の方法，坐位の姿勢，就寝用マットレスの選択，スキンケアなど多岐にわたり，車椅子が原因の褥瘡にはシーティングクリニックの活用も勧められる．予防策の詳細は割愛するが，忘れてはならないのは二度と褥瘡を作るまい，という患者の意欲(モチベーション)の維持である．脊髄損傷患者に対して，定期的な通院や訪問看護で患者教育を継続すると褥瘡の再発を減らすことができるという報告がある．モチベーション維持のためには患者を孤独にしてはいけない．

IV章 どうする！難治・反復・重症例

ステロイドを減量すると再燃する薬剤性過敏症症候群

平原和久

Check List

- ☑ 初期は十分な量のステロイドを投与する．
- ☑ 初期のステロイド投与は急性期の病勢が十分に落ち着いてから減量する．
- ☑ 臨床像が紅皮症状態であれば，ステロイド減量をより慎重に行う．
- ☑ ステロイド減量中に血球（血小板，白血球），ヘモグロビンの急激な減少を認めた場合，サイトメガロウイルス抗原をチェックする．
- ☑ 経過中に感染症状を認めても，ステロイドの急激な減量は行わない．

問題背景・疾患解説

　薬剤性過敏症症候群 drug induced hypersensitivity syndrome（DIHS）は死亡率の高い重症薬疹である．死亡原因は他の重症薬疹と異なり，初期から急激に病勢が悪化して死に至るだけでなく，経過中にさまざまな症状を繰り返し，臓器障害を起こすことで死亡する症例も多い．特に経過中の再燃はステロイドの減量時に起こりやすいため，他の重症薬疹と異なり，急性期の症状が軽快してもステロイドの減量は慎重に行わなければならない．

トラブル発生の原因

　ステロイド減量時に症状が再燃する理由として2つの原因が挙げられる．ひとつ目は急性期の症状が落ち着いていない状態で，ステロイドを減量することによる．DIHSでは発症後も原因薬の内服を継続することで紅皮症化しやすく（）なるが，このような症例では治療開始後も紅皮症状態が遷延する．そのため，解熱や皮疹の軽快で早くステロイドを減量すると，症状の再燃がみられや

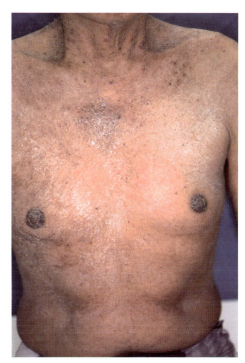

図1　DIHSによる紅皮症化
DIHS発症後も原因薬を内服し続け，紅皮症化した症例．皮疹だけでは湿疹による紅皮症との区別が難しいこともある．

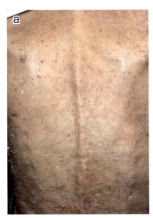 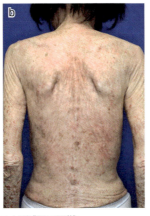 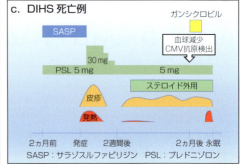

図2 紅皮症化した症例がステロイド減量で再燃
a. 初診時臨床像．皮疹出現後も原因薬を内服し続け，紅皮症化した．
b. 再燃後の臨床像．ステロイド全身投与にて病勢は落ち着いたが，ステロイド減量中に皮疹が再燃．皮疹は湿疹様で紅色丘疹が全身に多発した．
c. 経過表．再燃時は湿疹様の臨床像で，微熱があるのみであった．そのため，ステロイドの内服量はそのままとし，ステロイド外用を追加し治療を継続した．発症2ヵ月後に血球の減少があり，CMV抗原が検出されたためガンシクロビルを投与したが，全身状態は悪化し永眠された．　　　　　　　　　　　　　　　　　　　　　　　（文献1）より引用）

すい（図2）．

ふたつ目は急性期の症状が落ち着き，ステロイドの減量中に再燃がみられることによる．これはステロイドの減量により抑制されていた免疫が回復し，それまで潜伏していた病原体に対する免疫応答が引き起こされる免疫再構築症候群 immune reconstitution inflammatory syndrome（IRIS）の概念により説明できる．特にDIHSでは経過中にウイルス等の再活性化がみられるため，IRISの病態がより頻繁に生じやすい（そもそも，DIHSの病態自身がIRISにほかならないとも考えられる）．

MEMO

免疫再構築症候群（IRIS）

後天性免疫不全症候群（AIDS）の患者にHAART療法を施行した数週から数ヵ月後に，沈静化していたはずの日和見感染（ニューモシスチス肺炎，非結核性抗酸菌症等）が再び悪化することや，新たな感染症が引き起こされることがある．これは，免疫不全状態で増加した病原体に対する免疫応答が，AIDS治療による急激な免疫回復に伴い過度に活性化され，炎症反応が引き起こされたものと考えられている．

対応策

DIHSではステロイド減量時に再燃させないように対応することが重要である．そのためには上手にステロイドを投与することが大切で，ここではステロイドの投与法について述べる．

1. ステロイド初期量の設定

DIHSの治療は他の重症薬疹と同様に，ステロイドの全身投与が第一選択となる．ステロイドの量は軽症と捉えられても，十分な量（プレドニゾロン換算にて40〜70 mg/日）を投与する必要がある．時に，少量（5〜20 mg/日）のステロイドで軽快した症例が報告されているが，このような量では臨床症状を抑えることができない症例が多く，結局はステロイドを漸増させることになり，結果として症状のさらなる重篤化や遷延化をもたらすことになる．

2. ステロイドの減量方法

ステロイドの減量については他の重症薬疹よりも慎重に行わなくてはならない．その理由は，経過中にHHV-6のみならずさまざまなヘルペスウイルスが再活性化してくるため，早過ぎるステロイドの減量はその免疫応答を反跳させる可能性が

あるからである．これは先述した IRIS の病態が
ステロイドの減量の度に生じていると考えると理
解しやすい．そのため，急激な減量は病勢の再燃
だけではなく，新たな感染症様症状を出現させて
しまうことになる（われわれの施設では初期量を
1〜2 週間投与し，その後は 1 週間前後で減量し
ている）．特に，ウイルスの再活性化が起きた際
には，ステロイドの減量をより慎重に行わなくて
はならない（後述）．

回避策

　一番の回避策はステロイドの少量投与や早過ぎ
る減量をしないことである．

　また，経過中の再燃に対してはウイルスの再活
性化時期を把握しておくことが重要である．特に
サイトメガロウイルス（CMV）の再活性化はさま
ざまな臓器障害を引き起こし，致死的な状態にな
ることがあるため，気をつけなくてはならない．

予防策

　予防策としては先述したステロイドの減量方法
が重要である．ここでは重症化の原因となる
CMV 再活性化について説明する．

　CMV の再活性化は DIHS の発症から約 1〜2 ヵ
月後に起こりやすく，その際はヘモグロビンや血
小板，白血球の低下がみられる（特に血小板の減
少がみられやすい）．CMV の検出には抗原検査
が有用である．

トラブル後のフォロー

　トラブルとしてはウイルスの再活性化やステロ

イド減量時の再燃が挙げられ，それぞれについて
フォローの仕方を説明する．

1．ウイルス再活性化

　DIHS は経過中に，HHV-6 のみならずさまざ
まなヘルペスウイルスが再活性化するが，多くは
軽度の紅斑程度で軽快する．しかし，CMV の再
活性化は，時に肺炎や消化管出血等の致死的な臓
器傷害を生じる．抗原検査で陽性となった場合に
は，たとえ無症状であっても，抗ウイルス薬の投
与を検討する必要がある．その際はステロイドの
減量をあせらず，敢えてステロイドを慎重に減量
していく必要がある．

2．ステロイド減量中の再燃

　まず，ウイルスの再活性化や感染症合併の有無
を検討し，感染症が考えられる場合はそれぞれの
疾患に対応していく．繰り返しになるが，このよ
うな場合でも急激なステロイド減量は避けるべき
である．

　病勢の再燃に対する治療としてはステロイドの
増量やステロイドパルス療法，免疫グロブリン大
量療法が行われ，有効性の報告がある．しかし，
他の重症薬疹に比べ効果が得られなかったり，増
悪する症例もあり，これらの治療法には検討の余
地が残されている．DIHS では死亡例の多くが経
過中にステロイドを漸増している．早急なステロ
イドの減量による再燃に対して，良策な治療法は
いまだなく，再燃させないことが重要で，そのた
めには慎重なステロイドの減量が大切である．

■文　献
1）平原和久：重症薬疹の治療〜これだけはしてはいけ
　ない〜．皮膚アレルギーフロンテ **15**：81-84,
　2017

IV章 どうする！難治・反復・重症例

冷や汗度 ●●●●○　頻度 ★★★☆☆

ステロイドが減量できない天疱瘡

氏家英之

✓ Check List

- ☑ 天疱瘡の初期治療が不十分な場合，ステロイド減量中に再発するリスクが高まる．
- ☑ ステロイドの減量が早すぎると再発しやすい．
- ☑ 重症例では初期治療から免疫抑制薬の併用を考慮する．
- ☑ 再発時は病勢に応じてステロイドの増量や免疫抑制薬の追加，IVIG療法などを行う．
- ☑ ステロイド内服の副作用予防や早期発見のために，治療開始前のスクリーニング検査や予防薬の併用，定期的なモニタリングが重要である．

問題背景・疾患解説

天疱瘡は表皮細胞間に存在するデスモグレインに対する自己抗体によって生じる自己免疫性水疱症で，主な病型に尋常性天疱瘡と落葉状天疱瘡がある．治療は主にステロイド全身投与が用いられるが，しばしば難治性で再発を繰り返し，減量に難渋する．ステロイド内服（特に中等量以上）が長期間にわたると，易感染性，中心性肥満，ムーンフェイス，高血圧，耐糖能異常，脂質異常症，消化性潰瘍，骨粗鬆症，白内障などさまざまな副作用が顕在化しやすい．

トラブル発生の原因

天疱瘡がステロイド治療抵抗性になる原因は不明であるが，初期治療が不適切な場合（診断の遅れ，ステロイド投与量不足）に発生しやすい傾向がある．また，ステロイドの減量が早すぎると再発しやすい．ステロイド内服の副作用のいくつかは，治療開始前のスクリーニングや予防内服である程度予防できるが（後述），それらを怠ると副作用発生のリスクが高まる．

対応策

再発のためステロイドが減量できない場合は，他剤の追加やステロイドの再増量を行う．考えられる治療選択肢を**表1**に示すが，基本的にはわが国の天疱瘡診療ガイドライン[1]に準じた方法を行う．

病勢が高くない場合は，intravenous immunoglobulin（IVIG）療法の併用や免疫抑制薬の追加を行う．免疫抑制薬としてアザチオプリン（通常100 mg/日）が使用されることが多いが，効果発現までに1～3ヵ月程度かかるため早めの対応が肝要である．

水疱，びらんの新生が続く場合は，ステロイド投与量の1.5～2倍量への増量を行うが，病勢が高い場合は治療導入期に準じたステロイドの増量（プレドニゾロン1 mg/kg/日）やステロイドパルス療法，血漿交換療法±IVIG療法を考慮する．ステロイド薬としてプレドニゾロンを使用している場合，同等量のベタメタゾンやデキサメタゾン

表1　再発のためステロイドが減量できない場合の治療選択肢

- ・IVIG 療法(400 mg/kg/日×5 日間)
- ・免疫抑制薬の追加
  - アザチオプリン(50 ～ 100 mg/日)[※]
  - シクロスポリン(3 ～ 5 mg/kg/日)[※]
  - ミゾリビン(1 ～ 3 mg/kg/日)[※]
  - ミコフェノレート・モフェチル(2 ～ 3 g/日)[※]
  - メトトレキサート(2.5 ～ 7.5 mg/週)[※]
  - DDS(50 ～ 100 mg/日)
- ・**ステロイド増量**(1.5 ～ 2 倍，あるいは初期投与量に戻す)
- ・**ステロイドパルス療法**
- ・**シクロフォスファミドパルス療法**[※]
- ・**血漿交換療法**
- ・**抗 CD20 抗体**[※]
- ・**別のステロイド薬へのスイッチ**

[※]天疱瘡に対して保険適用されていない(2018 年現在)

表2　ステロイド内服におけるチェック項目および予防内服薬

【治療開始前】
- ・感染症スクリーニング
  - HBV(HBsAg，HBsAb，HBcAb)
  - HCV(HCV 抗体)
  - 結核(抗原特異的インターフェロン -γ 遊離検査，ツベルクリン反応)
- ・血液検査(末梢血〈分画含む〉，肝・腎機能，電解質，脂質，糖尿病関連，CRP)
- ・胸部 X 線
- ・血圧測定
- ・体重測定
- ・上部消化管内視鏡(粘膜病変や消化性潰瘍の有無のチェック)
- ・眼科受診(眼病変〈白内障・緑内障など〉の有無のチェック)
- ・歯科受診(歯科病変の有無のチェック)

【治療開始後】
- ・血液検査(末梢血〈分画含む〉，肝・腎機能，電解質，脂質，糖尿病関連，CRP)
- ・HBV 抗体陽性時は HBV-DNA 定量(1 ～ 3 ヵ月ごと)
- ・骨密度測定(年 1 ～ 2 回)

【予防内服・含嗽(ステロイド投与開始時より併用)】
- ・消化性潰瘍予防(プロトンポンプインヒビター)
- ・骨粗鬆症予防(ビスフォスフォネート，ビタミンDなど)
- ・ニューモシスチス肺炎予防(ST 合剤など)
- ・口腔・食道カンジダ症予防(抗真菌薬含嗽)

への変更が奏効することがあると報告されているが，エビデンスレベルは高くない．

ステロイド薬の長期使用により，多くの症例では前述のような各種副作用が出現する．それらを見逃さず，関連各科(代謝内科，循環器内科，整形外科，眼科等)と連携を取りながら診療を行う．

回避策

初期治療が不十分の場合，ステロイド減量中に再発を認めることがあり，病初期の適切な治療が重要である．重症例では，初期から免疫抑制薬(主にアザチオプリン)の併用を考慮する．拙速なステロイド減量は再発の原因となるため注意する．初期量は 2 ～ 4 週間投与し，臨床症状をみながら天疱瘡診療ガイドラインの指針に沿って減量していく．プレドニゾロン換算で 10 mg/日以下に達したら，再発がみられないことを確認しながら，免疫抑制薬の減量も考慮する．

予防策

ステロイド長期内服による副作用の予防策として，治療開始前スクリーニングと予防内服，治療開始後の経過観察を適切に行う(**表2**)．

トラブル後のフォロー

再発時は追加治療を行い，臨床症状と自己抗体価をみながら再度ステロイド減量を試みる．再発後の追加治療によって低下した自己抗体価がステロイド漸減とともに再度上昇する場合は，前回再発時と同程度の抗体価になると再発することが多いので，注意深く経過観察する．プレドニゾロン 0.2 mg/kg/日以下を目標に減量を進める．ステロイド内服が長期化する場合は各種副作用の出現リスクが高く，患者への副作用の丁寧な説明を心掛ける．

■文　献
1)天谷雅行，ほか：天疱瘡診療ガイドライン．日皮会誌 **120**：1443-1460，2010

IV章 どうする！難治・反復・重症例

プレドニンが効かない自己免疫性水疱症―薬剤相互作用

永島和貴，山田朋子

Check List

- ☑ ステロイドの効果を減弱させる薬剤が存在する．
- ☑ 自己免疫性水疱症のようにステロイドが治療の主体である疾患では抗てんかん薬のフェニトイン，カルバマゼピンなどや抗結核薬のリファンピシンとの併用確認を行う必要がある．
- ☑ 上記薬剤を使用している場合，可能であれば他の抗てんかん薬や抗結核薬への変更を早期に検討すべきである．
- ☑ 自己免疫性水疱症以外にも，薬剤性過敏症症候群やStevens-Johnson症候群のようなステロイド加療を行う重症薬疹の治療においても同様の注意が必要である．

問題背景・疾患解説

水疱症や重症薬疹の加療を行う皮膚科医にとってステロイドは使用頻度の高い薬剤である．しかし，その効果を減弱させる薬剤についての認識は不十分な場合がある．具体的にはステロイド代謝に影響を及ぼす薬剤として抗てんかん薬のフェニトイン，バルビタール系薬物，カルバマゼピンや抗結核薬のリファンピシンとの併用の確認を行う必要がある(表1)．これらの薬剤は肝臓の薬物代謝酵素であるCYP3A4を強力に誘導する．CYP3A4はステロイドの代謝を促進し，その作用を減弱させることが知られている．代謝経路が異なるため，CYP3A4を誘導する薬剤と併用したときの残存効果もステロイドの種類で大きく変わる．

表1 薬剤のチェック：ステロイドの効果を減弱させる薬(肝臓のCYP3A4を誘導する薬)

①抗てんかん薬：フェニトイン，バルビタール系薬物，カルバマゼピン
②抗結核薬：リファンピシン

トラブル発生の原因

ステロイドの効果を減弱させる薬剤との併用に気付かずに，自己免疫性水疱症や薬剤性過敏症症候群などの加療に難渋し，場合によっては生命予後を左右するリスクもある．

対応策

ステロイドを投与する際には，必ず現在の内服薬をチェックし，ステロイド代謝に影響を及ぼす抗てんかん薬，抗結核薬との併用確認を行う．

回避策・予防策

治療に長期間を要する疾患であることから可能であれば，他の抗てんかん薬や抗結核薬への変更を早期に検討したい．しかし，抗てんかん薬の変更が困難な症例もあり，そのようなケースではステロイド薬の変更および血漿交換なども選択肢となる(図1)．

●初診時：体幹，四肢に広く色素沈着，紅斑，びらんおよび水疱を認める．

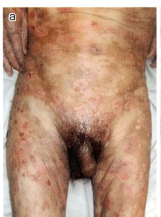
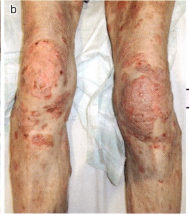

●治療15日後：色素沈着が主体となり，新生水疱は認めない．

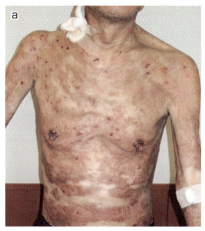
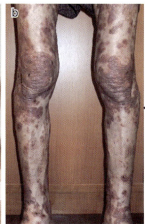

ステロイド薬の変更と二重濾過血漿交換施行

図1 62歳男性．抗てんかん薬フェニトインとフェノバルビタールの配合錠によるCYP3A4誘導のためステロイド抵抗性を示した難治性水疱性類天疱瘡

トラブル後のフォロー

　水疱性類天疱瘡や尋常性天疱瘡に対して免疫グロブリン大量静注療法も勧められるが，難治例をみた場合にはステロイド抵抗性の原因の一つとして併用薬剤の検討を考えてみる．抗てんかん薬は神経内科，精神科，抗結核薬は呼吸器内科などから処方されていることが多い薬剤であり，適宜関係各科と連携をとり，薬剤の減量，中止，変更を検討する．

COLUMN

ステロイドの種類とCYP3A4を誘導する薬剤と併用時のステロイド残存効果

　肝臓の薬物代謝酵素CYP3A4は6位水酸化を触媒するため，主な代謝経路が6位水酸化であるデキサメタゾン，ベタメタゾンは20％までステロイドの効果は減弱する．プレドニゾロンは6位水酸化と20位還元が主な代謝経路であり，50％までステロイド効果は減弱．コルチゾールはA環還元と20位還元が主な代謝経路で80％ステロイド効果は残存する．ステロイド拮抗薬は中止および変更が望ましいが，症例によってはこれが困難な場合も考えられ，ステロイド薬の変更も選択肢の一つとなりうる．

Ⅳ章 どうする！難治・反復・重症例

重症薬疹や水疱症に血漿交換療法をしたら敗血症をきたした

山田裕道

✓ Check List

- ☑ Stevens-Johnson症候群/中毒性表皮壊死症，天疱瘡または類天疱瘡の血漿交換療法施行期間中に，突然の高熱，心拍数増加，呼吸数増加，血圧低下，白血球上昇，CRP上昇，プロカルシトニン（PCT）上昇などを認めたら敗血症を疑う．
- ☑ 敗血症が疑われたら血漿交換用の留置針またはカテーテルを抜去し血漿交換療法を中止する．
- ☑ カテーテル先端の細菌培養ならびに動静脈血培養をする．
- ☑ 血液培養の結果が出るまで広域感受性の抗菌薬を投与し，結果が出たら感受性の高い抗菌薬に切り替える．
- ☑ 原疾患だけでも熱発，CRP上昇を認めたり，これまでのステロイド投与で白血球上昇をきたしていることもあるので留意する．

問題背景・疾患解説

1. Stevens-Johnson症候群（SJS），中毒性表皮壊死症（TEN）

Stevens-Johnson症候群（SJS）および中毒性表皮壊死症 toxic epidermal necrolysis（TEN）は一連の疾患で，その罹患面積が体表面積の10％以下ならSJS，10％を超えるとTENといい，TENの圧倒的大多数はSJSを経てTENになる，SJS進展型TENである．TENはほぼ全身に及ぶ紅斑，水疱，表皮剝離・びらんをきたし，表皮細胞の全層性壊死性変化を本態とする最重症型薬疹である．

2. 尋常性天疱瘡（PV）

尋常性天疱瘡 pemphigus vulgaris（PV）は自己免疫性水疱症の代表的疾患で，中年以降の男女に好発する．口腔粘膜を含めほぼ全身の皮膚に通常母指大までの弛緩性水疱が多発する．その水疱は容易に破れてびらん面となり，滲出性，易出血性，

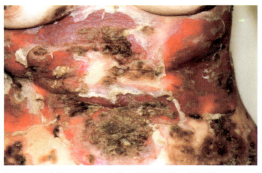

図1 尋常性天疱瘡の血漿交換開始時の臨床像
水疱が破れたあとのびらんが広範囲に存在し，辺縁に疱膜の付着を認める．正常色皮膚がわずかに残されている．

有痛性で二次感染を伴いやすく，難治性のことが多い（図1）．

3. 水疱性類天疱瘡（BP）

水疱性類天疱瘡 bullous pemphigoid（BP）はPVと同様自己免疫性水疱症の代表的疾患であるが，好発年齢はPVより高く高齢者で多くみられる．口腔内のびらん性病変もかなりの頻度でみられ

表1 SJS/TEN および PV, BP の血漿交換適応基準

①ステロイド薬, 免疫抑制薬(PV, BP の場合)などの既知の治療薬が何らかの理由により使用できない症例
②高い自己抗体価が証明され(PV, BP の場合), 病変が広範囲に及ぶ重篤な症例で, ステロイド薬の長期大量投与が推測される症例
③既知の治療薬使用にもかかわらず臨床症状の改善が芳しくない症例
④既知の治療薬の減量・中止が必要にもかかわらずそれが不可能な症例

る. ほぼ全身に生じる水疱は PV と異なり, 大型の緊満性水疱で破れにくい.

4. 血漿交換の適応

ステロイド(パルス療法を含めて)治療に抵抗性あるいはステロイドを投与しがたい・投与できない症例が血漿交換の適応となる. 詳細は**表1**に示す. 大量ガンマグロブリン静脈注療法との併用は構わない.

トラブル発生の原因

血漿交換用の留置針またはカテーテル挿入部からの細菌感染症に由来する. いずれの疾患も広範囲にびらんを呈する疾患であるから細菌の colonization の状態にあると考えられ感染リスクは高い.

対応策

1. 敗血症の臨床症状

倦怠感, 頭痛, 筋肉痛, 関節痛, 嘔気・嘔吐, 食欲不振に加え, 突然の高熱, 心拍数増加, 呼吸数増加, 血圧低下, 白血球上昇, CRP 上昇, PCT 上昇などがみられる.

2. 細菌培養

カテ先培養および動静脈から血液培養を行う.

3. 治 療

血漿交換用の留置針またはカテーテルを抜去し, 血漿交換療法を中止する. 血液培養で起炎菌が確定したら, 感受性のある抗菌薬の投与を行う. それまで広域感受性の抗菌薬を投与しておく. PV や BP で免疫抑制薬投与中であれば中止する.

γグロブリン低値であればγグロブリン製剤の投与も考慮する. 敗血症に対するアフェレシス治療(持続的血液濾過透析:CHDF)もあるので集中治療部の医師との連携を密にしておくとよい.

回避策・予防策

血漿交換用の血管穿刺部位の清潔を保つ. 大量γグロブリン静注療法の適応があればこれを投与するなどして免疫機能を低下させない. 感染兆候があれば早期から広域スペクトルの抗菌薬の投与をしておく.

トラブル後のフォロー

家族への説明

敗血症が進行し全身衰弱, 血管内凝固症候群 disseminated intravascular coagulation(DIC)を引き起こすと多臓器不全となりきわめて予後不良になることを説明しておく.

MEMO

2つの血漿交換療法

血漿交換療法には単純血漿交換と二重膜濾過血漿交換療法 double filtration plasmapheresis (DFPP)の2種類がある. SJS/TEN ならびに PV, BP のいずれの疾患も血漿交換療法の保険適応となっている. なお単純血漿交換はさらに遠心分離法と単一膜濾過法の2種類があるが, 昨今はほとんどが単一膜濾過法である.

COLUMN

「最悪の結果」から得られる教訓

SJS/TEN ならびに PV や BP に血漿交換療法を行って奏効した, 救命できたとされる文献や症例報告は多くみられる. しかしながら良好な結果ばかりでなく, 死の転帰となった報告もある. なぜ救命できなかったかを分析し, 教訓を次に活かすことは, われわれの責務である.

IV章 どうする！難治・反復・重症例

難治性疣贅「何度も通っているのに治らない. なんとかしてほしい」

清水　晶

Check List

- ☑ 診断や手技が正しいかを確認する.
- ☑ 角質除去を行っているか？
- ☑ 漫然と同じ治療を続けていないか？　複数の治療の選択肢を持ち，副作用を把握しているか？
- ☑ 隠れた免疫不全を見逃がさない.
- ☑ 難治例の特徴を把握し，患者に説明しているか？

問題背景・疾患解説

尋常性疣贅（疣贅）は表皮細胞へのヒト乳頭腫ウイルス human papillomavirus（HPV）感染により生じる．背などに生じる典型的な疣贅は比較的容易に治癒するが，感染する部位により，足底疣贅，モザイク疣贅，爪周囲疣贅などの難治例がみられる．また，尋常性疣贅とは異なるHPVタイプで生じる扁平疣贅，色素性疣贅，ridged warts, 表皮囊腫などが知られている．さらに，全身に疣贅が多発する疣贅状表皮発育異常症や免疫不全に伴う generalized verrucosis（図1）もまれではあるが遭遇する．generalized verrucosis は通常の疣贅が四肢末端に隙間なく多発した状態であり，整容的にも問題があることから患者は治療を求め，複数の医療機関を受診するケースもある．

本稿では日常診療で出会う可能性が高く，難治である足底疣贅，爪周囲疣贅，およびまれではあるが見逃せない generalized verrucosis を想定し解説する．疣贅治療にはヘルペスのようなウイルス特異的な薬剤はなく，作用機序から物理的，化学的，薬学的，免疫学的などに分類される種々の方法を，適宜選択して治療することが一般的である．さまざまな疣贅治療法があるが，保険適用外の治療法も多く，治療法の選択も治療者の経験に委ねられている．人体に有害な薬品もみられ，インフォームド・コンセントを得ることはもちろん，施設内の倫理委員会申請も必要となるケースもあることに留意する必要がある．

トラブル発生の原因

難治性疣贅でトラブルとなる原因として，医療者の手技，治療選択，患者の免疫状態などの医学的な理由がある場合と，患者への説明が不十分である場合とが考えられる．

対応策

1. 生検により診断を確認する

疣贅の診断は通常容易であり生検を行うことは少ない．しかし，難治である場合や再発を繰り返す場合は，正確な診断のために生検が必要となる．当科でも爪周囲の疣贅で難治であったケースにおいて，粘膜悪性型であるHPV58型感染によるボーエン病であった症例を経験している[2].

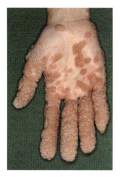

図1 generalized verrucosis の臨床像（文献 1)より引用）

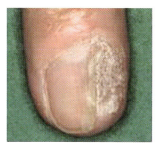

図2 治療変更が有効であった爪周囲疣贅
SADBE による局所免疫療法前後の臨床像．60歳男性．15年来の疣贅が爪周囲にみられた(HPV27型陽性：通常の疣贅でみられる型)．液体窒素療法，ステリハイド外用など行っていたが難治であった．SADBE による局所免疫療法に変更し速やかに治癒した．

2. 難治性になりやすい症例を把握する

手，四肢などの通常の疣贅は難治となることは少ない．自然軽快することもある．しかし，足底，爪周囲の疣贅は難治であり，何らかの免疫不全要素があればなおさらである．

3. 治療法の種類と手技の確認

疣贅の治療法は大きく，物理的，化学的，薬学的，免疫学的な治療法に分類される．各治療に共通して重要であるのは角質除去である．性質の違う治療法を組み合わせることも治療法選択に重要と思われる．また，同一の治療を漫然と継続するのではなく，概ね3ヵ月程度で治療法を見直すことも大切である（図2）．施設によっては経験，設備，倫理的な問題で困難な治療法もあり，治療可能な他施設へ紹介することも考慮する．治療法の詳細は他の成書や今後出版される英国ガイドラインなどを参照いただきたい．ここでは疣贅の代表的な治療方法を記載する．

《物理的治療法》
①液体窒素凍結療法（保険適用）

液体窒素を綿球に含ませ，病変部に圧抵する．圧抵時間は通常5秒5回程度，疣贅全体が凍結し白色化するのを目安とする．ほかにもスプレー法や液体窒素で冷却した鑷子でつまむ方法などがある．強度が治療効果を左右するが，術後の疼痛，水疱形成，ドーナツ疣贅の形成などが問題となる．

②外科的切除（保険適用），いぼ剥ぎ法

足底疣贅や即効的治療が要求されるような場合に選択肢となる．術後瘢痕，疼痛に注意を要する．局所麻酔下で眼科用剪刀などを用いて疣贅組織を剥離除去する「いぼ剥ぎ法」も行われる．

③電気焼灼（保険適用）

疣贅組織を熱で破壊する方法である．他の治療が無効の場合や即効性が求められる場合などに考慮する．

④レーザー療法（保険適用外）

炭酸ガスレーザー，パルス色素レーザー（PDL），Nd：YAG レーザーなどが使用される．英国のガイドラインでは PDL が推奨度 C に位置づけられている．

《薬理学的治療法》
①活性型ビタミン D_3 外用療法（保険適用外）

活性型ビタミン D_3 軟膏と絆創膏による半日から1日の密封包帯法，また，サリチル酸絆創膏（スピール膏 M）併用が有効である．

②ブレオマイシン軟膏，局所注入療法（保険適用外）

軟膏と局所注射がある．局所注射のほうが有効性を示すデータがみられるが，激痛を伴う．英国ガイドラインでは推奨度 C とされ，免疫不全例などの難治例でも試みられる．軟膏，局所注射とも間質性肺炎，肺線維症に対して注意する．

③5-FU 軟膏（保険適用外）

単独で用いる場合と ODT を行う場合，スピール膏貼付を併用する場合がある．局所の発赤，疼痛などが生じることがある．英国ガイドラインでは推奨度 C である．

④レチノイド（保険適用外）

難治性の多発性疣贅でも用いられる．保険適用外であり，十分なインフォームド・コンセントが

必要である．催奇形性などの副作用に注意する．

《化学的治療法》

①サリチル酸外用療法（保険適用）

サリチル酸絆創膏（スピール膏 M）は疣贅の角質剥離に対し保険適用がある．疣贅の形に合わせて切り，2〜5日貼付後（あるいは1日1回入浴後）浸軟した角質を除去する．液体窒素療法，活性型ビタミン D$_3$ 外用療法などとの併用で効果が上がることもある．

②モノクロロ酢酸外用療法（保険適用外）

単純塗布と，塗布した後にスピール膏を貼付する方法が報告されている．腐食作用が強く注意を要する．

③グルタルアルデヒド塗布法（保険適用外）

塗布すると褐色変化が生じ，削りながら使用する．有効例は存在するが，医療機器の消毒にも使用される薬品であり，今後は使用が難しくなると思われる．

《免疫学的治療法》

①ヨクイニンエキス内服（保険適用）

ハトムギからの抽出物であり免疫賦活作用を有すると考えられる．他の治療法と併用されることが多い．

②局所免疫療法（保険適用外）

squaric acid dibutylester（SADBE）などで感作し，低濃度から開始し1〜2週間ごとに塗布する．疼痛はなく難治例，多発例には試みる価値はあるが，激しい接触皮膚炎などが生じる可能性があり注意を要する．

③イミキモド外用（保険適用外）

HPV に対する直接作用効果はないが，Toll 様受容体を介した免疫賦活作用を期待する．いくつか有効例は報告されている．閉鎖密封療法が有効であったという報告もある．塗布部分の炎症反応が強くみられることもあり注意を要する．

4．免疫不全を見逃がさない

多発する疣贅がある場合は，免疫不全が隠れているケースがある．頻度は少ないが，免疫不全の可能性はないかもう一度確認する．外来で行える検査項目として，具体的には HIV 検査，血算（血液像），免疫グロブリン（IgE, IgA, IgM, IgG）の値，CD4/8比などである．異常がある場合は精査する．

回避策・予防策

1．難治であることが予想される場合は事前に説明する

治療前から難治であることが予測できる症例（免疫不全例，足底疣贅，多発性疣贅など）ではあらかじめ説明しておく．

2．治療の選択肢を増やすため，他院への紹介も考慮する

すべての疣贅治療に精通するのは困難である．通常はいくつかの治療法に習熟し無効であれば変更するケースが多いと思われる（液体窒素→グルタルアルデヒド→局所免疫療法→切除など）．レーザーや外科的切除などが有効と思われるが，その実施が困難な場合には他施設へ紹介することも考慮する．

トラブル後のフォロー

患者への説明

①足底疣贅，爪周囲疣贅は治りにくいことがある．

②免疫抑制薬を内服している場合は特に治りにくいことが多い．

③治療法を変更すると改善することがある．

④自宅で処置をする場合（グルタルアルデヒド，スピール膏など）はしっかり行う．

⑤保険適用外治療，副作用の多い治療があり注意を要する．

このような説明は大事であるが，江川清文先生が著書で「一生懸命効果」と紹介されるように，医師側の熱心さも疣贅治療には重要である．疣贅治療は悩める患者に寄り添って進めるべきものである．

■文 献

1) Kuriyama Y, et al : Generalized verrucosis caused by various human papillomaviruses in a patient with GATA 2 deficiency. J Dermatol **45** : e108-e109, 2018

2) Kato M, et al : Detection of human papillomavirus type 58 in periungual Bowen's disease. Acta Derm Venereol **93** : 723-724, 2013

V章

薬剤によるトラブル対応

V章 薬剤によるトラブル対応

冷や汗度 ●●●●●
頻度 ★★★★★

薬剤性アナフィラキシーショックとアスピリン不耐症

梅本 尚可

✓ Check List

- ☑ 問診はしつこく，根掘り葉掘り話を聞き出し，蕁麻疹，アナフィラキシーの原因，重症度を推定する．
- ☑ 問診から推測した被疑薬，重症度に基づき，原因検索の検査方法，検査薬の投与量や投与間隔を設定，検査スケジュールを決定する．
- ☑ 広範囲の蕁麻疹，皮膚外症状，アナフィラキシーを発症した際の対応手順，準備を万全に備えて検査に臨む．
- ☑ 患者に検査の必要性，危険性について十分に説明し，同意書を取得する．

問題背景・疾患解説

蕁麻疹，アナフィラキシーの原因として薬剤が疑われたとき，被疑薬の種類，数によっては，その薬を生涯内服しない選択もある．しかし，原因は本当に薬なのか？ どの薬が原因なのか？ を明確にできれば，将来的に安全でスムーズな治療を受けられる．特に被疑薬が非ステロイド性消炎鎮痛薬 non-steroidal anti-inflammatory drug（NSAIDs）の場合は，即時型アレルギーかアスピリン不耐症かは重要である．アスピリン不耐症では鎮痛薬の内服に大きな制限があり，不用意なNSAIDsの内服，湿布の貼付は危険である．鎮痛薬を使用しないで一生を過ごすのは難しく診断確定が必要となる．

蕁麻疹，アナフィラキシーの原因検索は安全性の高いプリックテスト，スクラッチテストなどの皮膚テストから開始し，皮膚テストが陰性であれば口含み試験へ進む（図1）．皮膚テスト，口含み試験が陰性の場合，被疑薬が原因ではない可能性，即時型アレルギーだが偽陰性の可能性，あるいは被疑薬がNSAIDsであればアスピリン不耐症の可能性がある．次のステップとして被疑薬の内服誘発試験，あるいはアスピリン負荷試験を行う．

トラブル発生の原因

蕁麻疹，アナフィラキシーの検査は皮膚テストであっても，思いがけない重篤な蕁麻疹，アナフィラキシー発症の危険をはらんでいる．検査の必要性，危険性について十分な説明，同意なしで，重篤な症状が誘発され，それに対して適切な対処ができないと問題になりうる．

対応策

①現病歴，薬歴，アレルギー歴，既往歴などを十分に聞き，原因を推測，重症度を把握する．
②検査の適応があるか確認して検査スケジュールを立てる（表1）．発症時の症状が重篤だった場合はプリック，スクラッチテストも入院で施行するほうが安心である．

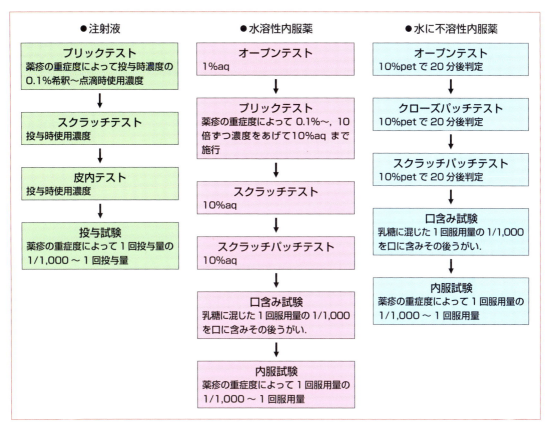

図1 蕁麻疹型薬疹の検査手順

表1 アスピリン不耐症負荷テストのスケジュールの例

検査前に救急カート準備，モニター装着．検査開始後は30分おきに訪室．
バイタル測定は検査前，5分後，15分後，30分後，1時間後，その後は1時間おき18：00まで

	1日目	2日目	3日目	4日目
午前	□問診 □同意書 □静脈ライン確保 　（できれば20G以上） □追加検査 　プリックテスト 　呼吸機能検査など	8：00 アスピリン71 mg 内服	8：00 アスピリン312 mg 内服	問題なければ退院 あるいは 希望の鎮痛薬の 内服テスト
午後	13：00 乳糖（1 g）内服	13：00 アスピリン117 mg 内服	13：00 アスピリン500 mg 内服	

❖アスピリンには乳糖1 gを加えて処方する．
❖症状出現時は「即時型アレルギー/アスピリン不耐症検査における症状発現時の対応マニュアル」に沿って対処する．
❖リンデロン1Aを頓用で病棟に上げておく．

③検査の必要性，危険性を説明し，同意書を取得する．

④内服試験，負荷テストをする前には血液一般検査，胸部X線，心電図を施行する．

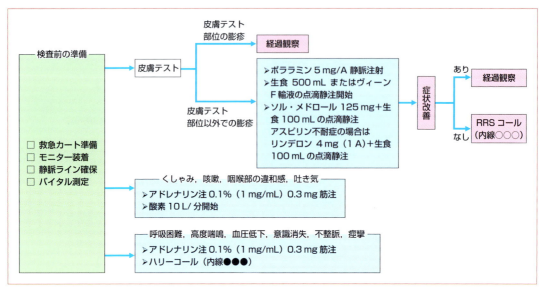

図2 即時型アレルギー/アスピリン不耐症検査における症状発現時の対応マニュアルの例

⑤症状出現時の対応を確認する．当科では対応マニュアルを作成し（図2），皮膚外症状が出現した場合にはどのタイミングで院内対応システムの助けを借りるか，院内急性期対応委員会と取り決めている．

⑥皮膚テストであっても静脈ラインを確保し，救急カートを用意し，追加で必要な薬剤を取り寄せる．バイタルを測定し，内服試験，負荷テストではモニターを装着する．

回避策

詳細に問診をとることで診断，原因薬剤を確定できるに越したことはない．たとえばCOX-1阻害作用の強いNSAIDsを安全に内服できていればアスピリン不耐症は否定できる．逆に化学構造の異なる2種類以上のNSAIDsで蕁麻疹を発症していれば，病歴のみでアスピリン不耐症と診断できる．被疑薬が1種類のNSAIDsで，他のNSAIDsの内服歴が不明な場合は，即時型アレルギーかアスピリン不耐症かわからない．

予防策

重篤な症状出現を避けるには，発症時の重症度に応じて初回内服量を少なく設定し，投与間隔を十分に開け，慎重に増量する．検査中は注意深く問診，診察して軽微な症状を見逃さない．アスピリン不耐症は即時型アレルギーに比べ投与から発症までの時間が長い．また慢性蕁麻疹を合併していることも多く，軽度の膨疹では特発性蕁麻疹かアスピリンで誘発された膨疹か判断できないことがある．アスピリン不耐症は用量依存性であり，次の負荷量をスケジュール通りに増量すると重篤な症状が出現する可能性があり，同量またはわずかに増量して負荷する．

トラブル後のフォロー

抗ヒスタミン薬，アドレナリン，ステロイド投与によって症状消退後24時間，静脈ラインを確保して経過観察を行う．退院時に抗ヒスタミン薬を短期間投薬することもある．検査結果から判明した診断，原因薬剤，今後の対応策，代替薬などについて説明する．

V章 薬剤によるトラブル対応

冷や汗度 💧💧💧
頻度 ★☆☆☆☆

抗癌剤の点滴漏れ潰瘍

寺本由紀子

Check List

- ☑ 抗癌剤の血管外漏出はオンコロジーエマージェンシーのひとつであり，迅速な対応が必要とされる．
- ☑ 抗癌剤治療の開始前に，血管外漏出および皮膚潰瘍化の可能性について患者に説明しておくべきである．
- ☑ 血管外漏出後に重症化を防ぐ治療は確立されていない．
- ☑ 点滴漏れ潰瘍を防ぐには血管外漏出の予防と早期発見が重要である．
- ☑ 患者のセルフモニタリングが早期発見に役立ち重症化を防ぐ．
- ☑ 薬剤の種類や量によって潰瘍化のリスクが異なる．
- ☑ 国内外の腫瘍学会や看護学会で血管外漏出に関するガイドラインが作成されている．

問題背景・疾患解説

抗癌剤治療における血管外漏出の発生頻度は，これまでの報告から0.01〜7％と推定されている．近年，抗癌剤治療は多種多様となりその実施件数は年々増加しているが，血管外漏出に関するガイドラインもいくつか作成され，かつ，各施設における取り組みにより血管外漏出の発生数は減少しているといわれている．

しかし，血管外漏出後，一部の症例では組織壊死に至り深い潰瘍を形成する．時には，外科的治療を要し整容的・機能的障害を残すことや本来の抗癌剤治療スケジュールに影響を与えてしまうこともあり，患者との間でトラブルが生じることもある．抗癌剤の血管外漏出は発生した際に迅速で適切な処置が必要なため，オンコロジーエマージェンシーのひとつとされる．よって，すべての医療スタッフが抗癌剤血管外漏出についての知識を深めておくことが大切である．

トラブル発生の原因

患者への説明不足と教育不足によりトラブルに発展することが多い．血管外漏出は患者の立場からすれば，医療行為によって傷つけられたという意識があるため，これがトラブルの最大の原因となる．

対応策

血管外漏出に対する治療についてエビデンスレベルの高い前向きランダム化比較試験はほとんどない．有効な治療は確立されていないため，対応策は予防と早期発見につきる．

回避策

患者への説明と教育が最も重要である．抗癌剤治療開始前に十分な説明を行う．血管外漏出につ

いて，①医療者側で予防策をしっかりとっていること，②どんなに予防しても起こる可能性があること，③重症化する可能性があることを患者に説明し理解を得ておくことが重要である．抗癌剤治療同意書の有害事象に血管外漏出・皮膚潰瘍は入れておくべきである．

抗癌剤投与中に医療スタッフが付き添い，点滴刺入部を始終観察することは現実的に不可能である．よって，生じた際に皮膚障害を最小にするため，患者自身が異変にいち早く気づき申し出られるよう，①点滴部位の違和感，②疼痛，③灼熱感，④腫脹，⑤発赤，⑥点滴の滴下不良などの症状があればすぐに知らせるよう指導する．

もともと循環障害や神経障害により知覚鈍麻がある患者，鎮静・傾眠傾向の患者，脳血管障害の既往のある患者，認知機能障害や精神症状のある患者，小児患者に対しては，医療スタッフのより注意深い観察が必要となる．

予防策

ESMO-EONS Clinical Practice Guidelines[1]を参考に医療スタッフの対策を述べる．

1．血管外漏出前の対策
①患者のリスクアセスメントを行う
表1のような危険因子が挙げられる．
②点滴ルートについて
末梢静脈ラインは新しく挿入したものが望ましい．また，長期にわたる治療の場合，皮下埋め込みポートを使用することで血管外漏出予防に一定の効果があるものの，完全に予防はできず，漏出発生時により深部で生じるためCT検査等が必要となる，あるいは発見が遅れ重症化する可能性がある（図1a）．
③薬剤の種類をアセスメントしておく
薬剤はその組織障害性から以下の3つに分類される．漏出時に潰瘍化するリスクが異なる（表2）．
（1）壊死起因性（vesicants）
少量の漏出でも強い疼痛が生じ，水疱形成や潰瘍化を生じる可能性がある．
（2）炎症性（irritants）
点滴刺入部の周囲や血管に沿って疼痛を生じ，

表1　抗癌剤の血管外漏出の危険因子
①細く脆弱な静脈
②過去の化学療法や薬剤投与による硬化した静脈
③高齢者に多い，浮き出ていて皮下で可動性のある静脈
④レイノー症候群・重度糖尿病・重症の末梢血管疾患・リンパ浮腫・上大静脈症候群などの循環障害
⑤出血傾向・血管透過性亢進・血液凝固異常
⑥肥満
⑦感覚異常

MEMO

リコールリアクション

過去に血管外漏出を生じた部位に，治癒後再度同薬剤を投与した際，同部位に疼痛や発赤，壊死などの皮膚障害が生じる反応である．タキサン系抗癌剤やドキソルビシン，エピルビシンで報告されている．よって，一度血管外漏出を生じた部位での同薬剤の投与は避けるほうが望ましい．

MEMO

血管外漏出の鑑別疾患～フレア反応に注目～

薬剤に対するアレルギー反応であり，点滴刺入部周囲から血管に沿って紅斑や膨疹，瘙痒を認める反応である．アスパラギナーゼ，シスプラチン，ダウノルビシン，ドキソルビシン，エピルビシン，フルダラビン，メルファランなどの投与時に生じた報告がある．症状は一過性のものであり，30分以内に自然消褪する．疼痛は通常なく，逆血を認める点で血管外漏出とは区別できる．

大量の漏出により潰瘍化することもある．
（3）非壊死性（nonvesicants）
漏出により潰瘍化する可能性は低い．
④投与中のモニタリングについて
壊死起因性薬剤投与時は頻回に刺入部の観察を行う．ガイドラインでは5～10分おきの観察が推奨されている．

ちなみに，当院の通院治療センターでは，看護師を中心に血管外漏出に対し多くの予防策を講じている．最大40人が同時に治療を行う場合でも，

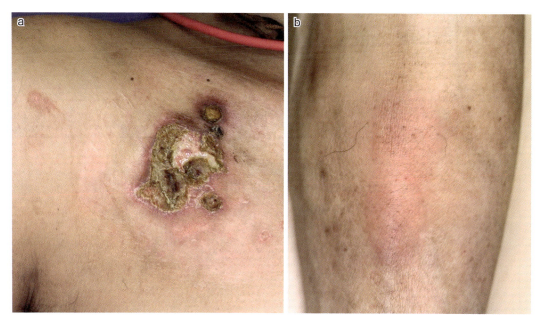

図1 血管外漏出症例
a．47歳男性．皮下埋め込みポートより5-FUが大量に漏出した．1ヵ月後，潰瘍化し壊死組織を認める．
b．69歳男性．抗癌剤治療(5-FU，シスプラチン，ドセタキセル)治療終了後，5日目に症状が出現した．前腕末梢静脈の点滴刺入部周囲に発赤・腫脹を認める．

表2 組織障害性による抗癌剤の分類

壊死起因性　vesicants	炎症性　irritants	非壊死性　nonvesicants
少量の漏出でも強い疼痛が生じ，水疱形成や潰瘍化を生じる可能性がある．	点滴刺入部の周囲や血管に沿って疼痛を生じ，大量の漏出により潰瘍化することもある．	漏出により潰瘍化する可能性は低い．
アルキル化剤 　ベンダムスチン* アントラサイクリン系 　ドキソルビシン 　ダウノルビシン 　エピルビシン 　イダルビシン 抗がん抗生物質 　ダクチノマイシン 　マイトマイシンC 　ミトキサトロン* ビンカアルカロイド系 　ビンクリスチン 　ビンブラスチン 　ビンデシン 　ビノレルビン タキサン系 　パクリタキセル 　ドセタキセル* その他 　トラベクテジン	アルキル化剤 　イホスファミド 　ストレプトゾシン 　ダカルバジン 　メルファラン アントラサイクリン系 　リポソーマルドキソルビシン 　ミトキサントロン トポイソメラーゼⅡ阻害薬 　エトポシド 代謝拮抗薬 　フルオロウラシル 白金製剤 　カルボプラチン 　シスプラチン 　オキサリプラチン* トポイソメラーゼⅠ阻害薬 　イリノテカン 　トポテカン	三酸化二砒素 アスパラギナーゼ ブレオマイシン ボルテゾミブ クラドリビン シタラビン ゲムシタビン フルダラビン インターフェロン インターロイキン-2 メトトレキサート モノクローナル抗体 ペメトレキセド テムシロリムス シクロホスファミド

＊：壊死起因性，炎症性のいずれも症例報告がある．

| Step 1 | ：薬剤投与を中止する．留置針は抜かない． |

| Step 2 | ：漏出薬剤を同定する． |

| Step 3 | ：留置針からできるだけ漏出薬剤をやさしく吸引し，留置針を抜く． |

| Step 4 | ：漏出範囲をマーキングする． |

| Step 5 | ：医師へ連絡し，できるだけ早く適切な処置を開始する． |

壊死起因性，炎症性		非壊死性
限局，中和させるタイプ	拡散・希釈するタイプ	
・アントラサイクリン系 ・抗がん抗生物質 ・アルキル化剤	・ビンカアルカロイド系 ・タキサン系 ・白金製剤	冷罨法を行う
①冷罨法（拡大阻止） ・20分，4回/日， 　1〜2日間行う ②特異的解毒薬の投与（中和） ・アントラサイクリン系 →DMSO，デクスラゾキサン ・マイトマイシン →DMSO	①温罨法（吸収促進） ・20分，4回/日， 　1〜2日間行う ②吸収促進薬の投与（希釈） ・ビンカアルカロイド系， 　タキサン系 →ヒアルロニダーゼ	

| Step 6 | ：患肢挙上．適宜，鎮痛剤を投与する． |

図2　抗癌剤の血管外漏出時の初期対応
DMSO：ジメチルスルホキシド　　　　　　　　　　　　　　　　　　　　（文献1）より改変）

各患者に対して15分おきに刺入部チェックを行っている．また，治療中に自覚する異変を知らせてもらえるように患者の傍らには注意喚起カードを常備している．トイレ移動時には漏出のリスクが高まることから，移動時は一時的に点滴速度を下げている．また，毎回の血管刺入部位や血管の特徴，トイレの頻度まで詳細な患者情報をカルテに記録し，スタッフ間で情報を共有している．その成果により，2017年度は年間15,029件の化学療法のうち漏出件数はわずか15件で，潰瘍化した症例はなかった．

2．血管外漏出後の対策

ESMO-EONS Clinical Practice Guidelines[1]における血管漏出時の初期対応を示す（図2）．

①組織損傷の可能性についてアセスメントする

漏出した薬剤の種類，濃度，漏出量，漏出時間，漏出部位を確認する．

②留置針から漏出液を可及的に吸引する

ガイドラインでは推奨されているがエビデンスは乏しい．

③冷罨法と温罨法

冷罨法では血管収縮を促進し漏出薬剤が拡大することを防ぐ．逆に，温罨法では血管拡張を起こし漏出薬剤の吸収が促進されることを期待する．

ガイドラインではビンカアルカロイド系，タキサン系，プラチナ系抗癌剤の血管外漏出後に温罨法を推奨しているが，それを強く支持するエビデンスはない．オキサリプラチンによる血管外漏出

後の冷罨法は急性の末梢神経障害を誘発，増悪させるとする報告があり推奨されない．

④ステロイド局所投与について

漏出後のステロイドの局所注射については意見が分かれるところであるが，局所注射の是非を決定するほどのエビデンスはない．同様にアクリノール湿布の有用性も明確ではない．

⑤その他の解毒目的の薬剤投与について

ガイドラインではビンカアルカロイド系，タキサン系抗癌剤に対してはヒアルロニダーゼの局所注射（日本未承認），アントラサイクリン系抗癌剤に対してはデクスラゾキサンの静脈注射（日本既承認），アントラサイクリン系抗癌剤およびマイトマイシンCに対してはジメチルスルホキシドの外用（日本未承認）が推奨されているが，エビデンスレベルが比較的高いのはデクスラゾキサンのみである．

トラブル後のフォロー

1．皮膚科医による治療が重要である

壊死・潰瘍化した場合は，皮膚科医が専門的に治療を行うことで患者も安心できる．治療は，一般的な潰瘍治療に準じて行う．まず，保存的治療を行う．難治の場合にデブリードマンおよび植皮・皮弁作成術などを検討するが，患者は抗癌剤治療中であり創傷治癒が遷延する場合が多い．また，抗癌剤治療による好中球減少，血小板減少からの感染や出血には十分注意する．

2．遅延性の皮膚障害に注意する

投与直後は問題なくても，投与後数日〜数週間後に症状が出現することがある（図1b）．患者には帰宅後も投与部位の観察を行うよう指導し，違和感・疼痛・腫脹・皮膚の変化など異常がある場合は連絡するように伝える．

COLUMN

デクスラゾキサン（サビーン®）は唯一の救世主

日本では2014年に壊死起因性薬剤であるアントラサイクリン系抗癌剤の血管外漏出治療薬として保険承認された．世界では30ヵ国以上ですでに使用されており，ESMO-EONS Clinical Practice Guidline[1]では使用が推奨されている．用法は，漏出発生後6時間以内に速やかに静脈投与を開始し，調剤後150分以内に投与を終了する必要がある．さらに翌日，翌々日の同時刻に計3日間連日投与を行う．副作用に骨髄抑制や悪心・嘔吐などがあり，さらに3日間の医療費は30万円を超える高価な薬剤である．保険承認された唯一の治療薬ではあるが，多くの特徴を持つ薬剤であるため使用に際しては患者に十分説明したうえでの同意が必要である．

■文献

1) Pérez Fidalgo JA, et al : Management of chemotherapy extravasation : ESMO-EONS Clinical Practice Guidelines. Ann Oncol **23** (Suppl 7) : vii167-vii173, 2012

V章 薬剤によるトラブル対応

冷や汗度 ★★★★★　頻度 ★★☆☆☆

抗癌剤（分子標的薬）による痤瘡様皮疹にステロイド外用治療をしたが悪化した

菊地克子

Check List

- ミディアム群の外用ステロイドは病勢を制御するのに十分でないことがある．
- ステロイド外用開始後2ヵ月程度以上経過し，びまん性に紅斑，丘疹が多発し潮紅や毛細血管拡張がみられるときはステロイドによる酒さ様皮膚炎を疑う．
- 発症2ヵ月以上経過後の比較的大型の丘疹，小結節の出現は細菌感染による毛包炎を疑う．

問題背景・疾患解説

上皮成長因子受容体 epidermal growth factor receptor（EGFR）は正常皮膚の表皮，脂腺や汗腺の基底細胞に発現しており，皮膚の増殖や分化に重要な役割を果たしている．がん細胞の増殖能を低下させ抗腫瘍効果を示すEGFR阻害薬は高頻度で皮膚障害が発現する．EGFR阻害薬による痤瘡様皮疹では，脂漏部優位の毛包一致性の丘疹，無菌性膿疱を生じる．顔面では毛包間の皮膚にも紅斑が生じ皮膚炎様となり，頭皮では厚い鱗屑を付着することもある．痒みや痛みを伴うだけでなく，顔面など露出部に好発するため精神的負担となり患者のQOLを低下させる．

痤瘡様皮疹は，EGFR阻害薬投与開始後1～2週程度の早期に始まり，患者によっては短期間のうちに grade 2 以上に急速に悪化する．発症後2～3ヵ月程度すると病勢が低下することが多いが，皮疹が長期持続する患者もいる．治療にはステロイド外用を行い，ミノサイクリンやドキシサイクリンなどの抗炎症作用のあるテトラサイクリン tetracycline（TC）系抗菌薬内服（TC系が禁忌の場合はマクロライド系）を併用する．内服抗菌薬は予防的にEGFR阻害薬投与時から投与されることもある[1]．

トラブル発生の原因

中等症以上の場合，病勢制御に顔面でもストロング群以上のステロイドを要することがあるが，ステロイドの長期継続により局所副作用である酒さ様皮膚炎や皮膚萎縮，局所感染症が起こる可能性がある．

対応策

1. "悪化"時期と治療に用いているステロイドのランクの判断

ステロイド開始1ヵ月以内，ミディアム群以下を使用していれば病勢制御ができていない可能性，2ヵ月以上ステロイドを外用した後の悪化であれば酒さ様皮膚炎などステロイド外用薬の局所副作用の可能性を考える．

2. 皮疹をよくみる

多発するびまん性の紅斑，丘疹など酒さ様皮膚炎に特徴的な皮疹かどうかを確認する（図1）．孤立性の毛包性の結節（図2）は細菌感染症を疑い，必要に応じて細菌培養検査を実施する．

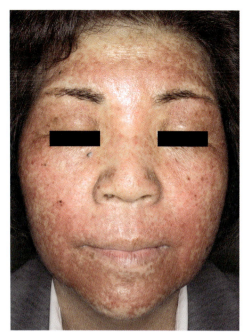

図1　酒さ様皮膚炎
セツキシマブによる痤瘡様皮疹にロコイド®軟膏で治療されていたが，加療開始後4ヵ月目頃から皮疹が悪化したと外科から紹介された．顔面に融合するびまん性の紅斑と丘疹が多数みられる．

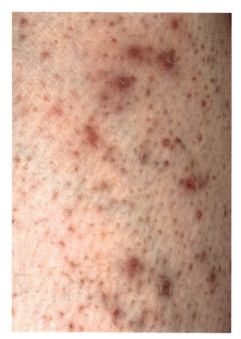

図2　細菌感染症が疑われる毛包一致性の丘疹
大腿の毛包一致性の細かい丘疹に対してステロイド外用していたら暗赤色の小結節が出現してきた．

3. "悪化"部位はどこか

顔面にベリーストロング群以上使用した場合，1ヵ月程度で酒さ様皮膚炎が起こることがある[2]．四肢では細菌感染症が起こりやすい．

4. 具体的な対応

上記1～3により，病勢制御がなされていない場合の"悪化"と判断されれば，顔面の皮疹でも躊躇なくストロング群以上にアップし，TC系抗菌薬内服を併用する．

ステロイドによる酒さ様皮膚炎と判断した場合，TC系抗菌薬内服を併用しステロイドのランクダウンを行う．急激なランクダウンは痤瘡様皮疹の制御が困難になることもあるので，段階的にランクダウンする．孤立性毛包性の結節で細菌感染症と判断したら抗菌薬を用いる．

回避策

中等症以上でストロング群以上を要する場合は，TC系抗菌薬内服を併用する．1ヵ月以上治療が続く場合は酒さ様皮膚炎発症に注意し，病勢の落ち着きとともにステロイドを段階的にランクダウンする．

予防策

若年，赤ら顔，脂漏肌は重症化のリスク患者と考えられるため，EGFR阻害薬開始時からTC系抗菌薬の予防投与を考慮する．赤ら顔の患者の顔には，ヘパリン類似物質含有保湿剤による潮紅が起こりやすいので使用しないほうがよい．

トラブル後のフォロー

酒さ様皮膚炎の軽快には5～6ヵ月程度を要する．痤瘡様皮疹が持続する場合は，ミディアム群以下ステロイドを用いるか抗菌薬外用など代替治療を考慮する．

■文　献
1) 山本有紀，ほか：EGFR阻害薬に起因する皮膚障害の治療の手引き―皮膚科・腫瘍内科有志コンセンサス会議からの提案―．臨床医薬 **32**：941-949, 2016
2) 相馬良直：ステロイド外用剤の副作用．皮膚臨床 **48**：69-76, 2006

V章 薬剤によるトラブル対応

冷や汗度 ★★★★☆ 頻度 ★★☆☆☆

難治性口内炎
～MTXによる薬剤性口内炎～

神部芳則

Check List

- [x] 頬粘膜，口腔底粘膜，軟口蓋，舌縁部，口唇粘膜など広範囲にびらん，紅斑がある．
- [x] 通常の口内炎（小アフタ）よりも大きな潰瘍である．潰瘍の表面は平坦か？ 周囲に硬結を触知しないか？
- [x] 頬粘膜や軟口蓋に網状白斑，紅斑，びらんが混在した病変を認める．皮膚病変を合併していないか？
- [x] 歯肉に深い潰瘍を生じ，骨が露出している．辺縁が隆起して硬結を触知しないか？
- [x] 病変は歯やクラウン，ブリッジ，義歯などとの位置的な関連（接触）がないか？
- [x] 内服薬の種類，内服期間を確認する．特にMTXの投与期間には注意する．
- [x] 汎血球減少や貧血の有無を採血により確認する．
- [x] ステロイド含有軟膏の使用で2週間以内に症状は改善したか？ 変わらないか？

問題背景・疾患解説

薬剤は口腔粘膜に対してさまざまな影響を及ぼす．重篤な薬疹としてStevens-Johnson症候群，多形紅斑をはじめ，固定薬疹型の潰瘍，苔癬型薬疹などのほかに，最近では口腔乾燥症や味覚異常の症例が急増している．さらに，薬剤の影響は血管浮腫，口唇炎，口臭，顔面痛，粘膜の色素沈着，歯肉増殖など多彩である．

なかでも，口腔粘膜炎や潰瘍は早期に他の病変と鑑別が必要な病変である．口腔粘膜炎，潰瘍を生じる薬剤は非常に多彩であり，そのためには薬剤による口腔粘膜炎や潰瘍の臨床的特徴を理解していることが重要である．

口腔粘膜にはいわゆる口内炎（アフタ）のほかにさまざまなびらん・潰瘍性病変が生じる．比較的多いのはウイルス感染症，びらんを伴う口腔扁平苔癬，齲歯や義歯などに関連した褥瘡性潰瘍，咬傷，そして口腔癌などである．また，自己免疫性水疱症のように全身疾患に関連して口腔に病変が生じることにも注意し鑑別をすすめる必要がある．

メトトレキサートmethotrexate（MTX）は，本来は葉酸代謝拮抗剤に分類される抗がん剤であるが，少量では免疫抑制作用，抗炎症作用があることから関節リウマチ（RA）の治療において世界的に"アンカードラッグ""第一選択薬"として広く使用されている．

MTXの副作用は多彩であり，口腔粘膜にも広範囲なびらん，固定薬疹型の潰瘍，苔癬様病変などを生じるが，メトトレキサート関連リンパ増殖性疾患 methotrexate-associated lymphoproliferative disorders（MTX-LPD）の報告が増加しているため，MTXを服用中の患者では特に注意が必要である．

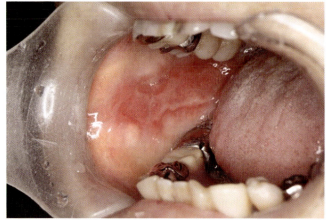

図1 MTXによる汎血球減少を伴う広範囲の口腔粘膜炎

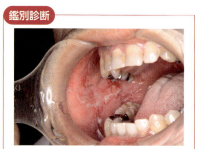

鑑別診断

図2 尋常性天疱瘡
頰粘膜に生じた広範囲のびらん．

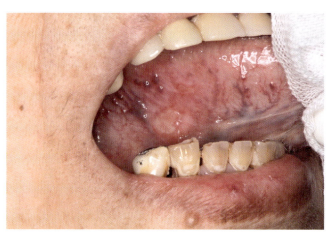

図3 舌縁部に生じたMTXによる固定薬疹型の潰瘍

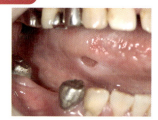

鑑別診断

図4 褥瘡性潰瘍
右側下顎の小臼歯が原因で生じた舌縁部の潰瘍．

トラブル発生の原因

口腔粘膜病変の見落としによる診断の遅れのために，クレームの対象になる．

対応策

粘膜病変の症状を詳細に診察する．MTXに関連して生じる病変の特徴は以下の通りである．

1．汎血球減少症を伴う口腔粘膜炎（図1）

頰粘膜，口唇粘膜，舌下面など角化の程度の低い部位に広範囲に生じる．発赤が強く，びらんを伴い，接触痛がある．

粘膜類天疱瘡や尋常性天疱瘡（図2）などの自己免疫性水疱症との鑑別が必要である．

2．固定薬疹型の潰瘍（図3）

通常の小アフタよりも大きな潰瘍を生じる．舌縁部，口腔底，口唇粘膜などが好発部位である．潰瘍面は平坦できれいで，境界は明瞭，周囲の粘膜は平坦でわずかに隆起することがあるが，硬結は触知しない．

臨床的には褥瘡性潰瘍（図4）に類似する．潰瘍の部位と歯や補綴物との関係をよく診察する．齲蝕による歯の鋭縁，クラウンやブリッジの辺縁，義歯の床縁やクラスプ（金属の維持装置）に潰瘍が接していないか注意する．

ステロイド含有軟膏に抵抗性である．

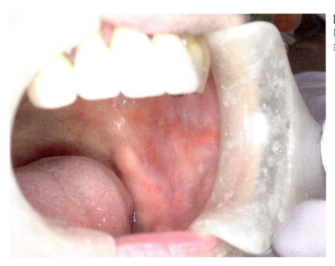
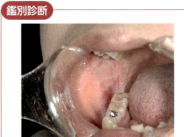

図5 MTXの内服中に生じた苔癬型薬疹
MTXの内服中に生じた頬粘膜の網状白斑，紅斑が混在した苔癬型薬疹．

鑑別診断

図6 口腔扁平苔癬
頬粘膜に生じた網状白斑，紅斑，一部びらんを伴った病変．

3. 苔癬型薬疹（図5）

頬粘膜が好発部位で両側性あるいは片側性に生じる．紅斑とその周囲に網状，斑状，帯状の白斑が混在する．紅斑の内部にびらんを伴うことがある．

口腔扁平苔癬（図6）に類似しており鑑別に注意する．網状（レース状）白斑が特徴的でさまざまな程度に紅斑，びらんを伴う．両側性に頬粘膜に生じることが多いが，片側性に生じることもある．口腔扁平苔癬でみられる細かな網状白斑に比べ，苔癬型薬疹では境界の不明瞭な帯状，斑状の白斑が多い．また，網状白斑が両側頬粘膜から口蓋まで広範囲に連続している場合は薬剤性が疑われる．皮膚病変を合併することもある．

ステロイド含有軟膏は一般に効果がない．

4. メトトレキサート関連リンパ増殖性疾患（MTX-LPD）（図7）

深い潰瘍が特徴で，歯肉に生じた場合は骨の露出，顎骨壊死を伴うことが多い．

潰瘍の周囲は隆起し，硬結を触知することから口腔癌（図8）との鑑別が重要である．また，歯肉に生じると潰瘍面に骨が露出し，感染を伴い腐骨を形成する．ビスフォスフォネート製剤，骨吸収抑制薬によって生じる薬剤関連顎骨壊死に類似した症状を示す．MTXの投与期間が長い患者に発症しやすい．

早期に生検を行う．

問診ならびに口腔内所見から薬剤性（MTXによる）病変が疑われた場合，以下の検査を行う．

①血液検査

貧血や汎血球減少症の有無を確認する．抗デスモグレイン1，3抗体，抗BP180抗体は自己免疫性水疱症との鑑別に有効である．

②生 検

広範囲な粘膜炎や固定薬疹型の潰瘍では非特異的な炎症，潰瘍の所見となる．苔癬型薬疹では口腔扁平苔癬と病理像も類似している．上皮下の帯状のリンパ球浸潤がびまん性で深部まで浸潤していることや，好酸球の浸潤をみることなどが鑑別点となるが，病理組織学的にも鑑別が困難なことが多い．

しかし，悪性腫瘍（図8）やリンパ増殖性疾患との鑑別にはきわめて重要である．

ステロイド含有軟膏の使用によって2週間で改善傾向を認めない場合は，原則として生検を行う．

回避策

日ごろから主な口腔粘膜疾患の臨床像を理解し，診察時には口腔粘膜症状の有無についても配慮する．

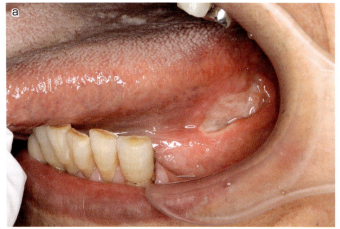

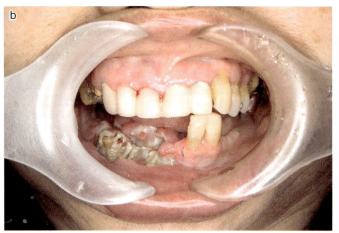

図7 MTX-LPD
a. 舌縁部から口腔底にかけての深い潰瘍．周囲には硬結を触知する．
b. 下顎歯肉から口腔底粘膜にかけて生じた深い潰瘍．周囲には硬結を触知し，骨露出を認め，表面は腐骨になっている．

鑑別診断

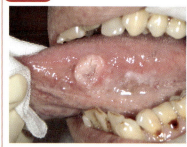

図8 舌癌
舌縁部の周辺に硬結を伴う潰瘍．

予防策

MTXなど口腔粘膜に病変を生じやすい薬剤を投与する場合は，必要に応じてかかりつけ歯科医や口腔外科，口腔内科専門医に口腔ケアや定期的な口腔内の管理を依頼することが望ましい．

トラブル後のフォロー

薬物が原因の口腔粘膜炎，固定薬疹型の潰瘍，苔癬型薬疹，MTX-LPDのいずれの場合も原因となった薬剤の減量や中止で比較的早く改善する．

V章　薬剤によるトラブル対応

冷や汗度 💧💧💧💧💧　頻度 ⭐★★★★

帯状疱疹でバラシクロビル治療中の患者に起きた意識障害
～アシクロビル脳症およびアシクロビルによる急性腎不全～

出光俊郎

✓ Check List

- ☑ アシクロビルとそのプロドラッグであるバラシクロビル，ファムシクロビルは腎排泄型の薬剤である．
- ☑ アシクロビル（バラシクロビル）の重篤な副作用は脳症と腎障害である．
- ☑ 高齢者，慢性腎臓病患者，脱水状態，鎮痛薬や降圧利尿薬内服中はアシクロビル脳症をきたしやすい．
- ☑ アシクロビル脳症では意識障害，構音障害，せん妄，幻覚などが現れる．
- ☑ アシクロビル脳症はヘルペス脳炎との鑑別が必要である．
- ☑ アシクロビル脳症は薬剤中止と補液で治療するが，透析治療を要する例もある．
- ☑ 高齢者の帯状疱疹では投与量の調節，水分摂取の励行，腎障害や脳症に対する説明が必要である．

問題背景・疾患解説

　単純ヘルペスや水痘，帯状疱疹では，アシクロビルやそのプロドラッグであるバラシクロビルが主に使用される．慢性腎不全で透析中の患者が下肢の帯状疱疹に罹患し，バラシクロビル1日3,000 mgの内服投与をうけて数日後に意識混濁，呂律がまわらなくなり，救急部に搬入された（図1）．

1．アシクロビル脳症とはなにか

　アシクロビル脳症は正式な学術用語ではなく定義も曖昧であるが，アシクロビルを使用することによって発生した一連の精神神経系副作用の総称であり，重篤な症状に至ったものを指すと考えられている．

　アシクロビルは腎排泄型の薬剤であり，本剤による腎障害は脱水のためにアシクロビルの溶解度が低下し，腎臓内で結晶化をきたして尿細管閉塞

をきたして発生する．また，腎障害患者ではアシクロビルの血中濃度が上昇し，脳症をきたす危険性がある．したがって，腎障害患者では薬剤量の調節が必要である．

　一方，全身状態の良好腎機能正常患者でも，腎予備能の低下や脱水などにより，通常使用量で急性腎不全，アシクロビル脳症を起こす例もあり，注意が必要である[1]．通常，投与数日以内に症状が出現する．

　アシクロビル脳症で薬剤投与の契機となる疾患は帯状疱疹が圧倒的に多いが，水痘や単純ヘルペスもある．帯状疱疹は，近年，人口高齢化とともに増加している．また，慢性腎臓病（CKD）の患者も増加傾向にある．CKD患者では免疫不全があり，感染症が重症となりやすい．また，CKD患者では水痘帯状疱疹ウイルスの再活性化，すなわち帯状疱疹が起こりやすいと考えられている（図2）[2]．

2. アシクロビル脳症の症状

アシクロビル脳症の症状は意識障害，構音障害，振戦，せん妄，幻覚の頻度が高いが特異的な神経症状は呈さない．ウイルス性脳炎やそのほかの器質的疾患との鑑別が必要である．投与3〜5日以内に症状が出現し，薬剤中止により24時間以内に改善傾向がみられる．同じくヘルペスの治療薬であるファムシクロビルにおいても精神神経系の副作用が報告されており注意が必要である．図3にアシクロビル脳症の発症について模式図に示した．

トラブル発生の原因

1. 問診の不足

腎障害・血液透析の有無や併用薬について十分な問診が必要である．特に高齢者では熱中症や胃腸炎などによる脱水が起こるとアシクロビルによる腎障害や脳症を起こしやすくなる．また，鎮痛薬や降圧利尿薬など腎排泄型の薬剤内服についての問診も必要である．これらの薬剤の併用で，アシクロビルによる腎機能低下と脳症のリスクが高まる．

2. 投与数日以内に，再度診察していない

投与後数日以内に症状が出るので，高齢者の帯状疱疹では，アシクロビル・バラシクロビル処方数日後に再来で病状の改善や副作用について確認する必要がある．

3. アシクロビル脳症の認識不足と薬剤過量投与

高齢者や腎障害患者ではアシクロビルの投与量を減じる必要がある．具体的には腎機能により投与量の換算表があるので参考にする（表1）．ただし，この量でも腎障害，脳症の発生する可能性は否定できない．

4. 病院や薬局での副作用の説明不足

高齢者では水分摂取励行とともに，精神神経症状や乏尿などがみられたときは医療機関を受診するように説明しておく必要がある．

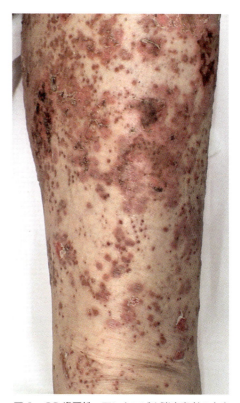

図1　63歳男性．アシクロビル脳症患者の皮疹
IgA血管炎から移行した慢性腎不全で血液透析中に左下肢の小水疱が多発した．内科で帯状疱疹の診断でバラシクロビル3,000 mg/日投与をうけた．数日後から意識障害，言語不明瞭となり救急車で来院した．

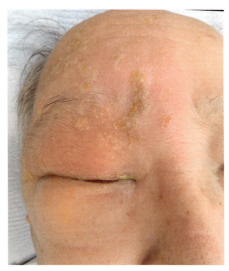

図2　66歳男性．ANCA関連腎炎による慢性腎障害患者の顔面に生じた帯状疱疹
バルトレックス1日1,000 mgの減量投与で脳症はきたさず，眼の後遺症もなく治癒した．

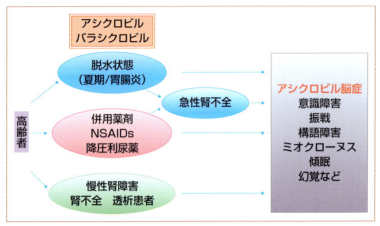

図3 アシクロビル脳症発症の模式図
高齢者の帯状疱疹や水痘では、脱水、腎排泄型薬剤の併用、慢性腎不全があるとアシクロビル脳症を発症しやすい．急性腎障害を伴うことが多いが伴わないこともある．

表1 腎機能に応じた帯状疱疹への抗ウイルス薬投与量

薬剤名	投与経路・間隔	>60	50	40	30	20	<10	血液透析中患者
アシクロビル 200/400 mg錠	内服 投与間隔	4g 分5	4g 分5	0.8～1.6g 分2	0.8～1.6g 分2	0.8～1.6g 分2	0.4～0.8g 分1	0.4～0.8g 分1
アシクロビル	注射 投与間隔	5mg/kg 8時間ごと	5mg/kg 8時間ごと	5mg/kg 12～24時間ごと	5mg/kg 12～24時間ごと	5mg/kg 12～24時間ごと	3.5mg/kg 48～72時間ごと	3.5mg/kg 週3回透析後
バラシクロビル 500mg錠	内服 投与間隔	3g 分3	3g 分3	1～2g 分1～2	1～2g 分1～2	1～2g 分1～2	0.5～1g 48時間ごと	0.25g 12時間ごと 透析日は透析後
ファムシクロビル 250mg錠	内服 投与間隔	1.5g 分3	1g 分2	1g 分2	0.5g 分1	0.5g 分1	0.25g 分1	0.25g 透析直後
ビダラビン	注射 投与間隔	5～15mg/kg 分1	5～15mg/kg 分1	5～15mg/kg 分1	5～15mg/kg 分1	5～15mg/kg 分1	75%に減量 分1	75%に減量 分1 透析後

クレアチニンクリアランス(mL/分)

＊各薬剤の併用禁忌，併用注意，薬物相互作用に十分留意して使用すること

対応策

1．アシクロビルの中止
本症が疑われればアシクロビル，バラシクロビルをまず中止する．

2．診断と検査
最初にアシクロビル脳症の正しい診断が重要である．単純疱疹や帯状疱疹ウイルスをはじめとする脳炎，髄膜炎との鑑別を行う．脳出血や脳梗塞，あるいは認知症との鑑別も重要である．ヘルペス脳炎との鑑別は時に困難であるが，発熱や頭痛を欠くこと，神経巣症状のないこと，頭部CTに異常がないことなどが鑑別点に挙げられる．頭部CT検査，PCRを含めた髄液検査などを行い，ウイルス性脳炎や脳卒中などの除外診断を行う．

アシクロビル血中濃度では4μg/mL以上で脳症の可能性が高くなるが，上昇が検出できない例もあり，また，検査結果がわかるまでに時間を要するために，血清や髄液を保存する．

3．治　療
入院のうえ，十分な輸液で利尿を促し，多くは薬剤中止数日以内に改善することが多い．重症例やCKD患者では血液透析が行われる[3]．

回避策

1．詳細な問診と説明
ハイリスク患者の把握が必要である．①高齢者，

②腎障害，③脱水（夏・胃腸炎・普段から水分を取らないなど），④腎障害を助長する降圧利尿薬，鎮痛薬の併用している患者などはリスクが高い（図3）．これらの患者群に対して，脳症や腎障害の発生する可能性についての十分な説明が重要である．

2. 帯状疱疹治療開始時の腎機能の評価とアシクロビルの適正投与量

脳症は薬剤投与72時間以内に発症することが多い．腎機能に応じて，投与量を減じるとともに高齢者の帯状疱疹では投与開始3〜4日後に再度診察し，必要に応じて採血を行う．適正量の投与とともに慎重な経過観察する．乏尿や精神・神経症状が出た場合には早期に対処できるようにしておく．アシクロビル換算の目安は表1に示した．

3. アメナメビルの使用

高齢者など腎機能の低下しがちな患者では第一選択薬としてアメナメビルを使用することも考慮する．アメナメビルはヘリカーゼ/プライマーゼ阻害薬であり，新規の作用機序で抗ウイルス活性を発揮する．本剤は1日1回投与の薬剤であり，腎機能に基づく用量調節の必要がない利点がある．

4. 広報活動

現在でも血液透析中の腎不全患者にアシクロビル通常量が不用意に処方されていることもある．アシクロビル脳症についてさらに注意を喚起する必要がある．

5. 生活指導

アシクロビル使用中は，水分摂取励行1日1.5〜2Lを指導し，尿量減少（乏尿）や意識障害が出現した場合にはすぐ医療機関を受診するようにと説明する．医療機関，薬局での説明がポイントである．また，帯状疱疹の予防として，50歳以上ではワクチンの投与も薦められる．

トラブル後のフォロー

1. 抗ウイルス薬による継続治療

免疫不全患者における重症の水痘や帯状疱疹，ウイルス性脳炎が疑われた場合などでは，十分な輸液のもとに症状の改善やアシクロビル濃度など

をみながら，アシクロビルを減量して継続することも試みられる[4]．このような場合，ビダラビンへの変更，継続投与，もしくは，アメナメビルを使用することも検討すべきである．なお，新しく登場したアメナメビルは脳症に該当する副作用は報告されていない．

2. 帯状疱疹後神経痛

高齢者で，しかも抗ウイルス薬治療が不十分なときは神経痛の残存も悩ましい．鎮痛薬（NSAIDs）投与でも腎障害をきたすことがあるので，鎮痛薬の減量やペインクリニックとの連携も必要である．

おわりに

アシクロビルでは急性腎障害が起きる一方で，慢性腎障害患者ではアシクロビル脳症をきたしやすいことを水痘や帯状疱疹を治療する皮膚科医，内科医は再度認識しておく必要がある．

MEMO

高齢者には注意!!

高齢者，熱中症などの脱水，腎予備能の低下がアシクロビル脳症をきたすリスクを高める．さらにNSAIDsや降圧利尿薬などが腎障害に拍車をかける．救急搬送されても皮膚科医には情報がフィードバックされていないので皮膚科医も認識がうすい．特に高齢者の帯状疱疹では，腎機能が正常でも急性腎不全，脳症の発症を考慮に入れて治療に当たるべきであり，忘れてはいけない副作用である．

■文　献

1) 松村　伸，ほか：腎機能正常者の帯状疱疹治療中にみられたアシクロビル脳症の1例．臨皮 **67**：265-268，2013

2) 田中章仁，坪井直毅：腎機能障害患者における帯状疱疹治療の注意点．MBデルマ **241**：26-32，2016

3) 泉　祐子，上出良一：バラシクロビル投与により急性腎障害と精神神経症状をきたし透析を要した帯状疱疹の1例．臨皮 **70**：653-658，2016

4) 山本　燎，ほか：水痘帯状疱疹ヘルペスウイルス髄膜脳炎とアシクロビル脳症を合併した末期腎不全患者の治療経験．高松赤十字病紀 **5**：40-44，2018

VI章

乳幼児のトラブル対応

VI章 乳幼児のトラブル対応

乳児 Celsus 禿瘡（ケルスス）（頭部白癬）による脱毛
～永久脱毛を心配する母親への対応を含めて～

出光俊郎

✓ Check List

- ☑ 小児における頭部の膿痂疹様皮疹においては容易に毛髪が抜けるときは頭部白癬を疑う．
- ☑ 問診でペットの有無や柔道などの格闘技をやっているかどうかを聞く．
- ☑ 病毛の KOH 鏡検が必要であるが，毛髪の鏡検には熟練が必要である．
- ☑ 感染経路を知る意味で病毛の真菌培養が有用である．
- ☑ 頭部白癬では外用治療は不要で，乳幼児でも内服抗真菌薬が必須である．しかし，添付文書上，小児への安全性は確立されていないとされる．
- ☑ ペットからの感染では動物病院でペットも治療する必要がある．
- ☑ 柔道選手間の感染では，無症候性キャリアの頭髪のスクリーニング検査(ヘアブラシ法)が推奨される．また，道場，学校，教育委員会との連携も必要となる．

問題背景・疾患解説

　頭部白癬は脱毛を生じる．診断治療が遅れると永久脱毛をきたす可能性がある．

　頭部白癬では炎症の少ない頭部浅在性白癬と毛包周囲に炎症の強い Celsus 禿瘡（ケルスス）に分けられる．本症は診断が必ずしも容易ではなく，ステロイド外用薬の誤用などにより悪化し，脱毛をきたす．

　乳幼児，小児では動物から感染する *Microsporum canis* や *Arthroderma vanbreuseghemii*（動物好性白癬菌），土から感染する *Microsporum gypseum*（土壌好性白癬菌）などによるものが多く，炎症が強い（図1）．したがって，紅斑，びらん，波動を伴う結節，膿疱を呈する．診断の遅れが，瘢痕性脱毛になるためにトラブルそのものになる．小学生を含む柔道選手間における *Trichophyton tonsurans*（ヒト好性白癬菌）による頭部白癬の症状は，動物好性や土壌好性白癬菌による白癬に比べると炎症の少ない脱毛のことが多い（図

2）．Celsus 禿瘡では通常，適切に治療されれば永久脱毛となる例はほとんどないが，治療が遅れると永久脱毛をきたす可能性がある．

トラブル発生の原因

　疾患の見落としによる診断の遅れと脱毛を残す可能性があるために，クレームの対象となる．

対応策

　易抜毛性をチェックし，易抜毛性があれば，頭部白癬を疑って以下の検査を行う．

1. 生 検

　必須ではないが，腫瘤形成の場合に他の腫瘍性疾患などとの鑑別のために行う．本症では，毛囊の破壊と真皮内に PAS 陽性，ないし Grocott 染色陽性の真菌要素をみる．

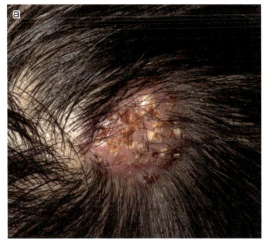
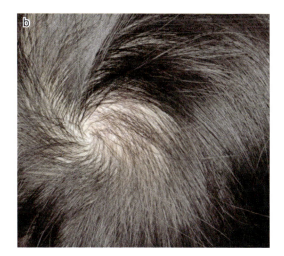

図1　2歳男児．*M. gypseum* による頭部白癬
a．初診時：後頭部に紅色結節と表面に膿疱の多発をみる．
b．テルビナフィン1/2錠・日治療，3ヵ月後：毛髪の再生をみる．

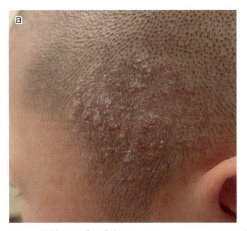
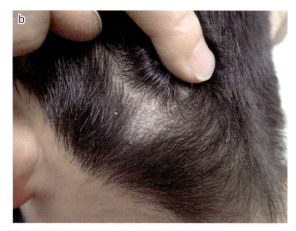

図2　柔道クラブで感染した *T. tonsurans* による白癬（加倉井皮膚科クリニック　加倉井真樹氏提供）
a．10歳男児．柔道クラブ．炎症が比較的強い．
b．9歳男児．同じ柔道クラブで感染した別の小学生の脱毛病巣．

2．病毛のKOH鏡検

　毛髪の真菌検査は病毛を潰さずに検査をし，胞子寄生を確認する（図3）．一般の真菌検査における多量の菌糸をイメージすると見落とす可能性がある．実際，胞子形態が主体をなす場合が多い．どういう寄生形態をとるかということを把握していないとKOH鏡検をしても診断できない．

3．真菌培養

　サブローブドウ糖斜面培地に病毛を植えて培養する．菌種がわかれば感染経路が推定できるため，集団発生などを予防できる．再発や集団感染の予防として菌種を特定することは重要である．

① *Microsporum canis*（動物好性白癬菌）

　小児では最も多い菌種であり，炎症も強い．ペット特にネコからの感染が疑われるためにペットも同時に治療する必要がある．室内に落ちているペットの毛からの感染も起こりうる（図4a，b）．

② *Arthroderma vanbreuseghemii*（動物好性白癬菌）

　モルモットを含むペットからの感染が考えられる．

③ *Microsporum gypseum*（土壌好性白癬菌）

　土壌菌であり，小児の頭部白癬・体部白癬の原因真菌となりうる（図4c）．

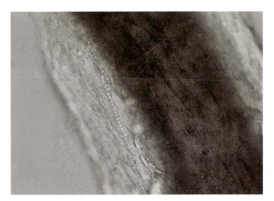

図3 病毛のKOH鏡検所見（図1と同症例）
病毛を潰さずに観察すると毛囊に胞子連鎖がみられる．寄生形態は小胞子菌寄生と呼ばれる．真菌培養により，本菌は *M. gypseum* と同定された．熟練しないと毛のKOH検査で真菌を検出するのは難しいことも多い．

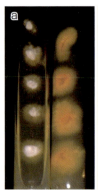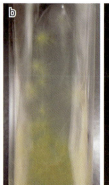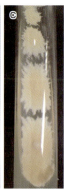

図4 サブローブドウ糖斜面培地における真菌培養
a. ネコから感染した頭部白癬の *M. canis*．
b. 室内に落ちているネコの毛の培養で *M. canis* を分離．
c. 頭部白癬の *M. gypseum*．

④ *Trichophyton tonsurans*（ヒト好性白癬菌）

　柔道部や相撲部，レスリング部の選手間で集団感染する．小学生や中学生で柔道をやっている選手の頭頸部，体幹，四肢の白癬として生じる．*M. canis* や *M. gypseum* に比べて炎症は少ないことが多い（図2）．

⑤ *Trichophyton rubrum*（ヒト好性白癬菌）

　主に高齢者であるが爪白癬からの感染（自家接種）が考えられる．誘因としては頭部脂漏性皮膚炎などとしてステロイドの誤用が考えられる（図5）．

4. 問診

　家族内感染の有無，頭部以外の白癬病巣の有無をチェックする．*M. canis* は家族内での感染も起こりうる．*T. tonsurans* では柔道をやっているかどうかを問診し，家族内感染以外に柔道クラブの集団感染についてチェックする．

> **MEMO**
>
> **愛猫家が知っておくべき真菌 *M. canis***
>
> 　*M. canis* による頭部白癬では，子猫を拾ってきて短期間でも預かると感染することが多い．特に小児，女性の露出部位に多く，頭皮以外にも体に斑状小水疱性白癬の臨床像を呈する．ネコでの症状は脱毛斑などで，よくわからないことも多いが，ヒトに感染するととびひ（伝染性膿痂疹）にも似て炎症が強い．ペットブームであり，愛猫家は知っておくべき真菌・皮膚真菌症である．

回避策

　誤診を回避するためには，頭部の膿痂疹様病変を見た場合に，易抜毛があるかどうかをまずチェックする．易抜毛性がみられた場合には頭部白癬を考える必要がある．天疱瘡による易抜毛性（ヘアニコルスキー現象）も鑑別に挙がるのでKOH陰性例では抗デスモグレイン抗体をチェックする．伝染性膿痂疹や皮下膿瘍との誤診が多い疾患なので最初の診断が何よりも重要である．

予防策

1. 脱毛の予防

　脱毛の予防には早期に内服抗真菌薬の内服治療を行う必要がある．頭部白癬の治療は，内服抗真菌薬が主体で，外用は亜鉛華軟膏のみにするのがよい．外用抗真菌薬は用いないのが一般的である．内服抗真菌薬としてテルビナフィン，イトラコナゾール，ラブコナゾールなどを検討する．テルビナフィン，イトラコナゾールは頭部白癬には実績があり，乳幼児でもテルビナフィン 125 mg 1/2 錠・日の内服が必要である．実際には2〜4ヵ月の内服を行うことが多い．小児に使用して重篤な副作用が生じたという報告はないが，添付文書上小児への安全性は確認されていないとされている．

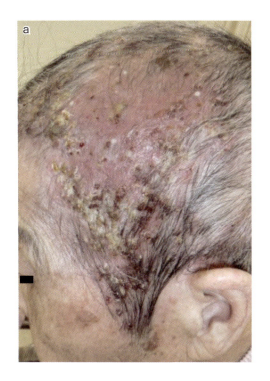
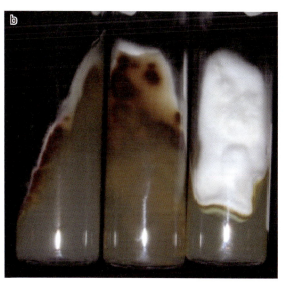

図5 96歳女性．頭部白癬
a. 脂漏性皮膚炎としてステロイド外用をしていた高齢者の頭部白癬．
b. *T. rubrum* が分離され，足白癬，爪白癬からの感染が推定された．

2. 再発の予防

再発の予防には感染経路の遮断が必要である．動物が感染源の *M. canis* などによる白癬ではペットからヒト，ヒトからヒトへの感染が起こる．ペットと家族全員を治療する必要がある．家屋内のペットの毛などを掃除する．*T. tonsurans* による柔道選手間の感染では集団治療や無症候性キャリアへの治療も考慮する．道場の清掃や稽古後のシャワー，洗髪の徹底も必要である．

トラブル後のフォロー

毛髪の再生をフォローする．ペットからの感染ではペットの治療状況についても把握する．格闘技者間の感染では道場やクラブにおける流行状況を指導者や学校，教育委員会，養護教諭などと連絡をとる．

家族（特に母親）への説明

① 診断の難しい疾患である．
② 多くの場合，毛髪の再生は期待できるが，治療が遅れると毛囊のダメージの程度により永久脱毛や乏毛になる可能性がある．
③ ペットからの感染の場合には感染源を断つためにペットの治療も必要である．
④ 柔道競技者間の感染では症状のある児童，生徒全員が早期に治療を受けるように説明する．

> **COLUMN**
>
> **病毛の KOH 鏡検と培養**
>
> 頭部白癬では *M. canis* および *M. gypseum* に比べると *T. rubrum* や *T. tonsurans* では炎症が強くない．ペットからうつる，あるいは柔道やレスリング，相撲などでうつるということや，原因菌種を知ることは感染経路を遮断する面からも重要である．毛は潰さずに胞子や菌糸を丹念に探すことが要点で，培養に関してはウシからうつる *T. verrucosum* など培養の難しい菌もあるので大学などの研究室と連絡をとって，毛髪検体をそのまま送るなどの方法も検討されたい．

VI章 乳幼児のトラブル対応

冷や汗度 ★★★★★　頻度 ★★★★★

「先生，ステロイドは怖い薬ですよね？」ステロイド忌避患者のアトピー性皮膚炎

須藤 一

✓ Check List

- [x] アトピー性皮膚炎（AD）の治療の基本は，①薬物療法，②皮膚の生理学的異常に対する外用療法・スキンケア，③悪化因子の検索と対策の3点で，薬物療法の基本はステロイド外用薬である．
- [x] ステロイド外用薬を忌避するようになった原因は，ステロイド外用薬に対する無知や使用法の誤りによることが多い．
- [x] 新生児や乳幼児の皮膚機能は成人に比して未熟であり，外用薬による副作用が生じやすく注意を要す．また，治療の主体は保護者（特に母親）となる．
- [x] ADの治療にステロイド外用薬を使用する理由や具体的な説明（FTUを用いた使用方法，ステロイド外用薬の副作用，その対処法）を行い，保護者の達成感を維持しながら治療継続する必要がある．
- [x] ステロイド忌避を回避するには定期的な受診など，アドヒアランスの維持が重要である．
- [x] ステロイド忌避の患者では治療がうまくいってもコントロールを逸脱することがままあるため，状態の維持にはプロアクティブ療法などを用いた継続的な治療が有用である．

問題背景・疾患解説

アトピー性皮膚炎（AD）は，増悪・寛解を繰り返す，瘙痒のある湿疹を主病変とする疾患であり，患者の多くはアトピー素因を持つと定義されている．その病態には免疫・アレルギー反応の異常やバリア機能異常，神経・精神的な異常等，さまざまな因子が関与しあっている．患者によりその増悪因子は異なることが多く，画一的な治療は有効性に乏しく，各々の症状に適したオーダーメイド的治療や丁寧な対応が必要となる．ガイドラインによるAD治療の目標は，「症状はないか，あっても軽微で日常生活に支障がなく，薬物療法もあまり必要としない状態に到達し，その状態を維持することである」とされている[1]．

1980年代に端を発するADを巡る混乱は一部マスコミによるステロイドバッシングや，時を同じくして拡大した民間療法，急速なインターネットの普及などの影響により生じたと考えられている．さらに当時は患者のみならず医療の現場でもさまざまな不適切治療が台頭し，大きな混乱が生じていたことが事態を混迷へと導いた．

日本皮膚科学会を中心としたその後の対応により，それらの混乱は近年収束をしたかに見えた．しかし世代交代の流れの中，幼少時に「ステロイドは悪い薬である」というような誤った認識を持ってしまった人々が，過去の経験や知識に基づき患児の治療をする状況が繰り返されつつある．現在においてもステロイド忌避には細心の注意を払ったうえでの丁寧な対応が必要である．

トラブル発生の原因

ステロイド忌避の問題は，過去の誤った教育や経験，マスコミやインターネットから得られる膨大な情報，いわゆる善意の第三者からのアドバイス，民間療法，さらには医療者自身の無知や誤解など，ステロイド外用薬に対するさまざまな不安により起こる．通常はステロイド外用薬とステロイド内服薬との副作用の混同，不適切な治療によるADそのものの悪化とステロイド外用薬の副作用との混同など，誤解や無知，誤った使用の結果などにより起こることが多いとされる．

ステロイド外用療法の説明不足や誤った使用，不適切な処方があると患者が治療効果を実感できず，家族がステロイド外用薬や医療者に対する不信感を抱いてしまう．ステロイド外用薬への必要以上の恐怖感や忌避が生じるとアドヒアランスが低下し，期待した治療効果は得られずトラブル発生の原因となる．

対応策

ステロイド忌避の保護者に対する対応は，忌避の原因によって異なる．ステロイドに対する誤った認識が原因の場合は，ADの病態や治療法などについて根気強く説明し，ステロイド外用薬がEBMに基づく有用な治療であることを患者（保護者）に納得してもらう．感情が原因となっている場合は，それに加えて家族を肯定する態度を示しながら補完する．

いずれの場合も，保護者・前医・第三者の善意を頭ごなしに批判・否定することは避け，肯定的な態度で「なぜ患児の症状が増悪してしまったのか」「改善策はどうすれば良いか」を保護者と一体になりながら考え治療をすすめていくことで治療効果が得られやすい．

ADの治療においてアドヒアランスはとても重要であるが，低下を引き起こす原因は多岐にわたる（表1）．治療が効果的であるがゆえ継続がうまくいかず，逆に患者の治療アドヒアランスを低下させてしまうことすらありうる．

いずれの場合でも随時適切な対応が必要となる．

表1　AD治療におけるアドヒアランス

①患者に起因する要因
　　ステロイド忌避（本人，保護者，第三者）
　　ステロイド内服薬の副作用との混同
　　アトピー性皮膚炎そのものの悪化とステロイド
　　外用薬の副作用との混同
②疾患に起因する要因
　　難治性，慢性再発性で罹病期間が長期にわたる
③治療に関連する要因
　　治療が不適切で症状が軽減されない
　　外用薬の使用が煩雑である
　　医師からの処方量が少ない
④医療者に起因する要因
　　相互の信頼関係の欠如
⑤社会・経済的な要因
　　貧困・多忙

回避策

ステロイド外用薬のメリットとデメリット両面について具体的に説明し，患児の皮膚の状態を判断し治療を開始する．あらかじめ今後の見通しや通院間隔などについても具体的に示すと良い．

ステロイド外用薬を用いたリアクティブ療法のみではステロイド外用量が多くなりやすいため，2歳以上の幼小児ではタクロリムス外用薬を併用したプロアクティブ療法を併用することも症状のコントロールには有用である．皮膚に触れてみて乾燥症状や皮疹などがないことを確認しつつ，適切なスキンケアを同時に行っていく必要がある．

ステロイドは怖い薬であると思い込みその使用を止めた結果，患者にどのような事態が起こるのかということについては保護者の大部分が無知である場合が多い．過去の体験談としてステロイドバッシングが起こった経緯や，その結果治療の現場にはどのような混乱が生じたのかを伝えることも，保護者のステロイド忌避を解消するうえで有用である．

予防策

ステロイド外用薬の使用法などについてはガイドラインに準拠しできるだけわかりやすく説明をする．わが国のステロイド外用薬はⅠ群からⅤ群の5ランクに分けられている。皮疹の治療はこの

表2　皮疹の重症度とステロイド外用薬の選択

	皮疹の重症度	外用薬の選択
重症	高度の腫脹/浮腫/浸潤ないし苔癬化を伴う紅斑，丘疹の多発，高度の鱗屑，痂皮の付着，小水疱，びらん，多数の搔破痕，痒疹結節などを主体とする	必要かつ十分な効果を有するベリーストロング（II群）ないしストロングクラス（III群）のステロイド外用薬を第一選択とする．痒疹結節でベリーストロングクラス（II群）でも十分な効果が得られない場合は，その部位に限定してストロンゲストクラス（I群）を選択して使用することもある
中等症	中等度までの紅斑，鱗屑，少数の丘疹，搔破痕などを主体とする	ストロング（III群）ないしミディアムクラス（IV群）のステロイド外用薬を第一選択とする
軽症	乾燥および軽度の紅斑，鱗屑などを主体とする	ミディアムクラス（IV群）以下のステロイド外用薬を第一選択とする
軽微	炎症症状に乏しく乾燥症状主体	ステロイドを含まない外用薬を選択する

（文献6）より引用）

ランクを指標にして個々の皮疹の重症度に見合ったランクの薬剤を適切に選択し，必要な量を必要な回数，必要な期間使用することが求められている（表2）．外用量についてもFTUなどを使用してできるだけ具体的に説明する（表3）．

　従来のガイドラインでは，「乳幼児においては原則として皮疹の重症度が重症あるいは中等症では表4に示した使用法よりも1ランク低いステロイド外用薬を使用し，効果が見込めない場合や得られない場合などは十分な管理下で高いランクのステロイド外用薬を使用し，強い炎症の状態を長引かせることなく速やかに軽快させる」とされていたが，2018年の診療ガイドラインでは，外用薬が弱目に処方される場面が見受けられるため，「乳幼児，小児においてもステロイド外用薬のランクを下げる必要はないが，短期間で効果が現れやすいので使用期間に注意すること」と改訂された．

　乳幼児の皮膚機能[3]は成人に比べると未熟であるため，低いランクのステロイド外用薬においてもさまざまな副作用が生じやすい．新生児の皮膚の機能をよく理解し，若年者に起こりやすい副作用について保護者に説明をしたうえで，より厳格に外用薬を使用することが必要となる．

　外用薬による副作用を説明する際は口頭だけではなく，画像を見せるなどしてあらかじめ具体的説明をしておくことも外用薬の副作用の予防に有用である．またステロイド外用薬の副作用の多くは可逆性で，ある程度の期間を持って元の状態に復することも，家族に説明しておくと良い．

トラブル後のフォロー

　慢性再発性の疾患であるADでは，症状が軽快するにつれアドヒアランスが低下することが多いが，治療の根拠や治癒の目安，受診の間隔，通院するタイミングを具体的に示すことによりステロイド忌避を回避し，アドヒアランスを継続する必要がある．

　当初は頻回に来院させ成功体験を共有しつつインフォームド・コンセントを形成し，症状が落ち着いた後その状態を維持・コントロールできるように治療を継続させる．同時に外用法も簡便な方法に変更していくことはアドヒアランスの維持に役立つ．

　ステロイド外用薬を怖がるステロイド忌避の患者のほうが治療には前向きである場合も多く，家族の信頼が得られれば患児を良好な状態に改善することもできる．トラブルが起こってしまった後でも，これまでの保護者の行動をポジティブに捉えて良いほうに評価することは，患児に対する治療効果を増強し良い状態を維持するうえで非常に有効である．

表3 軟膏塗布に必要な FTU 量(g)(部位・年齢別)

年齢＼部位	顔, 頸	腕, 手 (1肢)	脚, 足 (1肢)	体幹 (前面)	殿部, 体幹 (背面)	全身総 FTU 量 (g)
3〜6ヵ月	1	1	1.5	1	1.5	8.5 FTU (4)
1〜2歳	1.5	1.5	2	2	3	13.5 FTU (7)
3〜5歳	1.5	2	3	3	3.5	18 FTU (9)
6〜10歳	2	2.5	4.5	3.5	5	24.5 FTU (12)
成人	2.5	3(腕)1(手)	6(脚)2(足)	7	7	28.5 FTU (20)

外用薬を5mm口径のチューブで大人の人差し指の先端から遠位指節間関節まで(第1関節)分の長さ指腹に押し出した量. この量で大人の手のひら(手指先端まで含む)2枚分の面積に塗布する(チューブ径は異なる場合がある). 軟膏, クリーム:1 FTU＝約0.5 g, ローション(1円玉大):1 FTU＝0.5 g
(Long, CC, Finlay, AY : The finger-tip unit-a new practical measure. Clin Exp Dermatol 16 : 444, 1991)

表4 副腎皮質外用ステロイド薬による副作用

細胞ないし線維増生抑制作用に基づくもの	免疫・アレルギー抑制作用に基づくもの
皮膚萎縮, 萎縮性皮膚線状, 乾皮症, 魚鱗癬様変化, ステロイド潮紅, ステロイド紫斑, 毛細血管拡張, 色素異常 創傷修復遅延, 星状偽瘢痕, Cortisone skin injury erythrosis interfollicularis colli k. cutis linerris punctata colli ステロイド稗粒腫, ステロイド膠様稗粒腫 ステロイド弾力線維症	**感染症・真菌寄生性疾患の誘発ないし増悪** マラセチア毛包炎
ホルモン作用に基づくもの	**その他**
ステロイド痤瘡(マラセチア毛包炎との鑑別), 多毛	**酒さ様皮膚炎, 口周皮膚炎** 外用ステロイド薬による接触皮膚炎 光線過敏症 ステロイド緑内障, 白内障, 黒内障, 中心性漿液性網脈絡膜症 ステロイド膿疱, 毛包虫症 扁平性黄色腫 経皮吸収による全身性副作用

●字:特に幼小児に多い副作用
●字:幼小児でも注意が必要な副作用
太字:日常診療でよくみられる副作用
(幸田らの分類を引用改変. 幸田 弘, ほか:西日皮膚 40:177, 1978. 武田克之:皮膚臨床 26:631, 1984)

家族（特に母親）への説明

保護者に対する説明の一例を示す.

アトピー性皮膚炎（AD）はアレルギー体質を元にした肌が弱くなってしまう（乾燥して炎症を起こしやすい）病気です. 年齢や時期, 部位によりその症状もさまざまであるためいろいろなお薬を使います. 皮膚の炎症を取るためにステロイドと呼ばれる塗り薬も使いますが, これにはとても強いものから弱いものまで5段階あります. ひどいところはとても治りにくくなっているので, 強いお薬を使って早く治してあげてください. あまり悪くなく見えても AD は全身に起こっている病気ですので. そういうところにもきちんとスキンケアをして予防をしてあげましょう. 良い状態を継続し悪いところは早く治してあげることがとても重要です. AD の症状はお子さんの成長とともに治まっていきます. 乳幼児の AD は正しい治療をすることによりちゃんと治せる病気です.

お母さん達はお子さんの病気を治してあげるために, インターネットやテレビなどからさまざまな情報を探してあげたと思います. でもそこには今では古くなってしまった情報や間違った情報, 逆に害になってしまいますが載っていることすらあるかもしれません. いろいろな情報をそのまま鵜呑みにせずに正しい情報をきちんと使うことが大事です. あなたのお子さんにはどういう治療が良いのかは, 信頼できる主治医とよく相談してください.

治療の途中, 小さなお子さんの肌には大人以上にいろいろなことが起こります. ステロイド外用薬を使うことにはいろいろと不安もあるかもしれませんが, 塗り薬（ステロイド外用薬）の副作用はそのほとんどがお家の方が目で見て判断できるものです. もしいつもと違う症状や何か不安に思うようなことがある場合には, すぐに主治医に相談してください. お薬は副作用が起こるのが怖いから使わないというのではなく, 正しく使用して副作用が起こらないようにすることがとても重要です.

■文　献

1) 加藤　則, ほか：アトピー性皮膚炎診療ガイドライン2018. 日皮会誌 **128**：2431-2502, 2018
2) 加藤　則, ほか：アトピー性皮膚炎診療ガイドライン2016年版. 日皮会誌 **126**：121-155, 2016
3) 佐々木りか子：新生児・小児の皮膚の特徴. 最新皮膚科学大系 特別巻1 新生児・小児・高齢者の皮膚疾患, 玉置邦彦, 中山書店, p.2-6, 2004
4) JM H, et al：Diagnostic features of atopic dermatitis. Acta Derm-Venereol (Stockh) **60**：44-47, 1980
5) 川島　眞, ほか：日本皮膚科学会編「アトピー性皮膚炎治療ガイドライン」. 日皮会誌 **110**：1099-1104, 2000
6) 古江　増, ほか：日本皮膚科学会アトピー性皮膚炎診療ガイドライン. 日皮会誌 **118**：325-342, 2008
7) 勝沼　俊, ほか：【アレルギー疾患の将来展望〜発症率の推移から望ましい治療薬の今後など〜】慢性疾患としての患者教育 アレルギー疾患療養指導士制度でアレルギー医療がどのように変わるか. アレルギー・免疫 **25**：1340-1344, 2018
8) 上荷　裕：【アレルギー疾患の将来展望〜発症率の推移から望ましい治療薬の今後など〜】慢性疾患としての患者教育 薬局での患者教育のあり方. アレルギー・免疫 **25**：1320-1330, 2018

Ⓒ OLUMN

薬局から患者教育への取り組み

院外処方の場合,「怖いお薬だからあまりたくさん塗らないでください」や「少量を取ってよくすり込むように塗ってください」等, 医師が説明した外用療法の指導と解離した指導や説明が薬剤師や看護師からなされる場合がある. 異なる説明をされた患者は混乱することとなり, ひいてはアドヒアランスの低下を引き起こす. このような事態を解消するため, 薬局からの患者教育への取り組みとして小児アレルギーエデュケーター（PAE）[7]や, アレルギー疾患をともに治療するコメディカルスタッフ（看護師, 薬剤師, 栄養士）としてアレルギー疾患療養指導士（CAI）等の取り組みが始まっている[8].

VI章 乳幼児のトラブル対応

家族まで悩ませる小児の難治性脱毛/乏毛

乾 重樹

Check List

- ☑ 円形脱毛症では時にびまん性に脱毛を生じる場合もあり，急速に脱毛が進行する症例がほとんどで，患者本人はもちろん，家族の心理的負担は大きい．
- ☑ 広範囲な脱毛をきたし，種々の治療でも反応性が低い場合も患者，家族の苦悩は大きい．
- ☑ 毛髪の牽引試験（pull test）は過度に行うと診察室で大半の毛髪が失われることとなることもありうるので，トリコスコピーで代用すべきである．
- ☑ トリコチロマニアでは心理的・精神的背景や家族関係に問題があると思われる症例も時に遭遇する．
- ☑ 円形脱毛症と混合している症例も多く，診断確定が困難な場合，両者の鑑別についてある程度保留した状態でフォローしなければならない．
- ☑ 先天性乏毛症/縮毛症は常染色体劣性遺伝形式で，毛髪が過度に縮れ成長が数センチで止まってしまう．

問題背景・疾患解説

1．円形脱毛症

毛包の構成成分に対する自己免疫により円形の脱毛斑（図1）を頭部や他部位に生じたもので，単発型，多発型，全頭型，汎発型，オフィアシス型がある．時にびまん性に脱毛を生じる場合もある．その場合は急速に脱毛が進行する症例がほとんどである（図1a）．

2．トリコチロマニア

トリコチロマニア（抜毛症）（図2a）とは自ら頭髪，眉毛などを引き抜く行動で，妄想や幻覚による場合は除く．

3．染色体劣性遺伝縮毛症/乏毛症

常染色体劣性遺伝形式を示す．毛髪以外の変化を伴わない非症候性毛髪奇形症である．毛髪が過度に縮れ成長が数センチで止まってしまうことが特徴であり，多くの患者では乏毛症も合併し，加齢とともに進行する（図3）．高頻度にLipase H（*LIPH*）遺伝子に共通の創始者変異を有する．

トラブル発生の原因

1．円形脱毛症

急速に進行する場合に患者本人はもちろん，家族の心理的負担は大きい．広範囲な脱毛をきたし，種々の治療でも反応性が低い場合も同様である．また，難治性である円形脱毛症について，皮膚科以外で対応されている場合，必ずしも適切な診断と加療を受けていないことがある．

2．トリコチロマニア

心理的・精神的背景のあるケースがある．特に家族関係に問題があると思われる症例にも時に遭遇する．円形脱毛症と混合している症例も多く，

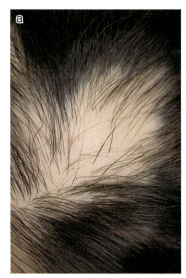
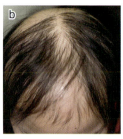
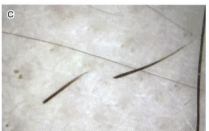

図1 円形脱毛症
a. 5歳男児. 3ヵ月前から脱毛斑に気づいていた.
b. 8歳女児. びまん性の脱毛を生じた. 1ヵ月前から急速な脱毛が進行した.
c. aの症例のトリコスコピー像. 円形脱毛症に特徴的な漸減毛(感嘆符毛)が観察される.

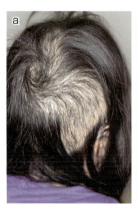
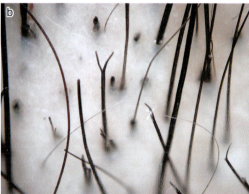

図2 トリコチロマニア
a. 14歳女児. 後頭部に類円形の脱毛斑を生じている. 不完全な脱毛斑で形状はやや不整ともとれるが, 円形脱毛症であっても脱毛斑が癒合すればこのような形状も取りうる. 臨床像だけでは鑑別は難しい.
b. aの症例のトリコスコピー像. トリコチロマニアに特徴的なVサイン型に破壊された毛幹を認める.

両者の鑑別についてある程度保留した状態でフォローしなければならない. 診断名を家族に伝える際に, トリコチロマニアの直訳調表現である「抜毛狂」という用語を使うとかなり精神的ショックを与えてしまうので, 注意が必要である.「抜毛症」もしくは「抜毛癖」という病名が適切であろう.

3. 染色体劣性遺伝縮毛症/乏毛症

遺伝子診断を求められることが多いが, 現時点では専門施設での研究参加という形式で対応するより方法がない. また, 将来的な問題について遺伝相談を受けることがある.

対応策

1. トリコスコピーによる診断

円形脱毛症の診断は, 円形の脱毛斑であること

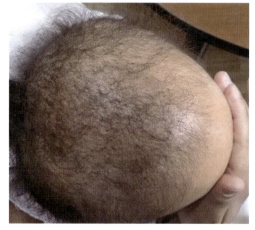

図3 染色体劣性遺伝縮毛症/乏毛症
常染色体劣性遺伝形式を示す. 毛髪以外の変化を伴わない非症候性毛髪奇形症である. 毛髪が過度に縮れ成長が数センチで止まってしまう.

(図1a)と，切れ毛，漸減毛（感嘆符毛）（図1c），黒点，黄色点，短軟毛などトリコスコピー所見による．特にびまん性の場合はトリコスコピーの所見が重要となる．よく行われる毛髪の牽引試験（pull test）は過度に行うと診察室で大半の毛髪が失われることとなることもありうる．トリコスコピーによって，漸減毛として観察される毛が牽引試験で容易に抜ける（正確には切れる）ので，漸減毛のだいたいの本数をみれば，あえて牽引試験を行う必要はない．筆者は牽引試験とトリコスコピーで観察される漸減毛数が相関することを確認している[1]．抜毛症は人工的な形から診断するが，臨床像だけでは判断が難しいことも多い．カールした毛やVサイン型の破壊毛幹（図2b），毛孔の微小出血点などのトリコスコピー所見により診断する．先天性乏毛症・縮毛症では細くてカールした毛髪が観察される．

2．その他の検査

臨床像，トリコスコピーでも診断が難しければ皮膚生検も考慮する．円形脱毛症で内科的症状が伴えば甲状腺疾患や膠原病などの血液検査を行う．抜毛症ではまれに抜いた毛を食べる行為があり，腹痛があれば消化管検査を考慮する．

3．治療

適切な治療が一番の対応策となる．円形脱毛症に対してはステロイド外用薬が主となるが，6ヵ月以上奏効しない，もしくは脱毛が頭皮の25%を超えた場合は局所免疫療法を考慮する．アトピー性素因があれば，第2世代抗ヒスタミン薬投与を考慮してもよい．トリコチロマニアについては，頭皮に瘙痒があれば，第2世代抗ヒスタミン薬を用いる．児童精神科的には行動療法，遊戯療法，精神分析的精神療法，家族療法などが行われることもある．先天性乏毛症・縮毛症ではミノキシジル外用液が試みられることもある．

回避策

小児の脱毛や乏毛ではいじめも問題となりうるが，患児が嫌がらなければウィッグの使用や粉末状のカモフラージュを使用するとよいことが多い．

予防策

円形脱毛症では絶対的な予防策はない．しかしながら，インフルエンザを代表とする種々感染症予防，さらには花粉症やアトピー性皮膚炎などのアレルギー性疾患の回避もしくはコントロールが重要である．

トラブル後のフォロー

円形脱毛症で最も重要なのは早期治療であるので，再発すればすぐ受診するよう勧めている．トリコチロマニアでは年齢とともに自然と軽快していく症例が多い．先天性乏毛症・縮毛症は罹患者の人生の問題とも大きく関わり，種々ライフステージによってアドバイスを求められることもありうる．誠意をもって対応することに尽きるが，医療者としても日々研鑽を積むよりない．

COLUMN

フィナステリドは円形脱毛症の治療薬ではない！

13歳の男児，難治性の汎発型円形脱毛症に対してフィナステリドが投与されていた事例を経験した．投与期間が比較的短期であったので幸い大きな影響は出なかった．弱い男性ホルモンであるテストステロンを強力なジヒドロテストステロン（DHT）に変換する5α-還元酵素を阻害するフィナステリドは，第二次性徴を障害する可能性が高い．さらに男性ホルモンが病態に関与していない円形脱毛症においてフィナステリド投与は効果がないであろうことは想像が容易である．フィナステリドやデュタステリドが，ホルモンとは関係ない単なる「発毛剤」という誤解を持たないようにしなければならない．

■文献

1）Inui S, et al：Coudability hairs：a revisited sign of alopecia areata assessed by trichoscopy. Clin Exp Dermatol **35**：361-365, 2010

VI章 乳幼児のトラブル対応

冷や汗度 ●●○○○　頻度 ★☆☆☆☆

乳児血管腫の治療，乳児太田母斑のレーザー治療

秋田浩孝

✓ Check List

- ☑ 乳児血管腫の状態により wait and see，色素レーザー治療，プロプラノロール塩酸塩シロップ内服治療につき保護者に可能なかぎり適切に詳細に説明する．
- ☑ 太田母斑はQスイッチレーザー治療により十分に色素改善させることが可能な時代になったことを説明する．
- ☑ 太田母斑の青色色調が濃い場合は治療回数が多くなることが予想されるため，色素脱失を生じる頻度が高くなることを説明する．
- ☑ 保護者にレーザー治療を行えばすぐに消失するわけではないこと，副作用・合併症が生じることがあることを十分に説明する．
- ☑ 照射時は，患児の安全のみならず周囲の安全を確保する．

問題背景・疾患解説

レーザー治療で改善するあざが認知されてきたことで，あざを指摘されたり，あざがあることでいじめられるのではないかと子供の未来を心配もしくは保護者自体が気にしてレーザー治療を希望し受診する場合が増えている．その中でも乳児血管腫，太田母斑の2つのあざに焦点をあてて記載する．

1. 乳児血管腫

乳児血管腫は以前，苺状血管腫と呼ばれていた血管腫である．血管内皮細胞の過形成が原因で，内皮細胞の著明な増殖に伴い急激に増殖するが，その後内皮細胞が減少し扁平化して退縮する．わが国では2％の乳児に認められる．

乳児血管腫は特徴的な経過をたどり，増殖期，退縮期，消退期に分けられる．多くは生後1ヵ月以内に生じ，その後急速に増大し，生後3ヵ月～1年でピークに達した後，2～5歳までに徐々に自然消退する（5歳までに50％，7歳までに75％）．そのため経過観察（wait and see policy）が主体であった．しかし7歳以降も存在するものは，それ以上の退縮を示さず，また退縮しても毛細血管拡張やぶよぶよした弛み，軽度の皮膚萎縮や瘢痕を残すことがある．耳・鼻，口唇に生じたものは潰瘍化する傾向もあること，上下眼瞼に生じたものは開眼に支障をきたす可能性もあるため色素レーザー治療などの積極的な治療が行われ有効性も報告されてきた[1,2]．しかし色素レーザー治療の主な目的は，増殖の抑制および赤みの減少あるいは消退が目的である（図1）．

わが国でも2016年9月よりβブロッカーであるプロプラノロール塩酸塩シロップ内服治療が苺状血管腫の治療として承認され，治療の選択肢が増えた．

2. 太田母斑

太田母斑は顔面の三叉神経第1，2枝領域に生じ，褐色～濃青色を呈する色素斑である．出生時

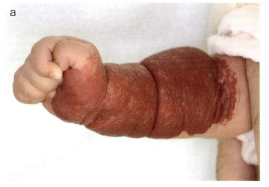
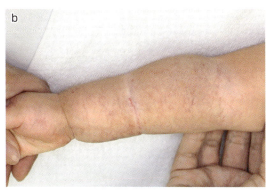

図1 乳児血管腫に対する，色素レーザー治療
a. 生後1.5ヵ月．初診時
b. 生後9ヵ月．色素レーザー(V-beam)4回終了．この時点で治療終了にして経過観察としている．

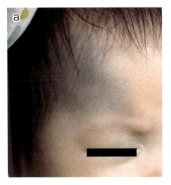
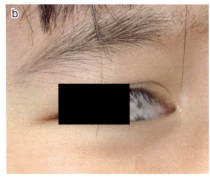

図2 太田母斑，眼球メラノーシスの臨床像
a. 太田母斑の患児．b. 同一患児の眼球メラノーシス像．

および乳児期にみられる早発型と思春期や妊娠，出産，閉経後などのホルモンバランスが変化する時期に潜在化する遅発型が存在するといわれている．約半数に眼球メラノーシスを合併するといわれている(図2)．黄色人種の女性に多く，日本における発生頻度は人口の0.1～0.2％といわれている．自然消退はしないためQスイッチRuby(694 nm)・Alexandrite(755 nm)・Nd：YAG(1,064 nm)レーザーなど各種Qスイッチレーザーが適応となる．わが国ではQスイッチNd：YAG(1,064 nm)を使用することは現時点において保険適応とならない．

トラブル発生の原因

通常は大きなトラブルを生じることは少ないと考える．しかし以下のことは外来でも経験する可能性があるため記載する．
①乳児血管腫について，医師からwait and see policyで問題ないと説明をうけたが一定年齢になっても消退が少ない場合(色調は消退しても隆起や皮膚のたるみ，ちりめんジワが残り，整容的に問題を残すなど)(図3)．
②乳児血管腫，太田母斑ともにレーザー治療の適応となるあざであるが，レーザー治療による経過や副作用・合併症について詳しく説明をうけていない場合(レーザー治療を行ってもすぐに消失しない，軽度熱傷反応や色素脱失などの副作用・合併症が生じる可能性があることなど)．上記の場合はクレームにつながることがある．

対応策

①乳児血管腫の場合，結節型，腫瘤型において5～7歳以上になっても腫瘤が残存している，瘢痕やしわ，たるみが残存し気になる場合は，切除・縫合を含めた治療法を説明する．
②乳児血管腫の場合，毛細血管拡張などを含めた

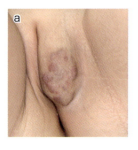
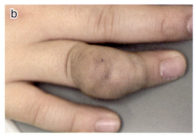

図3 wait and see policyによる乳児血管腫残存例
a. 5歳女児.
b. 9歳男児. wait and see policyを行い残存している. 小児科で消えるから大丈夫といわれて経過をみていた.

色調が残存している場合は, 色素レーザーを行える場合があることを説明する.
③レーザー治療後の予期せぬ水疱形成, びらんなどを含めた熱傷反応については適切な外用治療を行い経過をみていく.

回避策

レーザー治療について不明な場合はレーザー治療を行っている施設に紹介する. 乳児血管腫の場合は, すべての乳児血管腫にレーザー治療やプロプラノロール塩酸塩シロップを勧める必要はないが, 不明であれば安易に wait and see policy ではなくプロプラノロール塩酸塩シロップ内服, 色素レーザー治療を行っている施設への紹介も考慮することをお勧めする.

レーザー治療を行う際は, 施術前のインフォームド・コンセントをしっかりと行い, 照射時は反応をみながら設定条件を確認して行う.

予防策・トラブル後のフォロー

乳幼児の診察において大切なことは保護者への詳細な説明(あざの種類と経過, 治療法)と正しい理解をしてもらうことである. 当院では同意書内に説明内容を詳細に記載しチェックしつつ説明している.

1. 乳児血管腫

乳児血管腫は自然消退するため wait and see policy を勧めることによりレーザー治療を勧めない医療機関もある. しかし wait and see を行い消退傾向のない例や, 色調は消退しても, 隆起やしわ, たるみが残存し整容的に問題を残す例も存在する.

わが国でもプロプラノロール塩酸塩シロップが2016年9月より乳児血管腫に処方可能となった. 主な適応として, ①生命や機能を脅かす合併症を伴う例, ②内臓に生じた乳児血管腫, ③声門部や気道に生じた乳児血管腫, ④眼瞼・眼窩内に生じた乳児血管腫, ⑤顔面で広汎な例, ⑥増殖が急激な例, ⑦潰瘍を形成している例, ⑧腫瘤型乳児血管腫, ⑨露出部にある乳児血管腫などがある(図4). しかし徐脈, 低血糖をはじめとした副作用を生じる可能性があるため処方後にモニタリングをして確認するなど注意が必要である.

乳児血管腫の場合は, 生後2～3ヵ月以内にレーザー治療が開始できれば増大を抑制してピーク時の大きさを小さく止める効果が期待できる. また wait and see で改善するといわれている局面型でもレーザー治療を行うほうがより早期に改善させることができる. 本当に wait and see でよいのか, もしくはプロプラノロール塩酸塩シロップ内服が適応なのか, レーザー治療との併用もしくは単独治療がよいのかなど, いくつもの選択肢を保護者に説明し, しっかりお互いの理解をしたうえでの治療の開始がクレームの予防になると考える.

2. 太田母斑

太田母斑の場合, 自然消退は見込めないため可及的早期からのQスイッチレーザー治療が望まれる. レーザー治療効果は高く, 9割以上の症例で75％以上の改善を認めるものの, 完治となるものは4割程度であることも説明することが必要である[3]. また治療の回数は色調や治療開始年齢にも左右される. 特に太田母斑の治療による副作用では色素脱失が特に問題となる. 色素脱失は繰り返されるレーザー照射により病変部のメラノサイトとともに正常メラノサイトが減少することにより生じ, 治療回数が増えるとともに頻度も増加

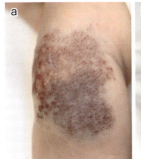 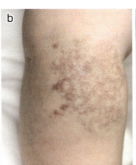 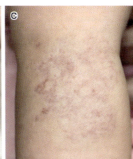 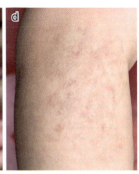

図4 乳児血管腫に対するプロプラノロール塩酸塩シロップ内服例
a. 生後3ヵ月．右前腕乳児血管腫．プロプラノロール塩酸塩シロップ内服前．
b. 生後7ヵ月．プロプラノロール塩酸塩シロップ内服14週．
c. 生後13ヵ月．色素レーザー開始前．
d. 生後16ヵ月．色素レーザー治療1回後．

する[3]．また，青色色調が強く，治療回数が多くなると予想される場合は，色素脱失が残存する可能性が高いことを事前に十分説明すべきである．

3. レーザー照射時の注意点

レーザー照射時においては，患児の安全と周囲の安全を確保することが重要である．しっかりと身体抑制（固定）をすること，目を確実に保護すること（図5），照射部位をしっかりと確認すること，照射時の皮膚反応を確認しつつ適切な設定で照射することも重要である．また照射の際には可能な限り保護者に立ち会っていただき（保護めがねを着用のうえ），レーザー治療に参加してもらうことも，レーザー治療に対する安心感，理解を深めることとなると考える．

4. レーザー治療の開始時期

レーザー治療開始時期については乳児血管腫も太田母斑も可及的早期に開始することが好ましい．レーザー治療について，専門ではない医師が治療は2歳以降になって行えばよいと説明する場合が時にある．しかし可及的早期に行うことにより少ない治療回数でより高い治療効果が得られることが多いこと，2歳を過ぎると医療従事者や保護者が治療時に患児を身体抑制することが困難になること，範囲や部位にもよるが全身麻酔が必要になる可能性が高くなることなどを医師側も理解し説明すると保護者の早期治療に対する理解が得られやすい．

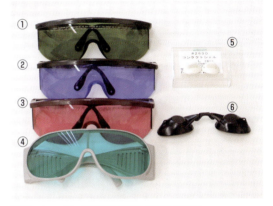

図5 レーザー治療時に使用される保護具
①IPL用，②可変型ロングパルスダイレーザー用（Candela社 V-beam），③Qスイッチ Alexandrite レーザー用，④Qスイッチ & normal mode Ruby レーザー用，⑤アイコンタクトシェル，⑥患者用ゴーグル

■文 献

1) Kono T, et al : Comparison study of a traditional pulsed dye laser treatment versus a long-pulsed dye laser in the treatment of early childhood hemangiomas. Laser Surg Med **38** : 112-115, 2006
2) 田中誠児，ほか：苺状血管腫に対する早期ダイレーザー治療の検討．日レーザー医会誌 **31** : 110-114, 2010
3) Kono T, et al : A retrospective study looking at the long-term complications of Q-switched ruby laser in the treatment of nevus of Ota. Laser Surg Med **29** : 156-159, 2001

VI章 乳幼児のトラブル対応

冷や汗度 💧💧💧💧💧　頻度 ★☆☆☆☆

見逃さない！　小児虐待を疑うケースへの対応

玉城善史郎

✓ Check List

- ☑ 事故とは考えにくい部位の受傷や特徴的な皮疹（道具を連想させる傷痕や境界明瞭な熱傷）をみた場合は虐待を疑う．
- ☑ 虐待を疑った場合は，親に対して決して懐疑的な態度をとったり，問い詰めるようなことはせず，丁寧な説明・対応を行うことで児の連れ帰りを避けなければならない．
- ☑ 虐待を疑ったら，病院スタッフと速やかに連携をとり，即時入院させることが原則．
- ☑ 入院後の対応に関しては，院内の虐待防止委員会等を通じて，検査・治療方針の決定や児童相談所や警察への通告を行う．

問題背景・疾患解説

　小児の虐待は身体的虐待，性的虐待，ネグレクト，心理的虐待の4つに分類される．性的虐待や心理的虐待など外表面上にほとんど痕跡を残さない虐待もあるが，被虐待児の多くは皮膚所見を呈しているといわれている．虐待においては，「疑わなければ発見できない」といわれ，事故による皮膚症状と鑑別が難しい場合も多々あるが，後述するような皮疹の特徴がみられることも多い．虐待を疑いながら所見をとることで，見逃して手遅れになる危険性を回避することが必要である．

トラブル発生の原因

　最初から懐疑的な態度や発言をとったり，親と衝突すると，事故であった場合にはクレームの対象になり，さらに虐待であった場合でも，親が自分を守るため頑なな態度をとり，入院などの適切な対処が遅れ，児を命の危険に晒すことにもなりかねない．

対応策

　虐待を疑った場合はまず，病院スタッフと連携をとりながら速やかに入院させることが必要である．その際に児の創傷の重症性を親に訴え，入院の必要性を丁寧に説明し，親が児を連れ帰ることを避けなければならない[1]．入院後に以下のような身体検査と問診を詳細に行い，他科連携により骨折や頭蓋内病変の評価のための画像撮影や眼底所見チェックも重要である．その後，行政などとの連携が必要となってくる．

1. 身体所見

　必ず衣服を脱がせ全身の皮膚を観察することが大切である．乳幼児は事故による受傷が多いため，事故による傷の好発部位や年齢別の行動能力を考慮し，虐待による傷との判別が必要である．発生部位に関しては，転倒しても受傷しないような部位である大腿・臀部・外陰部・頸部・体幹・耳介などである．傷の形も大切で，道具を連想させたり，幾何学的な形状には注意が必要である．手による傷跡では指尖痕（等間隔の卵形の挫傷），つね

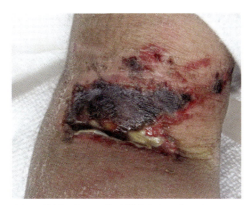

図1 帯状のもので強く縛られたことによる挫滅創

り痕(三日月状の一対の挫傷), 平手打ち痕(指の太さ程度の2〜3本の線状痕)がみられ, ベルトや紐(図1), 棒状の道具による痕(曲線あるいは直線状のぼやけた挫傷), バットなどの凶器による二重条痕(辺縁に二重線を形成する痕)がみられる. 熱傷では, 辺縁が平滑な曲線で, 熱傷の重症度が一定である手袋・靴下型の熱傷(強制浸潤熱傷), アイロンやたばこなどの境界が明瞭な熱傷, 複数部位の骨折を疑わせる皮膚の腫脹・発赤などがあげられる[1,2].

2. 問 診

①親への問診

外傷などの所見をみた場合に, 親に, 以下の質問をさり気なく聞くことが大切である. 受傷が, いつ, どこで, どのように, 何をしていたとき, 誰と一緒だったか, 受傷をみていたか, それに対して処置を行ったか, などを冷静に問診しカルテ記載をすることが重要で, 「叩きましたか?」や「つねりましたか?」などの具体的な受傷機序を推定して確認するような質問は行わず, 回答が不合理・曖昧であったりしても不快感を表したり, 矛盾点を指摘・追求するような態度は避ける.

②虐待児への問診

児自身が話をできる年齢である場合には, 親や養育者が同席していない状況で質問することが重要. 無理に聞き出したり, 矛盾点を追求したり, 答えを誘導するような問診は避け, 優しく聞き取りながら, 表情や態度, 声の調子などもカルテに記載する[3].

3. 他科医師および他職種との連携・通報

虐待を疑った場合は, 院内の虐待防止委員会や医療安全委員会等への報告・カンファレンスなどを行い, 緊急一時保護として入院させる. 同委員会では小児科・脳外科・整形外科・眼科・精神科・放射線科や看護師, 病院保健師, ソーシャルワーカーなどで構成され, 虐待児や家族との対応, 児童相談所や警察への通告を組織として行っており, その指示を仰ぎながら対応方法や治療方針を決定する[4].

回避策・予防策

虐待を見逃さないようにするには, 出血斑, 挫傷, 熱傷痕や腫脹などをみた場合に, それらが事故として説明できるものであるかどうかを瞬時に判断し, 疑わしい場合には衣服を脱がせ全身の皮膚所見を観察することが必要である. また, 虐待が疑われた場合は, 決して一人で抱え込まずに, 可及的速やかに上記委員会等に報告して判断を仰ぎ, 必要に応じて即入院させることおよび速やかな親子の分離が重要である. しかる後に対応策を順次行い, 必要に応じて乳児院や児童養護施設への入所も検討する必要がある.

トラブル後のフォロー

皮膚病変, 骨折病変, 頭蓋内・内臓病変などに合わせて適切な処置を継続する. また, 心理的トラウマにも留意し, 必要に応じて児童・小児精神科や臨床心理療法士などと協力して心理面でのフォローも考慮する.

■文 献

1) 柳川 敏, ほか:子どもの虐待 皮膚の傷からのアプローチ. 小児科 **44**:957-964, 2003
2) 溝口 史:皮膚所見から診た子ども虐待. 小児科 **54**:129-135, 2013
3) 子ども虐待診療手引き 第2版. 公益社団法人日本小児科学会.
https://www.jpeds.or.jp/modules/guidelines/index.php?content_id=25
4) 長田 厚, ほか:【紫斑】臨床例 児童虐待. 皮病診療 **32**:77-80, 2010

VII章

心身医学的背景・疾患

にどう対応する？

VII章 心身医学的背景・疾患にどう対応する？

冷や汗度 💧💧
頻度 ★★

「虫がでてきて痒みが治らない！」寄生虫妄想

池田政身

✓ Check List

- [x] 疥癬などの虫による皮膚疾患を鑑別できる．
- [x] 虫を取ろうとして引っ掻いたりカッターで切ったりした皮疹を認める．
- [x] 虫がいるとの幻覚以外には精神的症状は認めない．
- [x] 虫や卵と称して異物を持参することがある．
- [x] 家族内に同様の症状を呈することがある（感応）．
- [x] 虫を殺そうとして殺虫剤などを使用し，接触皮膚炎を生じることがある．
- [x] 本人には虫が見えたり，虫が這うような感覚がある．
- [x] 虫がいないことを説明しようとしても，訂正不能である．
- [x] 精神科や心療内科受診を勧めても拒否することが多い．

問題背景・疾患解説

皮膚寄生虫妄想は必ずしも単一の疾患ではなく，表1に示すような疾患が皮膚寄生虫妄想の中に含まれる[1]．①と②は純粋の精神病であり，われわれ皮膚科医が目にするのは③ないし④の病態である．

皮膚寄生虫妄想は皮膚に虫がいるという頑固な妄想があり，訂正不能の疾患である．表1の①と②の疾患では皮膚寄生虫妄想の症状以外にもさまざまの精神的な症状が併存するが，表1の③および④では皮膚寄生虫妄想の症状のみで，他の精神的症状は認めず，正常である．患者は皮膚の症状を訴えるため皮膚科を受診するが，皮膚科的治療では奏効しないため，患者は治療してくれる医師を求めてしばしばドクターショッピングするが，精神科や心療内科受診を勧めても頑なに拒否することが多く，紹介受診に成功してもなかなか患者の満足のいく治療効果が上がらず，皮膚科へ

表1 皮膚寄生虫妄想の分類

①内因性精神病の部分症 　統合失調症，遅発パラフレニー，うつ病など
②身体因性精神病としての皮膚寄生虫妄想 　アルコール症，覚せい剤中毒，てんかん，人工透析，副甲状腺機能低下症，パーキンソン病，AIDS など
③感応性精神病としての皮膚寄生虫妄想
④純粋寄生虫妄想

戻ってくることがある．家族内や親しい知人などに同じような症状が生じ，あたかも感染したかのように見えることがあり，これを「感応」と呼ぶ．治療としては抗精神病薬を使用するが，必ずしも治療への反応は良くないため治療には難渋することが多い．

トラブル発生の原因

患者は虫を殺す薬を求め，医師の説得は聞き入

れず，長々と訴えを述べ，治療をしつこく要求する．そのため診療時間が長くなり，他の患者の診療にも差し支えるようになる．精神科や心療内科受診を勧めても拒否し，しばしば説得不能に陥る．体外から虫が感染したと思いこむことも多く，そのことを証明しろと診断書を要求することがある．

対応策

皮膚寄生虫妄想の患者の要求に従って抗寄生虫薬の内服や外用をしても効果を発揮することがなく，むしろ副作用のみ出現するおそれがあるため，これらの薬の処方は避ける．

患者の訴えをよく聞き，苦しさを理解し，その苦痛を少しでも取り除けるよう対応を心がける．妄想であるから患者には虫が見えているのであり，これをいくら否定しても無駄であり，患者に虫が見えていることは認めるが，残念ながら自分には虫が見えないと伝える．そして治療の目標をどこに置くかを患者とともに考える．患者は虫を証明し，殺すことに固執するが，できればもう少しその苦痛の中身に掘り込んで，虫がいることでどのような苦痛を感じているのかを聴取し，どうすればその苦痛から解放できるかを共に考えるように誘導する．

治療薬としては定型抗精神病薬のピモジド１～２mg/日，非定型抗精神病薬のリスペリドン２～６mg/日，ペロスピロン４～12mg/日，オランザピン５～10mg/日などがあるが，奏効しないこともある．副作用としては錐体外路症状や眠気などがある．苦痛の軽減には SSRI などの抗うつ薬や抗不安薬などが効果を発揮することがある．これらの薬剤は比較的副作用が少なく，皮膚科でも処方が可能であり，できれば積極的に処方すべきである．

治療に自信がなければ，精神科や心療内科ないしは心療皮膚科の医師に治療を依頼すべきであるが，単にあなたの病気は精神科で扱う病気だから精神科を受診しなさいと言っても患者は到底納得しない．患者を騙して精神科や心療内科に受診させても，患者はそこでの診療を拒否し，治療は成功しない．あくまでも患者が納得して精神科や心療内科へ受診するよう努力しなければならない．

回避策

皮膚寄生虫妄想の患者の求めに応じて虫を殺すような薬を出さず，患者の苦痛を取るような治療に誘導する．

予防策

どうしても診療時間が長くなるので，診療前にあらかじめ診療時間を 20 分までなどと設定し，診療を切り上げる．日頃から紹介可能な精神科や心療内科の医師と懇意になり，紹介できるような態勢を整えておく．

トラブル後のフォロー

抗精神病薬を投与したら，副作用の発生に注意を払う．

精神科医と密な連絡を取る．

患者への説明

筆者の患者への説明を一例として示す．

「皮膚や腸管には常在菌がいて，人類はそれらと共存して生きているのであって，虫がいたとしてもそれらと共存していけるし，殺してしまうのは困難です．しかし虫がいることによって生じる苦痛を和らげることはできます．そしてその苦痛を感じているのはあなたの脳であり，脳に働きかけるような一部の薬にあなたの苦痛を取り除けるものがありますので，そのような薬を内服して，あなたの苦痛を取り除く努力をしてみませんか？その薬は精神科や心療内科の医師が使用に習熟しているので，そちらを受診してみませんか？」

■文　献
1) 池田政身：寄生虫妄想．MB Derma **218**：57-65，2014

VII章 心身医学的背景・疾患にどう対応する？

冷や汗度 ●●●○○　頻度 ★★★☆☆

「なにをやっても口腔内の疼痛がとれない！」口腔灼熱症候群

羽白　誠

Check List

- ☑ 何をやってもとれない口腔の痛みは口腔灼熱症候群を考える．
- ☑ 口腔アレルギーなどを除外する必要がある．
- ☑ 通常の鎮痛薬では効かない．
- ☑ 抗精神病薬が適応になる．

問題背景・疾患解説

本疾患は，口腔内に発疹や痛みを生じるものがないにもかかわらず，痛みや灼熱感を感じる疾患である．痛みや灼熱感は常に生じているという場合と，一日のうちでも一時的に生じる場合とがある．症状が強い場合は食事がとれないことや，とても流動食しかとれない場合があり，体重減少をみることがある．特に思い当たる原因がなく発症することが多いが，ストレスによって生じる場合もある．ただし高齢者では脳の器質的な障害によって発症することもあり，時には器質的脳疾患の除外を要する．

精神障害の分類であるDSM-5では，「統合失調症スペクトラム障害および他の精神病性障害群のなかの妄想性障害の身体型」，「もしくは身体症状症および関連症群のなかの身体症状症のうちの疼痛が主症状のもの」に相当する．

トラブル発生の原因

この疾患は原因が不明な場合が多いが，時に心理社会的な要因が関与することがある．なかには歯科治療を受けてから生じたという例もある．本疾患を診察したならば，一度はストレスの有無を尋ねてみることが必要である．また，鑑別として口腔アレルギーを除外することが必要である．

対応策

まず痛みや灼熱感を感じている患者の訴えを認めてあげることである．次に口腔の痛みや灼熱感がどの程度かを尋ねる．それによって日常生活がどの程度障害されているかを確認する．軽い場合は異常感覚のみで日常生活は支障がない例もある．しかし重度の場合は前述のように食事がとれなくなって体重減少をきたしている例もあるので，QOLの程度をみておく必要がある．確立された治療法はなく，エビデンスも確かなものはないが，筆者の経験上は，抗精神病薬をまず処方している．近年では非定型抗精神病薬があるため，副作用の錐体外路症状は少なくなっている．そのほかに抗てんかん薬が有用な場合もある．抗うつ薬や抗不安薬も試みてもよいが効く可能性は少ないと考えている（表1）．抗精神病薬は統合失調症の薬であるが，少量で妄想を改善することができる．ブロナンセリンは比較的妄想を抑える効果がある割に眠気は少ない．リスペリドンは効果が強

表1 口腔灼熱症候群で使える向精神薬

	薬剤名	商品名	用量	特徴
抗精神病薬	ブロナンセリン	ロナセン	2〜6 mg/日	眠気は少なめ
	リスペリドン	リスパダール	1〜3 mg/日	効果がやや強め
	クエチアピン	セロクエル	12.5〜50 mg/日	錐体外路症状は少なめ
	アリピプラゾール	エビリファイ	3〜9 mg/日	効果はややマイルド
抗てんかん薬	バルプロ酸ナトリウム	デパケン	100〜300 mg/日	用量調節がしやすい
	カルバマゼピン	テグレトール	100〜300 mg/日	用量調節がしやすい
	ガバペンチン	ガバペン	200〜600 mg/日	眠気が出やすい

いが，眠気もやや強くあらわれやすいので眠くて内服できないことがある．クエチアピンは錐体外路症状が少ないので，錐体外路症状が他剤で出たときに検討する価値がある．しかし糖尿病には禁忌となっているので注意を要する．アリピプラゾールは，これらと異なった作用を持つ抗精神病薬であり，眠気もあまり多くなく，作用も比較的マイルドであるが，徐々に増量すると効果が出てくると思われる．副作用はアカシジアがまれにある．

抗てんかん薬では，バルプロ酸ナトリウムやカルバマゼピンは切れが良いと考えている．ガバペンチンは比較的新しい抗てんかん薬であり，重篤な副作用は少ないが眠気が出やすい傾向にある．表1には含めなかったが，抗うつ薬を試すなら疼痛に有用なデュロキセチンを20〜60 mg/日がよいかもしれない．抗不安薬を試すなら身体症状に有用なアルプラゾラムを0.4〜1.2 mg/日がよいかもしれない．筆者の印象では口腔灼熱症候群は中高年の女性に多い気がする．投薬に際しては少量から副作用をみながら徐々に増量するのがよい．薬の説明もしておくことが大切である．統合失調症の薬を少量使うなどと事前に説明する．

回避策

発症機序が不明なため，発症を回避することは困難である．ただし発症してしまった場合は，できるだけ食べられるものを食べるようにして，栄養状態を保つことである．また灼熱感があるため冷たいものを食べることが多いので，胃腸の状態もとらえておく．食事の時間も最も疼痛が軽い時間に合わせて行うなどの工夫が必要である．

予防策

一部の口腔灼熱症候群には心理社会的な要因が関与することがあるので，常日頃から余分なストレスをため込まないように指導することが大切である．

トラブル後のフォロー

痛みや灼熱感によるつらさを共感してあげることが必要である．精神的におかしいなどという態度はみせないほうがよいが，精神的なあるいは神経的な疾患であることはやんわりと伝える必要がある．向精神薬を処方するときも，精神科の薬であるが痛みを緩和するために使うと説明をする．

DSM-5
DSM-5とは，米国精神医学会による精神障害の診断と統計マニュアル第5版のことである．

Ⅶ章 心身医学的背景・疾患にどう対応する？

冷や汗度 💧💧💧💧💧　　頻度 ★★★★★

ボディイメージの問題に関わる皮膚のトラブル
～心気症・身体醜形障害を含めて～

檜垣祐子

✓ Check List

- ☑ 軽微な外見の変化を執拗に訴える例は，皮膚に関する不定愁訴と捉えて病態を見極める．
- ☑ 顔面の小腫瘍を次々訴える患者は，容貌の問題を過度に心配している「心配性」である．
- ☑ ニキビは軽症でもQOLやボディイメージへの影響が大きい疾患である．
- ☑ 心気症患者は微細な変化を重大に捉えて深刻に悩み，日常生活に著しく支障をきたす．
- ☑ 身体醜形障害は自己臭や外見の「異常」のために他者に嫌がられ，避けられるという妄想的な確信を持ち，ボディイメージのゆがみがある．手術治療は，結果に満足せず，再手術を要求する例もあるため，注意を要する．
- ☑ 心気症や身体醜形障害が強く疑われる場合は，共感的態度でメンタルケア科受診を勧める．

問題背景・疾患解説

皮膚の変化はしばしば外見の問題を引き起こし，ボディイメージを低下させる．しかし客観的皮膚所見に乏しいものの，微細な外見上の変化にこだわり，執拗に訴える例では，ボディイメージのゆがみが問題となってくる．

このような微細な外見の変化を主訴とする症例の精神・心理的状態として，「心配性」といえる範囲から，時に心気症（『精神障害の診断と統計マニュアル』第5版のDSM-5では病気不安症）を背景としている場合，あるいは身体醜形障害の範疇に入ることもあるため，注意が必要である．

トラブル発生の原因

このような患者とのコミュニケーションが適切に行われないと，訴えに振り回されたり，患者を失望させたりすることになり，患者はドクターショッピングに走り，複数の医療機関で同様の問題が引き起こされることになる．

対応策

1．訴えを受け止める

まずは患者の訴えを受け止めて，丁寧に対応しつつ，病態に即した対応策をとる．筆者は皮膚に関する不定愁訴という概念を提案している．皮膚に関する不定愁訴は，痒みなどの自覚症状に関するものと，外見上の変化に関するものがある[1]．その成因にはストレスなど心理社会的な要因が関与していることが少なくない．ここでは外見上の変化に関わる不定愁訴の問題について述べる．

2．精神医学的状態のみきわめ

①顔面の小腫瘍・ニキビと「心配性」

軽微な外見上の変化にこだわり，執拗に訴える例では，ストレスなどを背景に，ボディイメージの低下を引き起こし，皮膚に関する不定愁訴として表現される可能性がある．これらは皮膚科診断はつくが，一般的な説明では患者が納得しない場

合である．例えば中高年の女性で，顔面のごく小さい脂漏性角化症や脂腺増殖症などを，「これは何でしょうか？ 増えないでしょうか？」のように次々尋ねることがある．患者にとって重要なのは，正確な皮膚科診断ではなく，深刻な容貌の問題に至るのではないか，という過度の心配である．したがって，いったん受け止め，誰にでも起こる変化であること，周囲からはそれほどわからないこと，治療の必要はないことを説明する．日常生活を楽しむ工夫をするなどの提案をすると，こだわりから解放され，自分自身に向いていた意識が外に向かうようになる．いわゆる「心配性」ではあるが，本来精神的な健康度には問題がないので，支持的な対応と行動修正で解決することが多い．

若い女性の顔面のニキビの場合などでも，丘疹1つが受け入れがたい嫌悪感となって，「すぐに治してほしい」と迫られることがある．ニキビは軽症でも QOL やボディイメージへの影響が大きい疾患であることを治療者が知っておくことが大切である．対策として，一般論ではなく，気になっている特定の丘疹の病態と今後の治癒過程の見込みを予測して説明すると受け入れられやすい．しばしば本人がニキビをいじったり，つぶしたりするので，かえって治りづらくなることを指摘しておく．

②微細な皮膚の変化と心気症

ごく小さな瘢痕や，一部の皮膚色や肌理の変化など微細な変化に対し，「何か大きな病気の始まりではないか」など，客観的所見に見合わないほど心配して訴える．患者の悩みは重大かつ深刻で，日常生活に著しく支障をきたす．1日中，鏡を見ては心配するので，家族も巻き込まれる．このような場合は，訴えを聴き，器質的皮膚疾患を見逃さないようにしつつ，背景に心気症の存在を考える必要がある．病的な皮膚所見ではなく，何ら心配がないことを説明しても，患者は繰り返し尋ねたり，電話で問い合わせてきたりするので，医療者が振り回される．心気症が強く疑われる場合は，皮膚の変化そのものではなく，過度な心配のために日常生活に支障をきたしていることが問題であることを説明し，メンタルケア科に紹介する．

③身体醜形障害

身体醜形障害は自己臭や身体の特定の部位，目つきなどの「異常」のために周囲の他者に不快感を与えているという妄想的な確信を持つもので，そのために他者に嫌がられ，避けられるという妄想を抱く．ボディイメージのゆがみがみられる．「異常」に対する治療を執拗に求め，しばしば治療方針に納得しない．手術治療等を求めて皮膚科受診する可能性があるが，手術結果に満足せず，再手術を要求する例も少なくないため，注意を要する．患者の訴えを受け止めたうえで，メンタルケア科への紹介が必要である．

回避策

患者の訴えを外見への不定愁訴と受け止めたならば，その背景にある精神医学的状態について検討する．問診のやりとりから，心気症や身体醜形障害が疑われる場合には，「皮膚の問題そのものよりも，そのことに過敏になり，生活に支障をきたしていると思われるので，専門家に相談してみるのがよい」，というように共感的態度でメンタルケア科受診を提案する．

予防策

患者の訴え，問診，皮膚所見から，精神医学的病態を的確に判断する必要がある．ポイントとして，訴えが皮膚科学的に説明可能か否か，患者の心配は度を越していないか，心配の程度は自宅や学校など場面によって変わるか，医療者の説明に納得しているか，ボディイメージの著しい低下やゆがみがないか，などについて確認する．簡便な皮膚のボディイメージの評価尺度として CBIS がある（日本皮膚科心身医学会 http://jpsd-ac.org/）．

トラブル後のフォロー

コミュニケーションが不適切な場合，患者側の要因も大きいので，診療の継続は困難である可能性がある．継続する場合は医療者側の方針が揺らがないよう，適度な距離感をもって対応していく．

■文　献
1) 檜垣祐子：プライマリ・ケアのストレス緩和 中高年女性の皮膚に関する不定愁訴とその対策．総合臨 **55**：2561-2564，2006

VIII章

感染症 のトラブル対応

VIII章 感染症のトラブル対応

アタマジラミが治らない
~フェノトリン抵抗性アタマジラミにはどう対応する?~

山口さやか,高橋健造

✓ Check List

- ☑ アタマジラミには地域差があるが,フェノトリン(スミスリン®)シャンプー・パウダーが有効であることが多い.
- ☑ フェノトリンシャンプー・パウダーを使用しても駆虫できていない場合は,フェノトリン抵抗性アタマジラミとして対応する.
- ☑ 2018年現在,日本では,フェノトリン抵抗性アタマジラミに対しても有効な薬剤は承認されていない.
- ☑ フェノトリン抵抗性アタマジラミの場合,梳き櫛等で用手的に除去する.

問題背景・疾患解説

アタマジラミ症は,乳児や児童に多い疾患であり,学校での検診等で気づかれることが多い(図1).アタマジラミ症は,虫体が寄生してから2~6週間後に,再感染の場合は数日中に痒みが出現する.虫刺・吸血により遅延型アレルギー反応が生じ,激しい痒みのため掻爬により細菌性膿痂疹を合併することもある(図2).

アタマジラミの虫体は足が速く見つけにくい.1日4,5回,抗凝固剤を含む唾液を注入しながら吸血を繰り返す[1].毛髪にしがみつき洗髪では駆虫されない.虫体は飛ぶことができず,主に頭どうしの接触か,ブラシなどの共用物を介して感染する.雌は1日に約5~10個,一生のうちに50~150個の卵を産むことができる.卵はフケ様で表面は独特の光沢がある(図3).卵は6~10日で孵化し幼虫となり,10日ほどで3回脱皮し成虫となる(図4).成虫の寿命は1~3ヵ月で,ヒトから離れても1~2日程度は生きることができる[1].

治療は,1982年にピレスロイド系フェノトリン0.4%含有の殺虫剤(スミスリン®シャンプー・パウダー)が市販薬として発売されており,駆虫作業は各家庭で行われることから,クリニックでアタマジラミをみる機会はそう多くはなかった.近年,地域差はあるものの,フェノトリンシャンプー・パウダーで駆虫できず,小児科や皮膚科クリニックに相談に訪れるケースが増えてきている.

トラブル発生の原因

通常通りフェノトリンシャンプー・パウダーを使用しても駆虫できない場合はフェノトリン抵抗性アタマジラミ症である可能性が高い.

1994年以降,世界中でフェノトリン抵抗性アタマジラミが確認されており,日本では,2011年の調査時点で,沖縄県ではフェノトリン抵抗性が96%(71/74コロニーが変異あり)で,東京都の抵抗性率は8.6%であった(国立感染症研究所調査)[2].現在はさらに抵抗性率が増加している可

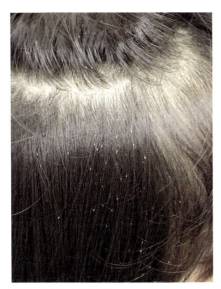

図1 アタマジラミ症
光沢のある卵が毛髪に多数固着している.

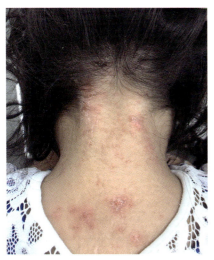

図2 掻破による細菌性膿痂疹
アタマジラミ症に細菌性膿痂疹を合併.

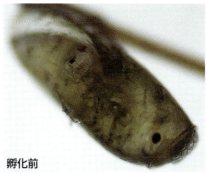

図3 孵化前と孵化後のアタマジラミ卵
卵は見つけやすく,はさみで毛髪ごと採取し,顕微鏡で確認できれば容易に診断できる.

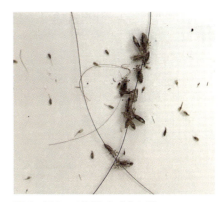

図4 アタマジラミの成虫と卵
未治療のアタマジラミ症例をシラミ用梳き櫛で除去した成虫と卵.

能性があり,今後,日本全体でフェノトリン抵抗性アタマジラミが蔓延すると予想される.

対応策

東京と沖縄のような地域差はあるものの,一般的にはフェノトリンシャンプー・パウダーが有効である.まずはフェノトリンでの治療を推奨するが,難治性である場合は,フェノトリン抵抗性アタマジラミ症として対応する.

1.梳き櫛

2018年11月現在,日本で承認されている,フェノトリン抵抗性アタマジラミに有効な駆虫薬はない.頻回に梳き櫛等で用手的に除去するしかない.シラミ駆除専用の櫛(図5)を毛髪の根元近くに差し込み,目の細かいところで丹念に梳く作業を連日繰り返す(図6).可能な限り髪を短くし,きれいに洗髪し汚れを落とすことで,梳き櫛作業中の痛みをある程度軽減させることができる.

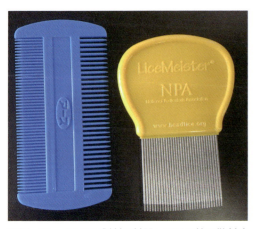

図5 フェノトリン製剤に付属している梳き櫛(左)とシラミ専用梳き櫛(右, Lice Meister®)
金属製は目が細かく、卵をしっかり除去できる.

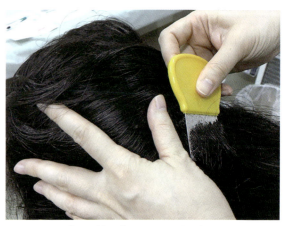

図6 シラミ専用の梳き櫛での駆除作業の様子
できるだけ頭皮に近いところに梳き櫛の根元まで差し込んで梳くと効率が良い.

2. フェノトリン抵抗性アタマジラミにも有効な治療薬(図7)

海外で使用されている主なアタマジラミ治療薬で, フェノトリン抵抗性に対しても有効な薬剤として, ジメチコン, ベンジルアルコール, イベルメクチンがある. ただし, いずれも日本では未承認である.

①ジメチコン製剤

ジメチコン高濃度含有製剤はアタマジラミ用のOTC(over the counter)薬として, 海外では広く使用されている. ジメチコンはシリコンをベースとしたポリマーで, 低濃度ジメチコンはシャンプーやトリートメントなど多くのヘアケア製品や化粧品に使用されており安全性も高い.

ジメチコンは, 虫体や卵の気門(呼吸のための穴)を物理的に閉塞し窒息させることで殺虫効果を示す. フェノトリン系薬剤の場合, 卵には効果がないが, ジメチコンは卵にも有効であり, 作用機序から耐性獲得のリスクが少ないとされる. 現在海外で販売されているシラミ症治療のジメチコン製剤の駆虫率は70〜97%である[3]. ジメチコン製剤のLiceMD®は, 日本では未承認であるが, ネット通販等で輸入業者より購入が可能となっている.

②ベンジルアルコール製剤

ベンジルアルコールは, ジメチコンと同様に, 気門を物理的に閉塞させ殺虫する. 駆虫率は75%という報告[4]があり, 安全で有効性が高い. 5%ベンジルアルコールローション(Ulesfia®)がアタマジラミ症の処方薬として認可されている.

③イベルメクチン製剤

イベルメクチンは, 無脊椎動物の神経・筋細胞に存在するグルタミン酸作動性Cl⁻チャネルに特異的に結合し, 神経麻痺により死滅させる. 脊椎動物にはこのチャネル分子は存在しないため, 治療量では毒性を示さない. 回旋糸状虫のほか, 疥癬, 毛包虫, 糞線虫症, シラミなど寄生虫全般に有効な薬剤である.

フェノトリン抵抗性アタマジラミ症に対するイベルメクチン内服投与試験では, イベルメクチン400 μg/kg(わが国の疥癬治療用量の2倍)を1週間おき, 2回投与で治癒率が95%であり[5], 200 μg/kgの用量でも効果は十分とされる. 米国でもわが国と同様, アタマジラミに対するイベルメクチンの内服使用は承認されていないが, CDC(アメリカ疾病予防管理センター)のガイドラインでは, 治療抵抗性アタマジラミに対する治療選択肢として挙げられている.

米国では処方薬として, イベルメクチン0.5%含有ローション(Sklice® Lotion)が販売されている. 通常イベルメクチンは卵には無効であるが, 高濃度(1本中, ストロメクトール3 mg錠190錠分に相当)であるため, 外用後も皮膚にイベルメクチン成分が残存し, 外用後に孵化した幼虫にも

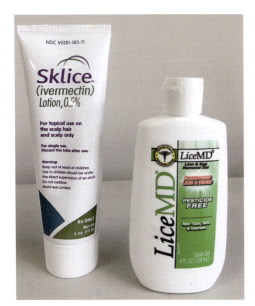

図7 フェノトリン抵抗性アタマジラミに有効な治療薬
米国で処方されているイベルメクチンローション（左，Sklice Lotion®）と市販されているジメチコンローション（右，Lice MD®）．

殺虫効果があるとされる．1回10分の塗布で駆虫率は74％である[6]．

④その他の治療

疥癬治療薬である処方薬のスミスリン®ローションはフェノトリンを5％含有し，OTC薬のスミスリン®シャンプー・スミスリンパウダーの約12倍と高濃度であるが，残念ながら，これもフェノトリン抵抗性アタマジラミには効果がない．

海外では，マヨネーズ，オリーブオイル，ワセリンなどを頭部に塗布して一晩おいて洗い流すという民間療法があり，虫体の気門が一時的に閉塞され，仮死状態になるものの，必ずしも致死に至らず有効とはいえない．

回避策

フェノトリンシャンプー・パウダーを使用しても駆虫できなかった場合は，フェノトリン抵抗性アタマジラミ症である可能性を伝える．

トラブル後のフォロー

家族への説明

①母親や兄弟姉妹などに感染していないかを確認し，同時に治療する必要があることを説明する．
②通常のアタマジラミは，市販薬のフェノトリンシャンプーやパウダーで駆虫できる．
③フェノトリン抵抗性アタマジラミの場合は，フェノトリンでは駆虫できない．
④フェノトリンを使用しても駆虫できない場合は，梳き櫛などで用手的に除去するなど，フェノトリン以外の治療法について指導する．

MEMO

フェノトリン抵抗性アタマジラミ

合成ピレスロイドの1種がフェノトリンである．ピレスロイドは，昆虫類の神経細胞膜の電位依存性Na^+チャネルに作用し，脱分極を持続し麻痺させ，殺虫効果を示す．ほ乳類・鳥類には毒性がほとんどなく，蚊取線香や家庭用殺虫剤スプレーの有効成分としても広く使用されている．フェノトリン抵抗性は，ピレスロイドの作用点であるこのNa^+チャネルのαサブユニットの遺伝子変異によって獲得される．

■文献

1) 吉田幸雄，ほか：図説 人体寄生虫学 改訂9版．南山堂，p.246-249，2016
2) 冨田隆史，ほか：アタマジラミのピレスロイド系駆除剤抵抗性．厚生労働科学研究費補助金（新興・再興感染症研究事業）分担研究報告書，2011
3) Ihde ES, et al：Safety and efficacy of a 100% dimethicone pediculocide in school-age children. BMC Pediatr **157**：70, 2015
4) Meinking TL, et al：The clinical trials supporting benzyl Alcohol lotion 5% (Ulsefia)：a safe and effective topical treatment for head lice (pediculosis humanus capitis). Pediatr Dermatol **27**：19-24, 2010
5) Chosidow O, et al：Oral ivermectin versus malathion lotion for difficult-to-treat head lice. N Engl J Med **362**：869-905, 2010
6) Pariser DM, et al：Topical 0.5% ivermectin lotion for treatment of head lice. N Engl J Med **367**：1687-1693, 2012

Ⅷ章 感染症のトラブル対応

冷や汗度 ★★★
頻度 ★★

疥癬を見落として院内で集団感染した

谷口裕子

Check List

- ☑ 疥癬の集団発生が起こった場合は，感染源の角化型疥癬患者を探し出す．
- ☑ 角化型疥癬は爪疥癬を伴うことがある．
- ☑ 疥癬を見逃さないためには，痒みを訴える患者を診察する際，手・足・陰部をよく観察する．

問題背景・疾患解説

疥癬は直径0.4 mmのヒゼンダニが皮膚の角層に寄生することにより生じる，痒みの強い皮膚疾患である．長時間患者の肌に直接接触したり，患者が使った寝具や衣類等に時間をおかず触れるような間接接触で感染する．病型には通常疥癬と感染力の強い角化型疥癬（ノルウェー疥癬）がある．通常疥癬では寄生したヒゼンダニの数は数十匹以下であるが，角化型疥癬では100万～200万匹に及ぶ．角化型疥癬は悪性腫瘍やステロイド内服などによる免疫低下を伴う患者に発症するが，通常疥癬患者が誤診されて，ステロイドを内服，外用した場合にも角化型となることがある．

痒みを訴える入院患者に対して，皮脂欠乏性皮膚炎等と診断し，ステロイド外用薬を投与しているうちに，周囲の患者，職員が発症して，疥癬の集団感染が判明することがある．集団内に数ヵ月間で2人以上の疥癬患者が発生した場合，集団感染と考える[1]．

トラブル発生の原因

通常疥癬の感染力は強くないので，ほとんどの場合，集団発生の感染源は角化型疥癬である[1]．通常疥癬の症状は，①紅斑性丘疹（腹部・大腿内側など），②疥癬トンネル（手掌・指間・手関節屈側・足側縁・臍部などに生じる線状の鱗屑を伴う皮疹），③小豆大の結節（陰部・臀部・腋窩など）である．

一方，角化型疥癬の典型例は顔面・頭部を含む全身，特に四肢伸側に牡蠣殻状の角化局面や雲母状の鱗屑を呈する（図1a，b）．このほか手掌・足底などに限局して角化がみられる症例もある（限局性角化型疥癬，図1c）．角化型疥癬では爪疥癬を伴うことがあり，爪白癬に似た爪甲の白濁肥厚を認める（図1d）．また，角化型疥癬患者は瘙痒を訴えない場合があるので注意が必要である．

対応策

感染の可能性がある患者，職員，家族など全員を受診させ，一斉に治療開始する．その際，感染源の角化型疥癬患者を探し出し，隔離等の措置を行うことが重要である．ただし，角化型疥癬患者は全身状態が悪い場合が多く，転院・死亡していることがある．また，集団発生の期間が長いと，角化型疥癬患者が複数いることもある．診察の結果，疥癬の所見が見られない人は，通常疥癬の患者から感染する場合の潜伏期間は1ヵ月程度，角

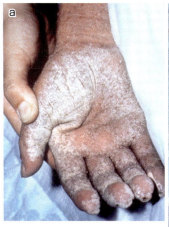
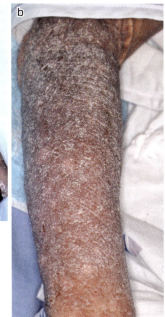
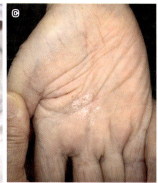
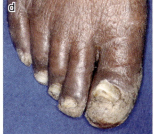

図1　角化型疥癬
a. 牡蠣殻状の角化局面
b. 雲母状の鱗屑
c. 手掌の限局性の角化局面
d. 爪疥癬

化型疥癬からだと1週間程度であることを念頭に経過観察する．

治療は，通常疥癬ではフェノトリン外用薬またはイベルメクチン内服薬を1週間隔で2回投与する．角化型疥癬や通常疥癬でも疥癬トンネルが多い症例では両剤の併用を検討する．治療開始後は1週ごとに経過観察し，2週連続ヒゼンダニが検出されず，トンネルの新生がみられなかった時点で治癒とする．角化型疥癬や高齢者，ステロイド外用薬を長期使用していた患者は3〜6回投与する場合もある．治療終了の1ヵ月後に再発のないことを確認する．高齢者では数ヵ月後に再燃することがあるので，さらに経過観察が必要である[2]．集団内の発症率が高く，全員が感染源と濃厚接触した可能性がある場合は，無症状者に対して予防的に一斉治療を行うことを検討する[1,2]．予防治療は保険適用外であるため，費用負担や副作用などを考慮し，インフォームド・コンセントを取得して行う．

回避策

集団発生を回避するためには通常疥癬患者を早期発見し，角化型疥癬に移行させないことが大切である．痒みを訴える患者を診察する際，手・足・陰部をよく観察し，疥癬を見逃さないようにする．

予防策

すべての感染症対策と同様，一処置一手洗い（あるいは手袋交換）を徹底する．

通常疥癬では掃除，洗濯は通常どおりでよく，部屋に殺虫剤を散布する必要はない．角化型疥癬では隔離，介護者の手袋・ガウン着用，洗濯物の熱処理（50℃，10分）あるいはピレスロイド系殺虫剤散布，部屋の虱殺虫剤散布などが必要となる．

トラブル後のフォロー

治療を開始しても，診断時に潜伏期間にある患者が後から発症する場合があるため，集団発生が収束するまで注意深く観察を続ける必要がある．たとえ一斉投与を行っても，新規発症することがある[1,2]．スタッフと情報を共有し，現場が疲弊しないように必要最小限の対策を行う．

■文　献
1) 石井則久，ほか：疥癬診療ガイドライン（第3版）．日皮会誌 **125**：2023-2048，2015
2) 大滝倫子，ほか：高齢者施設での疥癬の集団発生に対するイベルメクチンの治療効果．臨皮 **59**：692-698，2005

Ⅷ章 感染症のトラブル対応

反復する柔道部員の体部白癬 ～トンスランス感染症～

加倉井真樹

Check List

- [x] 顔，頸部，上半身の単発から多発した鱗屑を伴う紅斑をみたら，問診で柔道，相撲などの格闘技をやっているかを確認する．
- [x] 頭部にも皮疹がないかどうかを確認する．
- [x] 部活動や友人に同様の症状の人がいるかを確認する．
- [x] KOH鏡検を行う．
- [x] 真菌培養を行い，菌を同定することが望ましい．
- [x] 治療を開始して1週間程度，組稽古を休むように指導する．
- [x] 練習後なるべく早くシャワーを浴びるように指導する．
- [x] 教育委員会，学校の部活動の顧問や養護教諭に連絡をとる．

問題背景・疾患解説

柔道などの格闘技の選手間で拡大している白癬の原因菌は *Trichophyton tonsurans*（以下，トンスランス）である．トンスランス感染症（図1）は感染力が強く，また，練習を休みたくないという心理が働き，部活動内のみならず，練習試合などを通して感染が拡大しやすい．また頭部に感染すると非常に治癒しにくく，無症候性キャリアがいると感染がなおいっそう治まりにくい．

トラブル発生の原因

疾患の見落としによる診断の遅れにより症状が悪化するとトラブルの原因になる．

対応策

1．KOH鏡検

中心治癒傾向のある環状の紅斑や，鱗屑を伴う500円硬貨大程度の紅斑をみたら，鱗屑，痂皮を採取し，検査する．鱗屑がはっきりしなくても，表面の皮膚をつまみ取りKOH鏡検を行う．

2．真菌培養（図2）

KOH鏡検で菌が陰性でも柔道部，相撲部，レスリングなどを行っている場合は，サブローブドウ糖斜面培地を行う．菌種がわかれば，感染経路が推測でき，集団発生の予防や，再発予防につながる．

3．問 診

家族内感染の有無，部活動内，クラブ内感染の有無をチェックする．

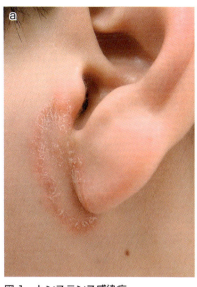
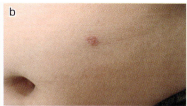
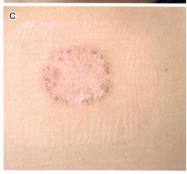

図1 トンスランス感染症
a. 16歳男性.高校柔道部.耳介および耳前部に鱗屑を伴う環状の紅斑を認める.
b. 10歳男児.柔道クラブ.腹部に鱗屑を伴う紅斑を認める.
c. 10歳男児.前胸部に500円硬貨大の鱗屑,痂皮を伴う紅斑を認める.膿疱も認められる.

回避策

類円形の紅斑をみたら,KOH鏡検を行う.陰性の場合は,ステロイド外用を行うが,1～2週間以内に再診するように指示し,再検査する.

予防策

柔道選手間の感染では道場の清掃や稽古着の洗濯,稽古後なるべく早くシャワーを浴びるといった指導も必要である.予防には,稽古前の抗真菌薬の外用,ミコナゾール入りシャンプー剤の使用も有効と考えられる.

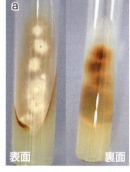
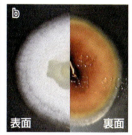

図2 サブローブドウ糖斜面培地(培養2週間後)
a. 表面(左)白色で粉末状,裏面(右)赤褐色であった.
b. 表面白色で粉末状のコロニーを形成した.表面(左)は白色粉状で,裏面(右)は赤褐色であった.このような特徴から菌種は *Trichophyton tonsurans* と同定された.

トラブル後のフォロー

格闘技選手間の感染では部活動の顧問やクラブの指導者,養護教諭からの指導も重要なので,教育委員会への連絡をとり,皮疹がある児童,生徒に皮膚科への受診を促すように依頼する.

家族への説明

格闘技選手間で流行している感染症で,感染力が強く日本では撲滅ができていないのが現状である.部活動内,クラブ内でも感染が拡大する可能性があるので,1週間は組稽古を休み,治療は症状がなくなるまでしっかりと行う.家族間でも感染の可能性があるので,疑わしい症状があれば早期に受診し,全員で治療を受ける.

頭部に症状がある場合は,永久脱毛になることがあるので,検査し,陽性なら,抗真菌薬を内服する.

Ⅷ章 感染症のトラブル対応

反復する皮膚細菌感染症
～伝染性膿痂疹や癤，癰と蜂窩織炎～

宮田聡子，出光俊郎

Check List

- [x] 伝染性膿痂疹，癤，癰では，病変局所の痂皮や滲出液の培養を抗菌薬投与前に行い病原細菌を特定する．
- [x] 両側性，多発性に生じた蜂窩織炎では，腸管内細菌である Helicobacter cinaedi（H. cinaedi）による感染を考える．
- [x] H. cinaedi による蜂窩織炎では再発することが多い．

問題背景・疾患解説

　伝染性膿痂疹（とびひ）や癤，癰は，表在性皮膚細菌感染症であり，高齢者，糖尿病患者，ステロイドを投与されている患者などの compromised host や，アトピー性皮膚炎患者では感染を繰り返すこともまれではない．図1は，小児期より罹患しているアトピー性皮膚炎患者で膿痂疹を約7ヵ月間に3回繰り返し敗血症に至った症例である．顔面の痂皮から黄色ブドウ球菌が検出された．

　黄色ブドウ球菌は，ヒトの鼻腔や皮膚に存在する常在菌であるが，皮膚感染症の原因にもなる細菌で，さまざまな病原因子を有するために侵襲的な感染症を惹起することが知られている．細胞外毒素の一つである Panton-Valentine leukocidine（PVL）は，白血球を破壊するために治療に抵抗し，組織壊死を誘導することが報告されている[1]．PVL は，PVL 遺伝子（*lukS-PV-lukF-PV*）にコードされ，メチシリン耐性黄色ブドウ球菌 methicillin-resistant *Staphylococcus aureus*（MRSA）により産生されることが多い．この MRSA は，いわゆる院内感染として問題となる院内感染型 MRSA とは異なり，学校や運動施設など，大勢

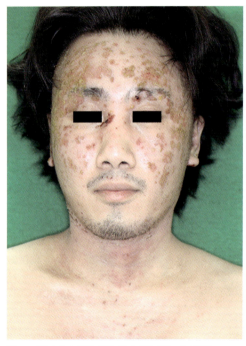

図1　膿痂疹を繰り返し敗血症に至った症例
アトピー性皮膚炎の患者に生じた膿痂疹黄色ブドウ球菌が検出された．

の人が共同生活をしたり活動したりする場から拡大する市中感染症として分離されることが特徴で

ある．PVL を有する黄色ブドウ球菌の感染は，皮膚・軟部組織感染症に多く，肺炎や敗血症では比較的まれであること，外科的な処置が必要となる症例が多いことも報告され[2]，地域によりメチシリン感受性黄色ブドウ球菌 methicillin-sensitive Staphylococcus aureus（MSSA）からも分泌されるので重要な病原因子と考えられている．

蜂窩織炎は，黄色ブドウ球菌や溶血性レンサ球菌などが真皮から皮下脂肪織に感染する急性膿皮症であり，compromised host に加えて，下肢リンパ浮腫など局所的なリンパのうっ滞がある部位でも繰り返し感染を起こす．リンパ浮腫の患者では，リンパ浮腫を起こしている局所でのみツベルクリン反応が陰転化していることがあり，局所の細胞性免疫の低下によって感染を繰り返している可能性が考えられる．また，最近では，腸管内に存在する Helicobacter cinaedi（H. cinaedi）が血行性に皮膚に波及して蜂窩織炎を生じることも報告され，このような症例では，両側性または多発性に紅斑が認められること，一旦治癒した後でも再発しやすいことなどが特徴とされている[3]．

トラブル発生の原因

感染を繰り返し，抗菌薬を頻回に使用することによって，病原細菌が耐性を獲得する可能性がある．

対応策

抗菌薬投与前に，伝染性膿痂疹では痂皮や水疱・滲出液を，癤や癰では切開して培養を行い，病原細菌の特定と抗菌薬に対する感受性試験を行う．

回避策

抗菌薬の少量投与や炎症が終息する前の中止は，炎症をくすぶらせて再燃を惹起させるため，十分量の抗菌薬を十分な期間使用すること，また漫然と継続しないことが重要である．

予防策

Compromised host では，軽微な傷であっても重篤な感染症に至る可能性があることを繰り返し指導する．足白癬など蜂窩織炎の侵入門戸となる皮膚病変がある場合は速やかに治療する．MRSA は，患者のみならず医療従事者の中にも保菌者が存在し，手指を介した接触感染で伝播するため手指衛生は最も重要な感染予防である．

トラブル後のフォロー

再発時には速やかに対処する．また，アトピー性皮膚炎では，保湿剤を始めとする外用薬の塗布にて皮膚バリアー機能を保護し，内服薬などにて瘙痒感の軽減を図る必要がある．

MEMO

ブドウ球菌性熱傷様皮膚症候群の発生機序
ブドウ球菌性熱傷様皮膚症候群は，黄色ブドウ球菌が産生する2種類の皮膚剥離毒（exfoliative toxin：ET-A，B）がスーパー抗原として働いてデスモゾームを破壊することにより生じる．

COLUMN

血液培養で原因特定
蜂窩織炎や丹毒の病変局所からの病原細菌の分離は困難であるので，発熱時に血液培養を行い原因を特定する．H. cinaedi は培地での発育速度が遅いので，培養時間を延長する必要がある．

■文 献
1) 山本達男，ほか：Panton-Valentine ロイコシジン陽性の市中感染型メチシリン耐性黄色ブドウ球菌の出現．日化療会誌 **52**：635-653，2004
2) Shallcross LJ, et al：The role of the Panton-Valentine leucocidine toxin in staphylococcal disease：a systemic review and meta-analysis. Lancet Infect Dis **13**：43-54, 2013
3) 清水聡子：Helicobecter cinaedi 感染症と蜂窩織炎．臨皮 **72**：156-158，2018

VIII章 感染症のトラブル対応

外用薬で治らない爪白癬

佐藤 友隆

Check List

- ☑ 爪白癬の診断においてはKOH直接鏡検による真菌要素の確認が必須である．
- ☑ 診察においてダーモスコピーは有用であるが，鏡検が必須である．
- ☑ 爪白癬外用薬で治らないときには，まず診断を疑ってみる．TDOは爪甲鉤彎症合併も多い．
- ☑ 外用薬による爪白癬治療で重要な副作用は，接触皮膚炎と爪甲白濁，黄染など．
- ☑ 爪真菌症の臨床分類は基本である．内服より外用薬が得意な病型はDLSOの楔型，SWOなど．
- ☑ 1年半から2年と長期にわたる治療である点を十分に理解してもらい治療にあたる．

問題背景・疾患解説

爪白癬の治療の基本は内服である．しかしながら爪白癬外用薬2剤が処方可能になったことから外用による治療を選択される割合は増加している．爪真菌症の臨床分類でDLSOの軽症やSWOにおいて爪白癬外用薬の適用があるが，DLSOで爪の厚くなっている症例でも，外用薬に反応する症例は一部に存在する．しかし多数爪罹患症例などは外用薬の必要量が多くなり，アドヒアランスの低下も考えられ，内服できる症例には基本内服が推奨される．治療開始前に正確な鏡検による診断確定が必須である．爪の変形や色調変化をきたす疾患の50％が爪真菌症で残りの50％は爪真菌症でない．まずは鏡検で診断を確定する．治療開始する前に爪の変化が何によるものかを判断して爪白癬が治っても爪の変色，変形は残る可能性があることは，十分に理解していただく必要がある．

トラブル発生の原因

診断の根拠がなく治療のゴールの設定が曖昧であったり，投薬前に長期にわたる治療であるとの説明が不足していると，トラブルにつながる．また，爪白癬の治療薬は費用も高額となりつつあり医療費の負担を責められる可能性もある．

対応策

個々の症例の病型にあった治療法の選択が重要

MEMO

爪真菌症の分類

遠位側縁爪甲下爪真菌症	DLSO (distal and lateral subungual onychomycosis)
近位爪甲下爪真菌症	PSO (proximal subungual onychomycosis)
表在性白色爪真菌症	SWO (superficial white onychomycosis)
全異栄養性爪真菌症	TDO (total dystrophic onychomycosis)

である．接触皮膚炎を疑うときには中止し，ステロイド外用に治療方針を変更する．

1. ダーモスコピーによる観察

爪甲下出血や白癬以外の要因による爪の変化がないか確認する．爪甲色素線条の可能性も考える．また黒色線条を伴う際には爪の腫瘍，メラノーマやBowen病の可能性はないか，改めて考える．

2. 再度の鏡検

まず爪白癬治療の基本は内服であることを十分説明しておく．罹患爪が少なかったり，SWOであったりDLSOの軽症であるなど十分に完治できる病型以外では，負け戦になる可能性も含めて説明して治療を開始する．

回避策

診断の見直しと，外用剤故の副作用に注意．
アドヒアランスが不十分であると当然外用薬では改善しない．楔型は開窓処置する．

予防策

外用薬による爪白癬治療は内服よりもリスクは低いが，外用治療に特徴的な副作用がある点も説明しておく．爪のみ症例であっても皮膚に爪白癬外用薬が付くとかぶれる可能性を説明し，足白癬外用薬を両足の爪まわり趾間，足底に広く外用してバリアを作ってから，爪白癬外用薬を外用するように指導する．また，皮膚についてしまったときには，ふき取る．爪周囲や足を石鹸でごしごしではなく優しく洗うことも大切である．外用薬のみただ重ねていると爪の黄染を認めることも多いが，外用を中止し，尿素薬を外用すると消失する．

1年半外用しても臨床的改善がなくKOH直接鏡検で菌糸が残っていれば内服に切り替える．外用薬の種類を変更してみる．漫然と継続しない．

ルコナック®では爪の白濁が薬剤結晶であることがあり，洗浄と皮膚への外用をルリコン軟膏®として結晶を有効に使う方法がある．

トラブル後のフォロー

外用治療は時間がかかる．ダーモスコピーと鏡検でフォローする．症例にもよるが2年以上の外用は厳しい．

家族への説明

視力低下で外用できない患者，その家族には洗浄や外用に協力してもらう．アドヒアランスのよい内服への変更を薦めてみる．

COLUMN

外用にて加療中の爪白癬 dermatophytoma（白癬菌塊）ルコナック®

dermatophytoma：DLSO楔型の病型．単純に内服，外用しても改善しにくい．再診時に繰り返し開窓などの処置をする．

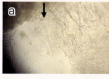 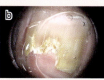

図1 楔型を開窓しルコナック®外用2ヵ月治療中
a．鏡検像：dermatophytomaと分節分生子．
b．ダーモスコピー像：やや爪甲が黄染している．

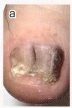 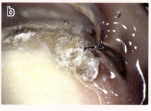

図2 爪白癬DLSOの爪甲色素線条の合併症例
a．臨床像：クレナフィン®外用9ヵ月で鏡検陽性．
b．ダーモスコピー像（近位から撮影）：爪甲下角質増殖と黄色変化がある．鏡検でまだ菌が残存しているが，臨床的には改善傾向である．爪甲の中央の黒色病変は爪甲色素線条であり，消失はしない．

IX章

その他のトラブルケース

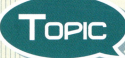

クレーマー対応
～どんな患者に注意しておくべきか～

臼田 俊和

■ モンスターペイシェントとクレーマー

　適切な医療を提供するためには、患者と医療従事者の適切なコミュニケーションが不可欠である。近年、モンスターペイシェント（難渋患者）と称される患者により、診療が妨げられる事態もしばしば起きている。このような状況が続けば、医療現場の萎縮や荒廃をもたらすことも懸念される。医療機関においては、接遇やリスクマネージメントに関してさまざまな改善策が打ち出されてはいるが、決定的な解決策といえるものはいまだなく、試行錯誤の状態である。

　自己中心的で理不尽な要求を繰り返す患者は、いわゆる「モンスターペイシェント」と呼ばれているが[1,2]、医療機関へのクレームは患者からばかりではなく、家族や親戚あるいは友人・知人といった場合もあるので、より幅広くクレーマーという観点から検討してみたい。

■ クレーマー増加の背景と要因

　マスコミやインターネットによって一般社会への医学・医療の情報量は著しく増加している。それらの情報を手軽に入手できることが、基本的な背景因子の一つと考えられる。加えて、インフォームド・コンセントに代表される診療情報の開示・共有による患者の権利意識の向上が、クレーマー増加の大きな要因と考えられている。

　さらには、医療機関側が一般のサービス業を模倣する形で"お客様"として扱ったことが、かえって一部の患者に誤った権利意識を植え付ける結果を招き、拍車をかけてしまったことも指摘されている[1]。

　このほか、患者の医療機関利用上のマナーや常識の欠如、モラルの低下、医療保険制度に対する理解不足が、根元的な問題点とする調査結果も報告されている[3]。

■ クレームの分析と対応
～法律家と医療従事者は考え方がかなり違う！～（図1）

　事実関係をしっかりと把握して、患者からのクレームが正当なものか不当なものかの分析が、まず最初に必要となる。正当なクレームの場合には、謙虚に傾聴して誠実に対応することが当然ながら大切である。

　不当な要求に対して、法的には応じる必要はないが、医療従事者側はどうしても「患者さんは病気で苦しんで辛い思いをしているのだから、いたわりの気持ちで相手の要求を受け止めなければならない」という感情が働きやすく、迎合したり遜（へりくだ）ったりして対応してしまう傾向にある。その場しのぎの事なかれ主義や問題の先送りは、理不尽な要求のエスカレートや新たなクレーマーの増加を助長してしまい、悪循環に陥る危険性も孕んでいる[1,4]。クレーマー増加には患者側の誤った権利意識と、医療従事者の無条件の迎合という二つの側面を有すること[1]が問題を複雑にしている。モンスターペイシェントには「努力してもコミュニケーションは成立しない」[4]ので、医療従事者は従来の立場から離れて、新たにクレーマー対応を考えるべき時代であろう。

■ クレーマーへの対応（図2）

　クレーマー対応の基本は、是々非々で対応することであり、安易な妥協や迎合は謹むべきであ

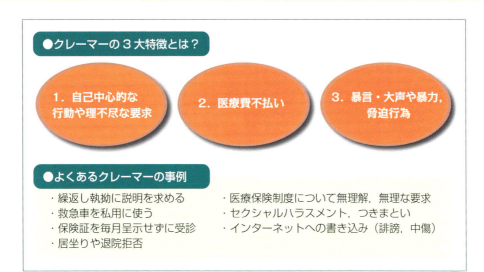

図1 代表的なクレーマーの類型

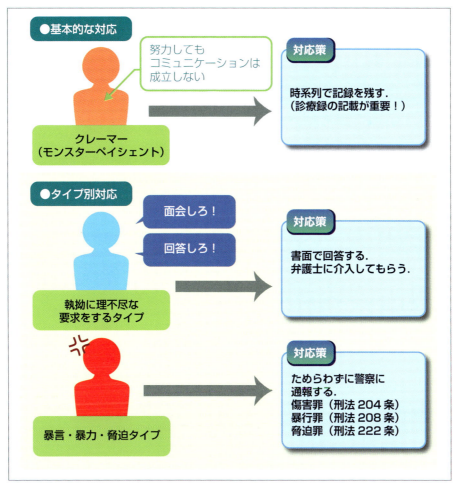

図2 クレーマー(モンスターペイシェント)への対応
クレーマーへの対応として，上記の他に「院内掲示」や「院内ポリス」も効果を上げている．

表 1　普通の患者が豹変するかも !?「クレーマーの芽」に注意

1.　自己中心的な行動や理不尽な要求	2.　医療費不払い
・自分の意見に同意を求める. ・自己診断に固執する. ・待ち時間が長いと文句を言う. ・夜間や休日にしか受診しない. ・なかなか話がかみ合わない. ・薬だけを要求して診察を拒む. ・ステロイド薬恐怖症，拒否. ・自分の都合ばかりを言う.	・医療費が高いと文句を言う. ・値上げは医療機関が勝手に行ったと思っている. ・医療はタダで受けられるものと勘違いしている.
	3.　暴言・大声や暴力，脅迫行為
	・マナーが悪い，モラルが低い. ・繰り返し前医の悪口を言う. ・薬のせいにしやすい（すぐに薬害では？と尋ねる）

る[1].　また，クレーマーを特別扱いすることは，他の善良な患者への不利益や迷惑にしかすぎないこと[1]も，しっかり認識しておかねばならない点である.

　クレーマーの類型によって具体的な対応が異なる部分はあるが，基本的に大事なことは，時系列に従ってしっかりと記録しておくことである（診療録への記載を忘れない！）[4, 5].　暴力や暴言に対しては，ためらわずに警察に届けることが必要であり，執拗に面会や回答を求めるケースでは，弁護士に介入してもらうことも考慮すべきであろう[1, 4].

　また，医師も自分自身やスタッフの安全や利益を，医療機関全体でしっかりと守るという明確なスタンスを示す必要がある[2].　最近では「暴言や暴力は警察に通報します」という院内掲示や，退職した警察関係者（通称，院内ポリス）を雇用する医療機関も増えており，効果を上げている.

■ どんなことに注意すべきか（表 1）

　医療従事者側も「上から目線」や「思いやりのない事務的対応」は，心して避けなければならな

い.　また，複雑で難しい部分が多い医療保険制度を，わかりやすく患者に伝える工夫も必要になる.何よりもクレーマーの芽を育ててしまわないことが大切である.

　患者から「先生の顔を見たら元気になった」と言われるような時代[6]の再来は難しいかもしれないが，相互の信頼関係の構築が最も必要で重要である.

■文　献

1) 蒔田　覚，墨岡　亮：患者からのクレーム対応―モンスターペイシェント対策―.　総合健診 **39**：873-877，2012
2) 杉浦真人：名古屋市立西部医療センター城北病院における院内暴言暴力の実態調査とその報告.　名古屋病紀 **32**：11-14，2009
3) 大友達也：患者の知識不足とトラブルに関する考察―モンスターペイシェントに関する医療機関認識調査より―.　医療福祉研究 **3**：67-91，2009
4) 佐々木吉子：（3）クレーム対応 Q59 モンスターペイシェントにはどう対応すればいいの？ Emergency Care（新春増刊）：140-141，2015.
5) 臼田俊和：皮膚外科・美容外科トラブル例（訴訟事例）からの教訓を教えて下さい.　皮膚外科基本テキスト，出光俊郎，山本直人　編，文光堂，p104-109，2018
6) 小林弘幸：守りの美学〜医療訴訟の光と影.　Skin Surg **27**：85-88，2018

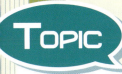

エホバの証人の皮膚外科手術や難治性自己免疫性水疱症の治療(輸血/IVIG/血漿交換など), 免疫抑制薬の使用(造血系副作用)など対応について

高澤摩耶, 梅本尚可

表1 自治医科大学附属さいたま医療センターにおける「宗教的理由による輸血拒否の患者を診療する場合の対応手順」

患者の状況			対応方法	
輸血を行うまでに時間的な余裕がある場合	治療の過程において輸血を行わない場合		診療を行う	
	治療の過程において輸血を行う可能性がある場合	センターの基本方針および輸血の必要性を説明し,輸血の同意を求める	同意がとれた場合	「輸血療法の同意書」をとり診療を行う
			同意がとれない場合	センターでの診療は継続できないことから,他の医療機関への受診など自己決定していただく.
輸血を行うまでに時間的な余裕がない場合		センターの基本方針および輸血の必要性を説明し,輸血の同意を求める	同意がとれた場合	「輸血療法の同意書」をとり診療を行う
			同意がとれない場合	①「輸血に関する確認書」[*1]をとる. ②「輸血療法の同意書」の最下欄の「宗教的理由による」をチェックし,医師が署名捺印する.
輸血謝絶兼免責証書[*2]の同意について求められた場合			同意や署名は行わない	

[*1] 輸血に関する確認書…「無輸血を希望される方の希望を尊重するが,輸血が生命を救う唯一の手段であると判断した場合は,医師の倫理的義務として輸血を行う」旨を記載し,血液の主な役割と輸血・輸液の意義を説明してある文書

[*2] 輸血謝絶兼免責証書…「絶対に輸血をしない」ことを約束する証書

■ エホバの証人の診療にあたり知っておくべきこと

エホバの証人の教義は輸血を否定している. 2000年2月, エホバの証人信者が起こした「肝切除術の際に無断で輸血され精神的苦痛を受けた」民事裁判に対して, 最高裁判所は輸血拒否を人格権と認め, 医師は患者の意思に反した治療をしてはならないことを明らかにした. しかし, 医師の法的責任については言及していないため, もし無輸血治療によって患者が死亡した場合, 業務上過失致死罪などの刑事責任を問われる可能性がある[1].

1. 各施設で対応方針がある

各施設で,「輸血拒否患者を診療する場合の対応マニュアル」が作成されている. 各施設の対応方針を今一度確認することが重要である. 参考に筆者の勤務する病院のマニュアルを掲載する(表1).

2. エホバの証人が可能な輸血がある

エホバの証人は輸血がすべてNGなわけではない. 実際に, 血漿分画製剤は個人の判断に委ねられている. エホバの証人が輸血療法で拒否するもの, 受け入れる可能性があるものについて表2に示す.

3. 輸血を回避する手段がある

輸血を回避する手段としては, 術前の鉄剤やエリスロポエチン製剤の投与, また術前希釈式自己血輸血, 術中回収式自己血輸血がある[2]. 後者の自己血輸血は循環系から離脱されないという考えで受け入れ可能だが, 脂肪や細菌の混入, 凝固因子や血小板の機能の欠落という欠点がある. 各施設の規定を遵守して輸血の方針を明確に示し, 許容される輸血の確認を行う必要がある.

■ 皮膚科で出会うかもしれない事例

過去に皮膚科領域におけるエホバの証人患者に対する治療で問題になった報告は1例のみであった[3]. 風疹に続発した急性特発性血小板減少性紫斑病の報告で, ステロイドパルス療法が奏効したため血小板輸血の選択に至ることはなかったが, 治療が奏効しない場合は, 問題となるだろう.

表2 エホバの証人が輸血療法で拒否するもの, 受け入れる可能性があるもの

全血輸血		×
血液の主要成分	赤血球製剤	×
	血小板製剤	×
	顆粒球輸血	×
	新鮮凍結血漿	×
血液の分画	アルブミン製剤	△
	免疫グロブリン製剤	△
	凝固因子製剤(人由来, 遺伝子組み換え)	△
	その他の「特定生物由来製剤」	△
	G-CSF, EPOなど遺伝子組み換え製剤	△
	人工赤血球	△
自己血輸血等	貯血式自己血輸血	×
	術前希釈式自己血輸血	△
	術中回収式自己血輸血	△
	人工透析, 心臓手術などの対外循環	△

×…拒否　　△…受け入れる可能性があるもの
エホバの証人信者は分画成分や, 自己血輸血などは受け入れる可能性がある.

皮膚科で実際に遭遇する可能性がある事例としては, 皮膚外科手術, 難治性自己免疫性水疱症治療がある.

1. 皮膚外科手術

全身麻酔で行う大規模な手術(全身熱傷など)では輸血が必要となる場合が考えられる.

2. 難治性自己免疫性水疱症の治療

ステロイド全身投与のみでは皮疹の改善がみられない場合に, 免疫グロブリン大量静注療法 intravenous immunoglobulin(IVIG)や免疫抑制薬, 血漿交換が検討される. 表2に記載の通り, 血漿分画製剤は使用可能な患者がいるためIVIGや二重膜濾過血漿交換法 double filtration plasmapheresis(DFPP)は施行できる可能性があ

表 3　天疱瘡治療に用いられる免疫抑制薬と骨髄抑制の頻度

アザチオプリン	血液障害（頻度の記載はないが重篤な副作用欄に記載あり）
シクロスポリン	貧血，血小板減少（1％ 未満）
シクロフォスファミド	骨髄抑制（頻度不明）
ミゾリビン	骨髄抑制（2.19％）
ミコフェノレート・モフェティル	汎血球減少（1.4％），好中球減少（0.6％），白血球減少（12％），血小板減少（1.7％），貧血（5.8％）
メソトレキサート	骨髄抑制（0.1 ～ 5％ 未満）
ダプソン	血液障害（0.1 ～ 5％ 未満）

難治性の自己免疫性水疱症で免疫抑制薬を選択する場合は，骨髄抑制頻度が低く，かつ詳細な記載がある薬剤を選ぶべきである．　　　　　（天疱瘡診療ガイドライン，各薬剤添付文書より作成）

る．免疫抑制薬はできるだけ骨髄抑制の起こりにくいタイプの薬剤の選択が望ましい（**表 3**）.

■ トラブルを避けるために

各施設の方針に従い，十分に患者と話し合いインフォームド・コンセントをし，しっかりとカルテ記載することが重要である．

■文　献

1）https://www.osaka-med.jrc.or.jp/aboutus/information/pdf/patient_01.pdf
2）稲田英一：宗教的輸血拒否患者への対応．麻酔科学レビュー 2018，p.141-144，総合医学社，2018
3）中西健史，ほか：急性特発性血小板減少性紫斑病．皮膚臨床 43：811-813，2001

COLUMN

当科での実際の症例

当科で，エホバの証人患者が自己免疫性水疱症を発症した症例を経験した．当初，患者は血漿分画製剤の使用を拒否していたが，教義を確認し使用可能となった．IVIG，DFPP を施行し，免疫抑制薬の中で骨髄抑制の頻度が低く詳細な記載のあるシクロスポリンを併用して加療した．

TOPIC　エホバの証人の皮膚外科手術や難治性自己免疫性水疱症の治療（輸血/IVIG/血漿交換など），免疫抑制薬の使用（造血系副作用）など対応について

索　引

和文検索

あ
アカツキ病　43
悪性黒色腫　18, 22
悪性黒子　22
悪性黒子型黒色腫　22
アシクロビル　172
アシクロビル脳症　172
アスピリン不耐症　158
アダパレン　55
アタマジラミ症　206
アトピー眼症　91
アトピー性皮膚炎　32, 86, 182
アナフィラキシーショック　138

い
異型核分裂　32
異型ケラチノサイト　32
イミキモド　52
イムノクロマト法　129
イムノブロット法　133
陰圧閉鎖療法　109

う
ウルシによる接触皮膚炎　26

え
エクリン汗孔腫　18
壊死性筋膜炎　16, 38, 44
エビアレルギー　139
エホバの証人の診療　224
遠位茎腓腹皮弁　144
遠位側縁爪甲下爪真菌症　8, 216
円形脱毛症　78, 187
炎症性爪疾患　58

お
太田母斑　190

か
外傷性爪疾患　58
疥癬　210
潰瘍性大腸炎　126
角化型疥癬　210
過酸化ベンゾイル製剤　55
下肢静脈瘤　63
下腿潰瘍　62
痂皮性膿痂疹　89
カポジ水痘様発疹症　89
眼瞼皮膚炎　90
環状顆粒状構造　24

感染症爪疾患　58
陥入爪　59
肝斑　22
顔面播種状粟粒性狼瘡　49
顔面扁平疣贅　80

き
寄生虫妄想　198
近位爪甲下爪真菌症　8, 216

く
楔型　8
クレーマー対応　220
グロムス腫瘍　10, 61
クローン病　126

け
蛍光抗体法　129, 133
外科的デブリードマン　112
劇症型溶連菌感染症　44
化粧品, 保湿剤などによる接触皮膚
　炎　26
血管内凝固症候群　153
血管内治療　70
血漿交換療法　152

こ
抗HPVモノクローナル抗体染色
　34
抗TP抗体検査　12
抗癌剤の血管外漏出　161
口腔カンジダ症　127
口腔灼熱症候群　200
膠原病　49
交差反応性　138
好酸球性膿疱性毛包炎　49
紅色腫瘍　18
口唇癌　65
口唇ヘルペス　128
光線過敏症　49
光線性口唇炎　65
後天性真皮メラノーシス　23
紅皮症　43, 145
神戸分類　68
鉤彎爪　60
小麦アレルギー　138
コンパートメント症候群　16

さ
再発性口腔アフタ　126
魚アレルギー　139
酸性メチレンブルー染色　31

し
ジェル豊胸術　106
色素性CA　33
色素性母斑　10
自己免疫性水疱症　150
脂質抗原法検査　12
シミ　22
雀卵斑　22
酒さ様皮膚炎　48
手術部位感染　107
腫瘍随伴性天疱瘡　132
腫瘍性爪疾患　58
小児虐待　194
褥瘡　142
食物アレルギー　138
食物依存性運動誘発性アナフィラキ
　シー　138
脂漏性角化症　33
心気症　203
深頸部感染症　45
深頸部膿瘍　45
尋常性乾癬　10
　――の爪変形　59
尋常性痤瘡　55
尋常性天疱瘡　152
尋常性膿瘡　44
尋常性疣贅　60
身体醜形障害　203
深部静脈血栓症　63

す
水疱性類天疱瘡　152
スキンテア　14
スクラッチテスト　158
ステロイド外用薬　48, 182
ステロイド内服の副作用　135
ステロイドレスポンダー　91
ストーマ　83
　――周囲皮膚炎　83
スポロトリコーシス　6

せ
性器ヘルペス　128
脊髄損傷患者の褥瘡治療　142
癤　214
接触皮膚炎　49
全異栄養性爪真菌症　8, 216
尖圭コンジローマ　32
洗浄液周期的自動注入機能付き陰圧
　創傷治癒システム　109

染色体劣性遺伝縮毛症/乏毛症
　187
全身性エリテマトーデス　49

そ

爪下外骨腫　10, 61
爪下出血　10
爪カンジダ症　8
爪甲色素線条　11
爪甲縦溝症　59
爪白癬　60, 216
足関節上腕血圧比　69

た

大殿筋筋膜皮弁　144
タクロリムス軟膏　48, 91
多形紅斑重症型　39
単純ヘルペスウイルス感染症　127

ち

中毒性表皮壊死症　152

て

低刺激性スキンケア用品　49
デクスラゾキサン　165
電撃性紫斑　36
伝染性膿痂疹　214
天疱瘡　127, 148

と

動物好性白癬菌　179
頭部白癬　178
トキシックショック症候群　38
トキシックショック様症候群　38
トリコスコピー　188
トリコチロマニア　187
トンスランス感染症　212

に

日光角化症　52, 65
日光性色素斑　22
乳児血管腫　190
妊婦へのアトピー性皮膚炎治療薬処
　方　94

ね

粘膜型ハイリスクヒト乳頭腫ウイル
　ス　32

は

パーカー KOH 染色　30
灰色偽ネットワーク　24
梅毒　12
白癬菌塊　217
白板症　65
パテントブルー　118
バラシクロビル　172

ひ

皮下深部解離性血腫　14
非対称色素性毛包開孔　24
ヒト T 細胞白血病ウイルス 1 型　2
非特定型 peripheral T-cell lympho-
　ma, not otherwise specified　5
ヒト乳頭腫ウイルス　154
ヒトヘルペスウイルス 1 型　128
ヒトヘルペスウイルス 2 型　128
皮膚粗鬆症　14
皮膚表面還流圧　69
皮膚裂創　14
表在性白色爪真菌症　8, 216
美容施術　102
瘭疽　60

ふ

フィナステリド　189
フェノトリン抵抗性アタマジラミ症
　207
プリックテスト　140, 158
ブルーマン症候群　118
ブルーリ潰瘍　6
フレア反応　162
プロトピック® 軟膏　86
プロプラノロール塩酸塩シロップ
　192

へ

ベーチェット病　126
ペラグラ　46
ヘルペス性爪囲炎　60
扁平苔癬　10

ほ

蜂窩織炎　215
傍ストーマヘルニア　85
ボーエン病　10, 32
ボーエン様丘疹症　32

ま

末梢性 T 細胞リンパ腫　5
末梢動脈病変　69
マラセチア毛囊炎　30
マンゴーによる接触皮膚炎　26

み

未分化大細胞リンパ腫　43

む

無色素性悪性黒色腫　18

め

メトトレキサート　168
　——関連リンパ増殖性疾患　168
メラニン爪　61
メラノーマ　10

も

免疫再構築症候群　146

も

毛細血管拡張性肉芽腫　18
毛包虫性痤瘡　49
モンスターペイシェント　220

や

薬剤性アナフィラキシーショック
　158
薬剤性過敏症症候群　145
薬用石鹸による接触皮膚炎　26

ゆ

有棘細胞癌　143
疣贅状表皮発育異常症　82

よ

癰　214

ら

ラップ療法　110

り

リコールリアクション　162
菱形構造　24
緑色爪　60

れ

レーザー治療　190

欧文検索

A

AAT　35
ABCD-Stoma®　85
ABI　69
actinic cheilitis（AC）　65
adult T-cell leukemia-lymphoma
　（ATLL）　2
AK　65
ALCL　43
amelanotic malignant melanoma
　（AMM）　18
angioimmunoblastic T-cell lym-
　phoma（AITL）　2
ankle-brachial pressure index　69
annular-granular structure　24
asymmetric pigmented follicular
　opening　24
atopic dermatitis（AD）　32

B

basket-weave　81
Beau's line　61
bilobed flap　99
bird's eye cell　81

Bowen病　61
Bowen's carcinoma(BC)　32
Bowen's disease(BD)　32
Bowenoid papulosis(BP)　32
BPO製剤　55
　　——によるアレルギー性接触皮膚
　　炎　56
　　——による刺激性皮膚炎　57
bullous pemphigoid(BP)　152

C
Celsus禿瘡　178
CLEIA/ELISA法　133
clumping cells　32
condyloma acuminatum(CA)　32

D
deep dissecting hematoma　14
dermatophytoma　217
dermatophytoma or yellow spike
　8
dermatoporosis　14
diphenylcyclopropenone(DPCP)
　78
disseminated intravascular coagu-
　lation(DIC)　153
distal and lateral subungual ony-
　chomycosis(DLSO)　8, 216
dog ear　117
drug induced hypersensitivity syn-
　drome(DIHS)　145
DSM-5　201
Dufourmentel flap　99
duplex scan　62
DVT　63

E
eccrine poroma(EP)　18
EGFR阻害薬　166
EM major　39
endovascular therapy(EVT)　70
epidermodysplasia verruciformis
　(EV)　82
erythema multiforme major　39

F
flat atypical targets　40
Fontaine分類　68

G
generalized verrucosis　154
granuloma teleangiectaticum(GT)
　18
gray psedo-network　24
green nail　10, 60

H
HPV6/11型　33
HSV-1　128
HSV-2　128
HTLV-1　2
human papillomavirus(HPV)　32,
　154
human T-cell leukemia virus type
　1　2
Hutchinson徴候　10

I
in situ hybridization法　34
IRIS　146
ISH法　34

K
K1H8染色　34
Koenen腫瘍　61

L
LAMP法　130
leukoplakia　65
loop-mediated isothermal amplifi-
　cation　130

M
malignant melanoma(MM)　18
methotrexate(MTX)　168
methotrexate-associated lymphop-
　roliferative disorders　168
Microsporum canis　179
MTX-LPD　168
Mycobacterium ulcerans　6

N
negative pressure wound therapy
　(NPWT)　109
negative pressure wound therapy
　with instillation and dwelling
　109
NOS　5
NPWTi-d　109

P
p16INK4aモノクローナル抗体染色
　35
Paget病　75
paraneoplastic pemphigus(PNP)
　132
pemphigus vulgaris(PV)　152
peripheral arterial disease(PAD)
　69
polymerase chain reaction(PCR)
　34
　　——法　81, 130

proximal subungual onychomycosis
　(PSO)　8, 216
PTCL　5
purpura fulminans(PF)　36

Q
Qスイッチレーザー　191

R
raised atypical targets　40
real-time PCR法　130
rhomboidal structures　24
RPR　12
Rutherford分類　68

S
SCC　65
seborrheic keratosis(SK)　33
　　——様CA　34
SLE　49
Sporothrix schenckii　6
SPP　69
squaric acid dibutylester(SADBE)
　78
SSI　107
Stevens-Johnson症候群(SJS)　39,
　152
superficial perfusion pressure　69
superficial white onychomycosis
　(SWO)　8, 216
surgical site infection　107

T
total dystrophic onychomycosis
　(TDO)　8, 216
toxic epidermal necrolysis(TEN)
　152
toxic shock syndrome　38
toxic shock-like syndrome　38
Treponema pallidum(TP)　12
typical targets　40
Tzanck test　129

W
Wernicke脳症　46

数字
1%メトロニダゾール外用薬　51
5%酢酸試験　35

検印省略

皮膚科トラブル対応テキスト

定価（本体 7,000円 + 税）

2019年 5 月30日　第1版　第1刷発行

編　者　出光 俊郎
発行者　浅井 麻紀
発行所　株式会社 文 光 堂
　　　　〒113-0033　東京都文京区本郷7-2-7
　　　　TEL （03）3813 - 5478（営業）
　　　　　　（03）3813 - 5411（編集）

Ⓒ 出光俊郎, 2019　　　　　　　　　　　印刷・製本：壮光舎印刷

乱丁, 落丁の際はお取り替えいたします.

ISBN978-4-8306-3468-0　　　　　　　　　　Printed in Japan

・本書の複製権, 翻訳権・翻案権, 上映権, 譲渡権, 公衆送信権（送信可能化権を含む）, 二次的著作物の利用に関する原著作者の権利は, 株式会社文光堂が保有します.
・本書を無断で複製する行為（コピー, スキャン, デジタルデータ化など）は, 私的使用のための複製など著作権法上の限られた例外を除き禁じられています. 大学, 病院, 企業などにおいて, 業務上使用する目的で上記の行為を行うことは, 使用範囲が内部に限られるものであっても私的使用には該当せず, 違法です. また私的使用に該当する場合であっても, 代行業者等の第三者に依頼して上記の行為を行うことは違法となります.
・ JCOPY 〈出版者著作権管理機構 委託出版物〉
本書を複製される場合は, そのつど事前に出版者著作権管理機構（電話03-5244-5088, FAX 03-5244-5089, e-mail：info@jcopy.or.jp）の許諾を得てください.